U0198374

中国创面修复图谱

主 编 贲道锋 肖仕初 沈余明 糜菁熠

上海科学技术文献出版社
Shanghai Scientific and Technological Literature Press

图书在版编目（CIP）数据

中国创面修复图谱 / 贲道锋等主编 . -- 上海：上
海科学技术文献出版社，2022
ISBN 978-7-5439-8580-3

Ⅰ . ①中… Ⅱ . ①贲… Ⅲ . ①创伤外科学—图谱
Ⅳ . ① R64-64

中国版本图书馆 CIP 数据核字（2022）第 098962 号

策划编辑：张　树
责任编辑：应丽春
封面设计：李　楠

中国创面修复图谱
ZHONGGUO CHUANGMIAN XIUFU TUPU
主　　编：贲道锋　肖仕初　沈余明　糜菁熠
出版发行：上海科学技术文献出版社
地　　址：上海市长乐路 746 号
邮政编码：200040
经　　销：全国新华书店
印　　刷：朗翔印刷（天津）有限公司
开　　本：889mm × 1194 mm　1/16
印　　张：32.75
版　　次：2022 年 7 月第 1 版　2022 年 7 月第 1 次印刷
书　　号：ISBN 978-7-5439-8580-3
定　　价：398.00 元
http : //www.sstlp.com

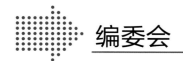

编委会

总主编

夏照帆

主　编

贲道锋　肖仕初　沈余明　糜菁熠

副主编

毕宏达　官　浩　纪世召　魏在荣　陶　克

张丕红　陈旭林　薛春雨　郝岱峰

编　委

（按姓氏拼音排序）

贲道锋	海军军医大学第一附属医院	胡骁骅	北京积水潭医院
毕宏达	海军军医大学第一附属医院	胡晓燕	海军军医大学第一附属医院
蔡郑东	上海交通大学附属第一人民医院	黄　洁	海军军医大学第一附属医院
陈甜胜	海军军医大学第一附属医院	计　鹏	空军军医大学第一附属医院
陈旭林	安徽医科大学第一附属医院	纪世召	海军军医大学第一附属医院
陈郑礼	海军军医大学第一附属医院	金晓明	淄博岜山万杰医院
程大胜	海军军医大学第一附属医院	李骏强	海军军医大学第一附属医院
程　琳	北京积水潭医院	李林辉	海军军医大学第一附属医院
董茂龙	南方医科大学南方医院	李晓华	海军军医大学第三附属医院
窦　懿	上海交通大学医学院附属瑞金医院	刘佳琦	空军军医大学第一附属医院
杜伟力	北京积水潭医院	刘晓彬	海军军医大学第一附属医院
房　贺	海军军医大学第一附属医院	刘　琰	上海交通大学医学院附属瑞金医院
冯　光	北京阜诚医院	路　卫	海军军医大学第一附属医院
冯　翔	海军军医大学第一附属医院	罗鹏飞	海军军医大学第一附属医院
官　浩	空军军医大学第一附属医院	吕开阳	上海交通大学医学院附属新华医院
管　睿	海军军医大学第一附属医院	马　兵	海军军医大学第一附属医院
郭在文	苏州市立医院	糜菁熠	无锡市第九人民医院
韩　夫	空军军医大学第一附属医院	潘博涵	海军军医大学第一附属医院
韩军涛	空军军医大学第一附属医院	戚　锋	徐州市肿瘤医院
郝岱峰	北京阜诚医院	芮永军	无锡市第九人民医院
郝立强	海军军医大学第一附属医院	沈嘉康	上海交通大学附属第一人民医院

编 委

（按姓氏拼音排序）

作者简介

总主编

夏照帆，主任医师，教授，博士生导师，烧伤外科专家，中国工程院院士。现任海军军医大学(第二军医大学)第一附属医院(上海长海医院)烧伤外科主任，国家教育部长江学者奖励计划特聘教授，国家重点学科（烧伤外科学）和教育部创新团队带头人，上海市烧伤急救中心和临床质控中心主任，全军烧伤研究所所长，全军烧伤休克与器官损伤防治重点实验室主任。兼任中华医学会烧伤外科学分会前任主任委员，国际烧伤学会前任执行委员，全军医学科学技术委员会常务委员等职务。

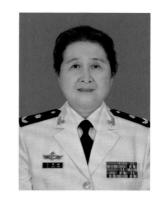

先后主持国家科技支撑计划、国家自然科学基金重大国际合作研究课题和重点项目等。获国家科技进步一等奖 1 项、二等奖 2 项、三等奖 1 项。

长期致力于危重烧伤的救治、教学和基础研究工作，所领导的团队在烧伤并发症防治、创面修复和组织工程皮肤构建方面开展了系列研究。

第一主编

贲道锋，医学博士，主任医师，教授，博士生导师。工作于海军军医大学（第二军医大学）第一附属医院（上海长海医院）烧伤外科。1980 年就读于南通医学院医疗系本科，1999 年获第二军医大学外科学博士学位。兼任中华医学会烧伤外科学分会委员，国家卫生健康委员会卫生应急处置指导专家，上海市医学会烧伤外科专科分会委员，上海市医学会创伤专科分会委员，中华医学会烧伤外科分会创面修复与组织工程学组委员，上海市医学会创伤专科分会创伤急救学组组长，中国老年医学学会烧创伤分会委员，海峡两岸医药卫生交流协会烧创伤暨组织修复专业委员会常务委员，中国人体修复技术和材料创新联盟委员，《中华烧伤杂志》通讯编委等。

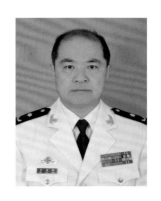

以第一申请人承担国家自然科学基金面上项目 2 项，第一申请人承担其他国家和军队重特大课题分题经费 140 万元。先后获得国家科技进步一等奖 1 项（2002-06），国家科学技术进步二等奖 1 项（2012-07），中华医学科技三等奖 1 项（2012-08），上海市医学科技一等奖 1 项（2011-07），上海市科技进步一等奖 1 项（2008-09），军队科技进步三等奖 1 项（2003-01），军队医疗成果三等奖 1 项（2003-02），荣立个人三等功 1 次（2009）。第一作者或通信作者在核心期刊发表论文 40 余篇，其中 SCI 论文 9 篇，单篇最高影响因子 3.786 分，总分 16.2 分。专利授权 6 项，专著主编 1 部，参编 9 部。

擅长深度烧伤、创伤后皮肤大面积撕脱骨外露、压疮、皮肤坏死性疾病、放射性血管源性等慢性溃疡、糖尿病足、肿瘤切除后体表缺损、严重瘢痕增生挛缩畸形等复杂创面的修复重建。

第二主编

肖仕初，医学博士，主任医师，教授，博士生导师。工作于海军军医大学（第二军医大学）第一附属医院（上海长海医院）烧伤外科。1995年就读于第二军医大学海军医学系本科，2001年获得第二军医大学外科学博士学位。先后获上海市优秀学科带头人，总后勤部"科技新星"，入选上海市高校青年教师培养资助计划，获军队优秀专业技术人才岗位津贴，第六届吴孟超医学青年基金奖，第七届黎鳌烧伤医学奖二等奖。兼任中国医师协会烧伤科医师分会常务委员，上海市医师协会烧伤科医师分会副会长，《中华烧伤杂志》常务编委等。

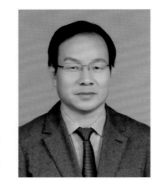

主持国家及军队重大基础研发计划、重大专项、重大基础加强型研究项目等课题8项，累计经费3500余万元。以主要完成人先后获国家科技进步二等奖、国家教育部科技进步二等奖、上海市科技进步一等奖、上海市医学科技一等奖、上海市医学科技推广应用奖及军队科技进步一等奖等12项奖励。发表论文45篇，专利授权13项，主编、主译、副主编专著6部。

以危重烧创伤救治及创面修复为主攻方向，坚持科研与临床一体化发展，围绕烧创伤相关的临床重大问题及难点开展临床转化应用研究。完善了烧创伤相关肺损伤系统控制技术，提高危重烧创伤救治成功率。围绕大面积深度创面愈合后质量低、致畸致残的问题，深入开展皮肤组织工程的研究与转化应用。率先采用激光微孔化、生物学表面仿生修饰、自动捕获内皮祖细胞等策略明显提高了真皮替代物的渗透性及血管化速度。制定了个体化的真皮替代物复合移植方案，创新性提出"微型组织工程皮肤"的概念和原理，部分改变了临床上传统的"拆东墙补西墙"式的植皮模式。

第三主编

沈余明，主任医师，北京大学医学部教授，北京积水潭医院烧伤科主任。1982年就读于北京医科大学本科，1988年起历任北京积水潭医院烧伤科住院医师、住院总医师、主治医师、副主任医师、主任医师。2004年被聘为北京大学医学部副教授，2006年获北京大学外科学临床硕士学位，2014年被聘为北京大学医学部教授。兼任中华医学会烧伤外科学分会第十一届委员会副主任委员，北京医学会烧伤外科学分会第七届委员会主任委员，中国非公立医疗机构协会损伤与修复专业委员会主任委员，中国医药教育协会烧伤专业委员会副主任委员，中国研究型医院学会创面防治与损伤组织修复专业委员会副主任委员，海峡两岸医药卫生交流协会烧创伤分会副主任委员，中国医疗保健国际交流促进会副主任委员，第五届中央保健会诊专家，国家卫生健康委员会卫生应急处置专家库成员。《中华烧伤杂志》《中华损伤与修复杂志》常务编委等。

获得北京市科学技术进步二等奖2项，北京市医学科技进步三等奖1项，北京市卫生局技术改进奖1项，第七届"首都健康卫士"、第四届"国之名医·优秀风范"等荣誉称号。以第一作者或通信作者在核心期刊发表论文70篇，其中SCI论文10篇，专利授权5项，专著主编4部，主译2部，参与专著编写10部。

擅长烧伤、电烧伤、整形及修复重建，特别是深度创面和瘢痕畸形的组织修复。对毁损性烧伤创面、创伤性皮肤缺损、骨外露、慢性骨髓炎、压疮、放射性溃疡、糖尿病足、血管源性溃疡、神经营养不良性溃疡、肿瘤源性创面、免疫源性创面、医源性创面及其他难治性创面、严重瘢痕增生挛缩畸形的修复均有丰富的治疗经验。

第四主编

糜菁熠，医学博士，主任医师，博士生导师，无锡市第九人民医院副院长。博士毕业于复旦大学附属华山医院，曾赴美国梅奥医院中心、麻省总医院、维克森林医院访学。从事手外科、显微外科、运动医学临床、教学和科研工作28年。目前担任中华医学会手外科学分会委员，中国医师协会手外科医师分会委员兼副总干事，中国医师协会运动医学分会委员，江苏省医学会显微外科分会候任主任委员，江苏省医学会手外科分会副主任委员，国际矫形与创伤外科学会中国部运动医学专业委员会常务委员，国际矫形与创伤外科学会中国部显微修复委员会常务委员，白求恩公益基金会骨科基层教育委员会秘书长，中国研究型医院学会骨科创新与转化专业委员会显微骨科学组常务委员，白求恩公益基金会运动医学专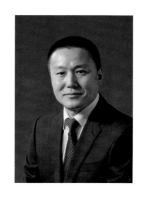业委员会委员，美国手外科学会国际委员，亚太腕关节协会委员，亚太重建显微外科学会委员，无锡市医师协会副会长等，担任《中华手外科杂志》《中华显微外科杂志》编委等。先后受邀在大陆以外举办的八次国际会议上发言并担任会议主持人。

主持或完成省、市级重大及科研支撑计划等课题12项。获中华医学科技奖二等奖1项，省科技进步三等奖1项，市科技进步二等奖及三等奖各1项，省新技术引进二等奖2项，国家发明专利1项。获得江苏省重点医学人才，江苏省"六大高峰人才"高层次人才，无锡市突出贡献中青年专家，"无锡市百名科技之星"等荣誉称号。在国内外知名期刊上发表论文30余篇，其中SCI论文9篇；担任《股前外侧皮瓣》副主编、《美国骨科医师协会骨科疾病诊疗教程》副主译，参编著作4本。

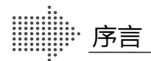 # 序言

　　一甲子，中国烧伤外科已由单一的烧伤救治专业范畴向烧伤、整形、创伤、慢性创面、组织工程、再生医学等多学科领域拓展，作为烧伤专科核心技术的创面修复已然半壁江山。创面修复是一个以外科技术为主，融合内科等临床医学学科、组织工程医学、材料学等多学科实践理念和技术的一个综合性临床医学技术体系，是一名临床医生应当熟悉和掌握的关键技能。在创基的清创处理、临时和永久覆盖物的种类选择、皮瓣的设计切取移植术后处理等均需要丰富的经验，因此，初学者仅通过相关书籍抽象的描述，很难领悟创面修复的要点和精髓。国内外也有相关的图谱通过照片展现创面修复的过程，如《糖尿病足诊治实践彩色图解》，图文并茂详细论述了多种技术在糖尿病足创面修复中的应用，使人一目了然。诚然，掌握复杂的创面修复技术必须经过严格的临床训练和长期的经验积累，任何一本著作都不可能取代这一过程，但优秀的书籍，尤其是方法完善、步骤清晰、形象具体的具有工具书性质的实例图谱，则必然会加速这一过程的实现。然而，迄今为止，国内尚无一部覆盖体表所有解剖部位、方法齐全、步骤完整、易于实践、品质上乘的创面修复权威专著。

　　贲道锋教授与国内该领域著名专家学者借鉴国内外相关专业图谱编写的经验，将数十年临床工作中救治的经典病例宝贵图片影像资料整理归纳，克服诸多困难，坚持数年的编辑总结，几易其稿，精益求精，终成此图谱，填补了国内创面修复领域的空白。图谱的设计和编撰立足临床实践需求，以技术方法为"骨"，以系统完整的手术实例照片为"血肉"，全面系统、由简至繁、生动形象地介绍了全身各部位创面修复的主要技术方法，通俗易懂，了然于胸。

　　《中国创面修复图谱》的出版是诸位誉满杏林名家大师无私地传艺解惑，是中国烧伤界前辈积厚流广的精神传承，是用中国经验、中国方法来关爱民瘼、救死扶伤的医者担当。我相信《中国创面修复图谱》一书，将成为医生步入创面修复领域的钥匙，更会是执业者攀登创面修复技术高峰的云梯，也会成为千千万万饱受创面痛苦伤患的福音。

夏照帆

2021 年 12 月于上海

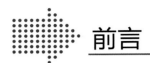

前言

　　创面修复是烧伤外科、整形外科、创伤外科、骨科、手足外科、肿瘤外科、口腔科、耳鼻咽喉科等外专科领域医生共同面对的临床难题之一。由于创面修复的技术手段和手术操作具有很强的可视性和操作性，近年来出版的涉及创面修复的专著和图谱颇多，其中不乏具有较高参考价值的优秀著作，对于创面修复的理论和实践起到积极的推动作用。鉴于诸多原因，目前业内尚无一本系统性总结全身所有部位创面修复技术的权威性图谱专著。为此，在夏照帆院士的支持和指导下，我联合国内相关领域多位著名专家学者，共同编写了这部可供全国各级医院业内同行参考的《中国创面修复图谱》，希望临床医生在医疗实践中遇到类似的情况，能通过图谱认识、启发、参照、模仿、学习和提高。

　　图谱囊括了国内相关领域的 30 位权威专家提供的近 600 个病例 4000 多张图片，历时两年经过全面系统地学习、整理、归纳、总结和凝炼，终于形成了这本以创面所在的解剖部位为主线，方法学为副线的《中国创面修复图谱》。全书共 10 章（依次为头面颈、上肢、躯干、臀部、会阴部腹股沟、大腿膝关节、小腿、踝、足、大面积烧伤创面管理），每章再细分为多个小节（比如第 4 章臀部，分为骶尾部、股骨大转子、坐骨结节和臀部多处 4 个小节），全书共 35 小节，在每个小节下按方法学由简到繁进行排序。

　　本图谱有如下特点：1. 有别于整形外科侧重头面颈、显微外科手足外科侧重四肢肢端部位的修复，本图谱在全身的 9 大部位，35 小部位均有相当篇幅的病例和方法展示。2. 有别于皮瓣类图谱单纯皮瓣方法图片的介绍，本图谱每个部位的修复方法学还覆盖到皮瓣之外的包括 PRP、植皮、真皮支架、牵张缝合、腔镜辅助甚至最基本的换药等诸多修复技术。3. 本图谱中涉及的皮瓣修复技术中，既有种类繁多的局部皮瓣肌皮瓣案例，也有篇幅较多不同游离皮瓣移植的病例。4. 本图谱突出图片数量质量，限于篇幅尽可能减少了文字内容，有时候需要读者查阅有关手术图解作为补充。

　　两年来，夙兴夜寐、朝乾夕惕，为了让更多的医生能够高效、精准地多治好一处伤情，多救活一名患者，枯燥繁琐的编撰工作也让我甘之如饴。在学习中充实，在纠错中欣慰、在探索中收获，在付出中感悟。略感忐忑的是，囿于编作者的知识水平，书中可能存在错误和不足之处，恳请读者不吝批评指正！

贲道锋

2021 年 12 月于上海

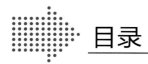 目录

第一章 头面颈部		
第一节 头皮		1
方法1	自体造血干细胞注射治疗	1
方法2	局部皮瓣转移术	2
方法3	脱细胞真皮结合易位皮瓣转移术	6
方法4	扩张后头皮瓣转移术	7
方法5	斜方肌肌皮瓣转移术	16
方法6	游离皮瓣移植术（股前外侧皮瓣、背阔肌肌皮瓣、股薄肌肌瓣、头皮面部前臂寄养回植术）	16
第二节 颜面部		25
一、额颞部缺损的修复		25
方法1	局部皮瓣转移术	25
方法2	皮肤牵张闭合术	26
方法3	前臂皮瓣转移术	27
方法4	滑车上动脉皮瓣转移术	27
方法5	颞浅筋膜瓣转移术	28
二、眼睑眉部缺损的修复		28
方法1	毛发移植术	28
方法2	上睑外翻皮片移植术	29
方法3	眼睑分裂痣分次切除术	30
方法4	眼轮匝肌皮瓣转移术	30
方法5	Burow 楔形皮瓣转移术	31
方法6	眉间皮瓣＋Burow 楔形皮瓣转移术	32
方法7	眉间皮瓣＋推进皮瓣转移术	32
方法8	鼻旁皮瓣转移术	33
方法9	推进皮瓣转移术	34
三、鼻唇部缺损的修复		37
方法1	V-Y 皮瓣转移术	37
方法2	鼻唇沟皮瓣转移术	38
方法3	鼻背筋膜蒂皮瓣转移术	42
方法4	滑车上动脉皮瓣转移术	42
方法5	上臂带蒂皮瓣转移修复左鼻翼、上唇缺损	44
方法6	Millard 旋转推进瓣修复上唇瘢痕	45
方法7	交唇皮瓣转移术	45
四、耳廓与耳周缺损的修复		46
方法1	游离皮片移植术	46
方法2	人工真皮＋游离皮片移植术	47
方法3	V-Y 推进皮瓣转移术	47
方法4	楔形皮瓣转移术	48
方法5	Keystone 皮瓣转移术	48

五、颊部和颊颌部缺损的修复 49
   方法 1 游离皮片移植术 49
   方法 2 推进皮瓣转移术 49
   方法 3 易位皮瓣转移术 50
   方法 4 改良菱形皮瓣转移术 51
   方法 5 预扩张颈横动脉颈段穿支皮瓣修复面部下颌区增生性瘢痕 53
   方法 6 游离股前外侧皮瓣转移术 54

六、颜面部多个部位缺损的修复 55
   方法 1 游离皮片移植术 55
   方法 2 扩张皮瓣转移术 60
   方法 3 锁骨上皮瓣转移术 62
   方法 4 游离股前外侧皮瓣转移术 63

第三节 颈部 64
   方法 1 游离皮片移植术 64
   方法 2 五瓣成形术 69
   方法 3 扩张皮瓣转移术 70
   方法 4 背阔肌肌皮瓣转移术 73
   方法 5 斜方肌肌皮瓣转移术 74
   方法 6 颈横动脉颈段穿支皮瓣转移术 75
   方法 7 颈浅动脉穿支皮瓣转移术 77
   方法 8 颈部皮肤血管瘤切除＋胸廓内动脉穿支筋膜蒂皮瓣修复术 82
   方法 9 颈部巨大颈动脉体瘤切除＋肿瘤扩张皮瓣转移术 83
   方法 10 颈部感染灶清创＋胸大肌肌皮瓣转移术 84
   方法 11 颈部瘢痕切除松解＋扩张的背阔肌穿支皮瓣游离转移术 85

第二章　上肢

第一节 手 86
   方法 1 切削痂后游离皮片移植术 86
   方法 2 腹部皮瓣转移术 87
   方法 3 尺动脉腕上皮支皮瓣＋腹部皮瓣转移术 95
   方法 4 手指岛状皮瓣转移术 96
   方法 5 手指指动脉双叶岛状皮瓣转移术 99
   方法 6 第一掌背动脉穿支蒂皮瓣转移术 100
   方法 7 桡动脉鼻烟窝穿支蒂皮瓣转移术 101
   方法 8 桡神经浅支皮瓣转移术 103
   方法 9 游离上臂外侧穿支皮瓣转移术 103
   方法 10 足趾和趾蹼游离皮瓣转移术 104
   方法 11 游离足背皮瓣转移术（单叶、双叶、三叶、组合） 118
   方法 12 游离超薄股前外侧皮瓣转移术 122
   方法 13 游离股薄肌肌皮瓣转移术 130
   方法 14 四级组合移植再造手 131
   方法 15 五级组合移植再造手 132

第二节 前臂 135
   方法 1 游离股薄肌肌皮瓣转移术 135
   方法 2 游离股前外侧皮瓣移植术 136
   方法 3 游离背阔肌肌皮瓣移植术 139
   方法 4 游离腓骨嵌合皮瓣及股前外侧皮瓣组合移植术 140

第三节 肘 142
   方法 1 腹部皮瓣转移术 142
   方法 2 上臂外侧皮瓣转移术 144

方法 3　上臂内侧皮瓣转移术 145
　　　　　方法 4　前臂桡侧筋膜带皮瓣移植术 146
　　　　　方法 5　背阔肌肌皮瓣移植术 148
　　第四节　上臂 150
　　　　　方法 1　背阔肌肌皮瓣移植术 150
　　　　　方法 2　上臂再植＋背阔肌肌皮瓣移植术 151
　　　　　方法 3　游离股薄肌肌皮瓣移植术 152
　　第五节　腋窝 153
　　　　　方法 1　病灶切除缝合术 153
　　　　　方法 2　病灶切除＋自体网状中厚皮移植术 154
　　　　　方法 3　瘢痕松解五瓣成形术 155
　　　　　方法 4　侧胸皮瓣转移术 155
　　　　　方法 5　双蒂皮瓣转移术 157
　　　　　方法 6　肋间皮瓣转移术 158
　　第六节　上肢 159
　　　　　方法 1　右上肢错构瘤切除缝合术 159
　　　　　方法 3　上肢大范围皮肤软组织缺损背阔肌肌皮瓣转移术 161
　　　　　方法 4　巨大黑毛痣切除真皮支架植入自体超薄皮片移植术 165
　　　　　方法 5　右肱骨肩胛骨骨水泥假体一期植入＋背阔肌肌皮瓣和股前外侧皮瓣移植＋模块化
　　　　　　　　　组装 3D 打印假体二期植入术 166
　　　　　方法 6　桡神经松解＋拇指对掌功能重建＋拇指外伸功能重建术 169

第三章　躯干

　　第一节　肩部 172
　　　　　方法 1　背阔肌肌皮瓣转移术 172
　　　　　方法 2　背阔肌肌瓣转移术 175
　　第二节　前躯干 179
　　　　　方法 1　乳腺癌切除＋自体皮移植术 179
　　　　　方法 2　瘢痕切除真皮支架植入术＋自体皮移植术 180
　　　　　方法 3　局部皮瓣转移术 182
　　　　　方法 4　减张缝合术 187
　　　　　方法 5　胸廓内动脉穿支皮瓣转移术 192
　　　　　方法 6　腹部下动脉穿支皮瓣＋肋间皮瓣转移术 193
　　　　　方法 7　胸大肌翻转修复术 194
　　　　　方法 8　局部胸大肌游离对接覆盖术 198
　　　　　方法 9　背阔肌肌皮瓣转移术 200
　　　　　方法 10　腹直肌肌皮瓣转移术 201
　　　　　方法 11　脐旁皮瓣＋腹直肌皮瓣转移术 204
　　　　　方法 12　股前外侧皮瓣转移术 205
　　　　　方法 13　游离腹壁下动脉穿支皮瓣转移术 206
　　　　　方法 14　游离背阔肌肌皮瓣转移术 207
　　第三节　侧胸壁 208
　　　　　方法 1　局部皮瓣转移术 208
　　　　　方法 2　皮肤软组织快速扩增术 209
　　　　　方法 3　双蒂皮瓣转移术 209
　　　　　方法 4　腹直肌肌皮瓣转移术 211
　　　　　方法 5　背阔肌肌皮瓣转移术 211
　　　　　方法 6　瘢痕切除连续 Z 瓣成形术 213
　　第四节　背部 214
　　　　　方法 1　清创植皮术 214
　　　　　方法 2　减张缝合术 215

方法 3　皮肤软组织扩增技术 216
方法 4　O-Z 皮瓣转移术 217
方法 5　拱顶石皮瓣转移术 218
方法 6　背阔肌皮瓣＋肋间皮瓣移植术 219
方法 7　瘢痕切除真皮支架植入＋自体皮移植术 220

第五节　大部分躯干 **223**
方法 1　清创植皮术 223
方法 2　清创＋局部皮瓣转移术 226
方法 3　脱细胞真皮覆盖＋网状皮移植术 228
方法 4　肩部巨大软骨肉瘤切除＋肿瘤皮瓣成形术 229

第四章　臀部

第一节　骶尾部 **231**
方法 1　自体单采富血小板血浆凝胶修复骶尾部窦道溃疡 231
方法 2　自体脂肪干细胞修复骶尾部放射性溃疡 231
方法 3　减张缝合术 233
方法 4　局部皮瓣转移术 235
方法 5　双蒂瓣修复骶尾部恶性肿瘤复发切除后创面 236
方法 6　榫卯填塞术 237
方法 7　带臀大肌的筋膜皮瓣转移术 239
方法 8　风筝瓣转移术 244
方法 9　穿支瓣转移术 247
方法 10　臀上动脉为蒂的岛状肌皮瓣转移术 250
方法 11　臀下动脉为蒂的岛状肌皮瓣转移术 252
方法 12　背阔肌肌瓣填充骶尾部肿瘤切除术后巨大缺损 255
方法 13　腔镜辅助清创技术 256
方法 14　皮肤软组织快速扩增技术 257
方法 15　皮瓣减张减压技术（减张缝合、Zip 减张器、牵拉减张器、俯卧位吊拉）.. 260
方法 16　游离背阔肌皮瓣转移术 261

第二节　股骨大转子 **261**
方法 1　局部筋膜瓣转移术 261
方法 2　推进皮瓣转移术 262
方法 3　拱顶石皮瓣转移术 263
方法 4　阔筋膜张肌肌皮瓣转移术 264
方法 5　岛状全臀大肌肌皮瓣修复肿瘤切除局部放射治疗后缺损 267
方法 6　旋髂浅动脉皮瓣＋阔筋膜张肌皮瓣修复左侧髋关节压疮 268

第三节　坐骨结节 **268**
方法 1　双蒂瓣修复坐骨结节部位肿瘤复发 268
方法 2　臀上动脉为蒂的臀大肌肌皮瓣修复坐骨结节压疮 269
方法 3　微创臀大肌肌瓣修复坐骨结节Ⅲ型压力性损伤 270
方法 4　臀上下动脉为蒂的推进皮瓣修复Ⅱ型坐骨结节压力性损伤 270
方法 5　股薄肌肌皮瓣转移术 271
方法 6　股二头肌肌皮瓣转移修复坐骨结节褥疮 272

第四节　臀部多处 **273**
方法 1　臀部清创网状皮移植术 273
方法 2　臀部清创后负压封闭引流术 274
方法 3　双蒂瓣修复臀部鳞癌复发侵犯血管神经切除后缺损 275
方法 4　反复清创，DSA 临时栓塞，异体自体皮移植，局部筋膜瓣转移修复严重地震伤
　　　　臀部缺损 276
方法 5　联合应用臀大肌和局部皮瓣修复严重创伤后臀部巨大空腔 276
方法 6　综合全身支持局部血管栓塞病灶切除分次植皮等措施治疗臀部等多处化脓坏死

闭锁性毛囊炎 277

方法7　缝扎瘤体基地法切除臀部巨大神经纤维瘤 277

方法8　综合全身支持反复清创皮瓣推进转移等措施修复臀部恶性肿瘤切除后巨大缺损 278

方法9　联合应用多种皮瓣修复臀部大腿根部巨大缺损 279

第五章　会阴部腹股沟

第一节　会阴部 280

方法1　游离植皮术 280

方法2　纤维支气管镜辅助清创技术 283

方法3　双侧股前外侧岛状皮瓣转移修复下腹部和阴囊创面 284

方法4　腹直肌肌皮瓣转移术 285

方法5　髂腰皮瓣转移术 287

方法6　缝匠肌肌皮瓣转移术 288

方法7　旋髂浅皮瓣转移术 290

方法8　股后皮神经营养血管皮瓣转移术 290

方法9　阴股沟皮瓣阴茎再造术 291

方法10　阴茎－阴囊皮瓣再造阴道及女性会阴术 292

第二节　腹股沟 294

方法1　双蒂皮瓣转移术 294

方法2　局部皮瓣转移术 294

方法3　腹直肌肌皮瓣转移术 295

方法4　旋髂浅动脉岛状皮瓣转移术 296

方法5　股薄肌肌皮瓣转移术 297

方法6　缝匠肌肌皮瓣转移术 298

方法7　阔筋膜张肌肌皮瓣转移术 299

方法8　股前外侧皮瓣转移术 301

方法9　游离背阔肌肌皮瓣转移术 303

方法10　四种皮瓣肌皮瓣联合转移术（腹直肌＋缝匠肌＋股薄肌＋旋髂浅皮瓣）............304

第六章　大腿膝关节

第一节　大腿 306

方法1　大腿外侧中厚供皮区超薄表皮覆盖术 306

方法2　窦道探查扩创术 307

方法3　清创缝合术 308

方法4　游离植皮＋VSD负压治疗 309

方法5　瘢痕切除后真皮支架植入＋超薄皮移植术 310

方法6　双蒂皮瓣转移术 311

方法7　局部皮瓣转移术 312

方法8　缝匠肌肌瓣转移＋网状皮移植术 313

方法9　髂腰皮瓣转移术 314

方法10　扩张器植入扩张后皮瓣转移术 314

方法11　岛状股前外侧皮瓣转移术 315

方法12　游离背阔肌肌皮瓣转移术 316

方法13　膝内侧皮瓣＋股外侧皮瓣转移术 317

方法14　脐旁皮瓣转移术 318

第二节　膝关节 319

方法1　清创换药术 319

方法2　膝内上局部皮瓣转移术 320

方法3　扩张器植入扩张后皮瓣转移术 321

方法4　膝内侧皮瓣转移术 321

方法 5　股前外侧皮瓣转移术 328
方法 6　腓肠神经营养血管皮瓣转移术 330
方法 7　腓肠肌肌皮瓣转移术 331
方法 8　腓肠内侧动脉穿支皮瓣转移术 332

第七章　小腿

第一节　小腿上段 334
方法 1　局部皮瓣转移术 334
方法 2　腓肠肌肌皮瓣转移术 335
方法 3　腓肠内侧动脉穿支皮瓣转移术 339
方法 4　腓肠内侧动脉穿支嵌合皮瓣转移术 340
方法 5　双蒂瓣＋腓肠肌肌瓣转移术 341
方法 6　骨搬运术 343
第二节　小腿中段 344
方法 1　骨钻孔培养肉芽植皮术 344
方法 2　人工真皮支架植入＋自体超薄皮片移植术 345
方法 3　拉拢缝合术 346
方法 4　双蒂瓣转移术 349
方法 5　局部皮瓣转移术 351
方法 6　小腿后侧皮瓣转移术 352
方法 7　腓肠内侧动脉穿支皮瓣转移术 353
方法 8　腓动脉穿支符合组织瓣转移术 354
方法 9　胫后动脉穿支复合组织皮瓣转移术 355
方法 10　腓肠神经营养血管皮瓣转移术 356
方法 11　小腿外侧皮瓣＋内踝上皮瓣转移术 357
方法 12　腓肠肌肌皮瓣转移术 358
方法 13　比目鱼肌肌瓣转移术 360
方法 14　腓骨长肌肌瓣转移术 361
方法 15　股前外侧穿支游离皮瓣转移术 361
方法 16　胸背动脉穿支游离皮瓣转移术 362
方法 17　股深动脉穿支游离皮瓣转移术 363
方法 18　腓肠肌肌瓣＋桥式交腿游离背阔肌肌皮瓣转移术 364
方法 19　骨搬运术 365
第三节　小腿下段 366
方法 1　胫后动脉穿支皮瓣转移术 366
方法 2　小腿外侧皮瓣转移术 367
方法 3　双蒂瓣转移术 368
方法 4　腓动脉穿支皮瓣转移术 369
方法 5　腓肠神经营养血管皮瓣转移术 371
方法 6　胫后动脉穿支复合组织皮瓣转移术 372
方法 7　腹壁下动脉穿支皮瓣游离转移术 373
方法 8　股前外侧皮瓣游离转移术 374
方法 9　腓肠内侧动脉穿支＋胫后动脉穿支皮瓣接力转移术 376

第八章　踝

第一节　内踝 377
方法 1　取大腿真皮移植术 377
方法 2　局部皮瓣转移术 378
方法 3　内踝上皮瓣转移术 378
方法 4　隐神经营养血管皮瓣转移术 379

方法 5　胫后动脉穿支皮瓣转移术 380
　　　　　方法 6　腓肠神经营养血管皮瓣转移术 383
　　　　　方法 7　足背动脉皮瓣转移术 385
　　　　　方法 8　游离股前外侧皮瓣转移术 385
　第二节　踝前 386
　　　　　方法 1　清创换药＋PRP 技术 386
　　　　　方法 2　腓动脉穿支皮瓣转移术 387
　　　　　方法 3　腓动脉穿支腓浅神经营养血管皮瓣转移术 388
　　　　　方法 4　腓肠神经营养血管皮瓣转移术 388
　　　　　方法 5　游离股前外侧皮瓣转移术 389
　第三节　外踝 390
　　　　　方法 1　内踝上胫后动脉穿支皮瓣转移术 390
　　　　　方法 2　双蒂皮瓣转移术 390
　　　　　方法 3　腓动脉穿支皮瓣转移术 391
　　　　　方法 4　腓肠神经营养血管转移术 392
　　　　　方法 5　游离股前外侧肌皮瓣移植术 395
　第四节　踝部较大创面 397
　　　　　方法 1　双蒂瓣＋腓肠神经营养血管皮瓣转移术修复内外踝双侧创面和内固定外露 397
　　　　　方法 2　交腿超大腓肠神经营养血管皮瓣转移术 398
　　　　　方法 3　超大腓肠神经营养血管皮瓣修复跟腱外踝足背外侧创面 399
　　　　　方法 4　带腓肠肌超大腓肠神经营养血管皮瓣转移术 400
　　　　　方法 5　游离背阔肌皮瓣转移术 402

第九章　足

　第一节　跟腱 403
　　　　　方法 1　球囊扩张成形术＋真皮支架植入术＋游离皮片移植术 403
　　　　　方法 2　局部皮瓣转移术 405
　　　　　方法 3　腓动脉穿支皮瓣转移术 405
　　　　　方法 4　腓肠神经营养血管皮瓣转移术 406
　　　　　方法 5　腓骨长肌腱移位跟腱重建＋胫后动脉穿支皮瓣转移术 412
　　　　　方法 6　交腹股沟皮瓣转移术 413
　　　　　方法 7　腓肠肌肌皮瓣交腿转移术（外固定支架固定法） 413
　　　　　方法 8　跟腱皮瓣转移术 414
　第二节　足跟 416
　　　　　方法 1　跚外侧筋膜皮瓣转移术 416
　　　　　方法 2　腓肠神经营养血管皮瓣转移术 417
　　　　　方法 3　腓骨短肌肌瓣＋腓肠神经营养血管皮瓣转移术 423
　　　　　方法 4　胫后动脉穿支皮瓣转移术 424
　　　　　方法 5　足底内侧皮瓣转移术 425
　　　　　方法 6　交腹股沟皮瓣转移术 428
　　　　　方法 7　腓肠肌肌皮瓣交腿转移术 428
　　　　　方法 8　游离组织瓣转移术 429
　第三节　足背外侧 431
　　　　　方法 1　截骨＋清创缝合术 431
　　　　　方法 2　皮肤软组织扩增术 433
　　　　　方法 3　真皮支架移植＋皮肤扩增缝合术 434
　　　　　方法 4　腓肠神经营养血管皮瓣转移术 435
　　　　　方法 5　前踝上皮瓣转移术 436
　　　　　方法 6　外踝上皮瓣转移术 437
　　　　　方法 7　游离皮瓣转移术 438

目录

第四节　足背内侧 441
　　方法1　清创截趾缝合术 441
　　方法2　趾背动脉逆行皮瓣转移术 441
　　方法3　腓肠神经营养血管皮瓣转移术 442
　　方法4　内踝上皮瓣转移术 444
　　方法5　改良外踝上皮瓣转移术 445
　　方法6　胫后动脉穿支皮瓣转移术 445
　　方法7　远端蒂胫前动脉岛状皮瓣转移术 446
　　方法8　远端蒂足背动脉岛状皮瓣转移术 448
　　方法9　跗外侧皮瓣转移术 449
　　方法10　足内侧岛状皮瓣转移术 451
　　方法11　游离腓肠内侧动脉穿支皮瓣转移术 451
第五节　足底 452
　　方法1　清创缝合＋足弓结构重建术 452
　　方法2　腓肠神经营养血管皮瓣转移术 453
　　方法3　远端蒂胫后动脉穿支皮瓣转移术 455
　　方法4　腓肠肌肌皮瓣交腿转移术 458
　　方法5　游离皮瓣转移术 458
　　方法6　游离腓骨瓣＋股前外侧皮瓣转移术重建第一跖列复合组织缺损 460
第六节　足多处 461
　　方法　清创换药、血管再通、血糖调整、负压留置、游离植皮等综合治疗足踝多处溃烂 461

第十章　大面积烧伤创面管理

　　方法1　换药术 464
　　方法2　异种皮覆盖术 465
　　方法3　清创后异体皮覆盖术 469
　　方法4　异体表皮细胞和成纤维细胞膜片覆盖术 469
　　方法5　水刀清创术 471
　　方法6　负压封闭引流＋皮瓣移植术治疗深度电烧伤 473
　　方法7　大面积烧伤手部切痂后大张皮移植术 474
　　方法8　大面积烧伤手部切痂后网状皮移植术 475
　　方法9　大面积烧伤切痂后微粒皮移植术 475
　　方法10　大面积烧伤残余创面小皮片嵌植术 482
　　方法11　大面积烧伤切痂后MEEK植皮术 483
　　方法12　自异体小皮片混合移植修复大面积深度创面 487
　　方法13　微粒皮移植＋自异体（种）皮混合移植术 494
　　方法14　MEEK植皮＋自异体小皮片混合移植序贯应用 499

第一章　头面颈部

第一节　头皮

方法 1　自体造血干细胞注射治疗

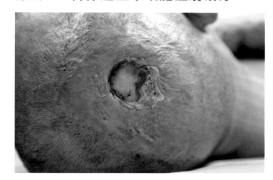

男，24 岁，高压电烧伤

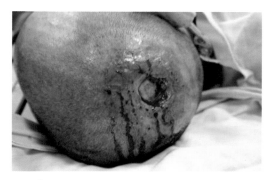

1×10^6/ml 自体造血干细胞创面四周注射

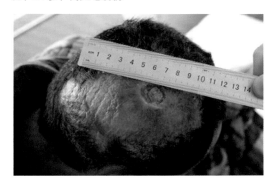

1 个月后

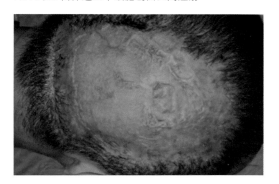

2 个月后

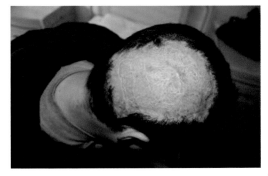

1 年后随访

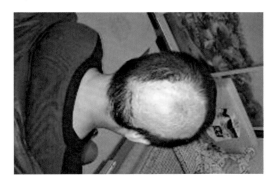

8 年后随访

（陈旭林）

方法 2　局部皮瓣转移术

方法 2-1：局部皮瓣转移术

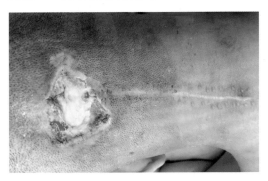

术前

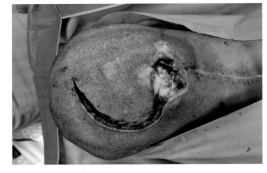

术中

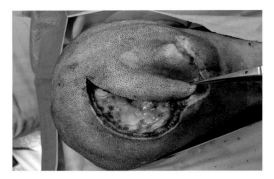

术中

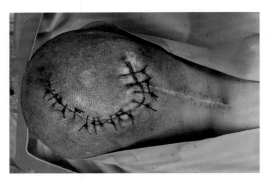

术毕

（贲道锋）

方法 2-2　局部 O-Z 皮瓣转移术

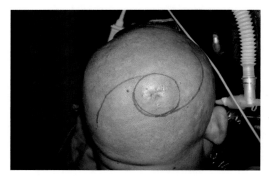

头部鳞状细胞癌

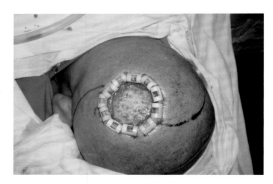

扩大切除至颅骨，设计 O-Z 旋转皮瓣覆盖创面

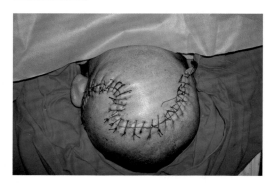

术后

（薛春雨）

方法 2-3：局部 O-Z 皮瓣转移术

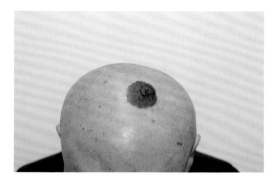

头部色素痣

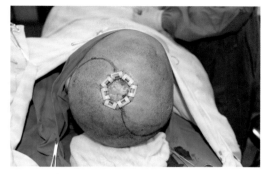

切除肿物后，创面设计 O-Z 旋转皮瓣

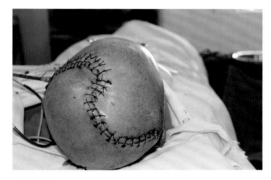

术后即刻

（薛春雨）

方法 2-4：旋转推进皮瓣转移术

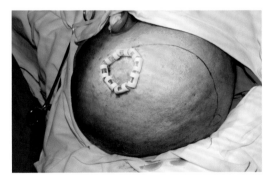

头部基底细胞癌切除后创面，设计旋转皮瓣

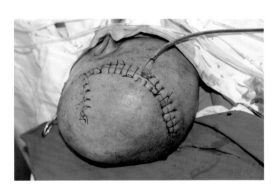

术后即刻

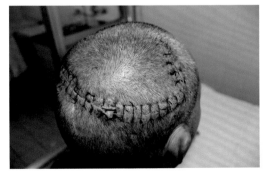

术后 5 天，皮瓣完全存活

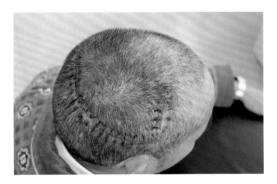

术后 10 天

（薛春雨）

方法 2-5：旋转推进皮瓣转移术

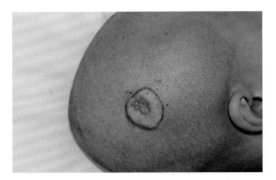

头部疣状痣

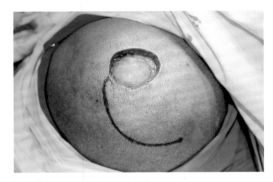

切除肿物后创面设计旋转皮瓣

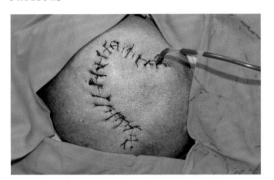

术后即刻

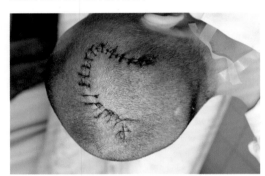

术后 10 天

（薛春雨）

方法 2-6：易位皮瓣转移术

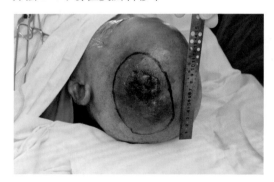

头部血管肉瘤

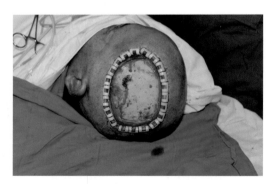

术中切除颅骨骨膜及外板

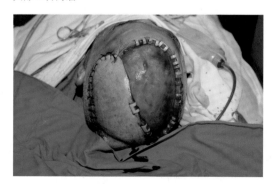

设计易位皮瓣覆盖创面，供区创面植皮

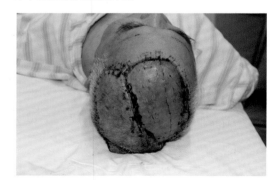

术后 1 周，皮瓣及皮片完全存活

（薛春雨）

方法 2-7：易位皮瓣转移术

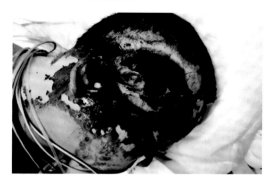

男，24岁，10万伏高压电烧伤

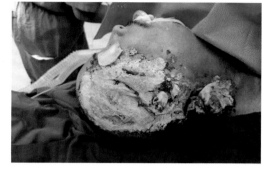

外涂"磺胺嘧啶银"保护创面

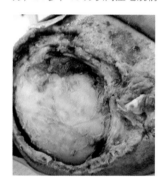

清创后

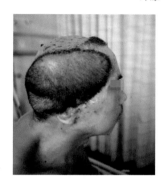

皮瓣转移术 + 植皮术后

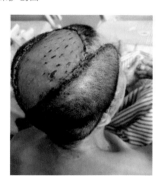

（陈旭林）

方法 2-8：易位皮瓣转移术

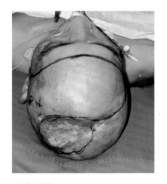

头皮鳞癌

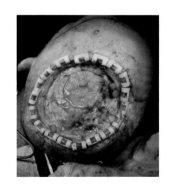

切除硬脑膜

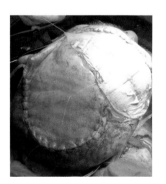

皮瓣转移 + 植皮

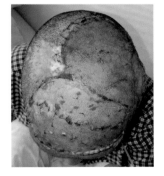

术后 2 周

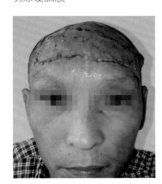

术后 2 周

（毕宏达）

方法 2-9：易位皮瓣转移术

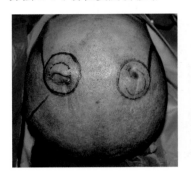

术前设计

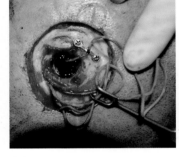

术中

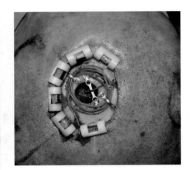

术中

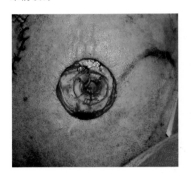

病变深及硬膜

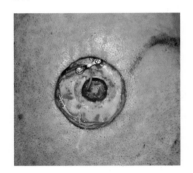

清创完毕

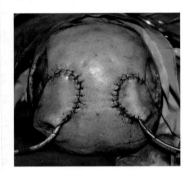

皮瓣转移术毕

（毕宏达）

方法 3　脱细胞真皮结合易位皮瓣转移术

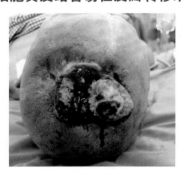

男，74 岁，烧伤后溃烂 20 余年，
病理提示：鳞状细胞癌

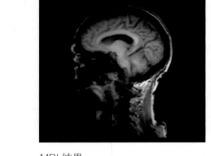

MRI 结果

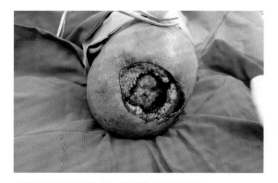

去除坏死组织和骨质，并剥除硬脑膜外层

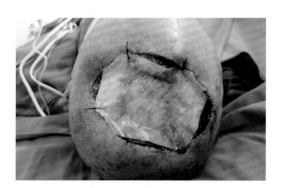

使用无细胞真皮基质 + 负压治疗

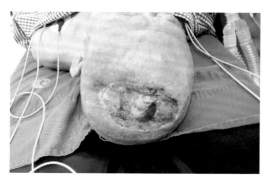

21 天后

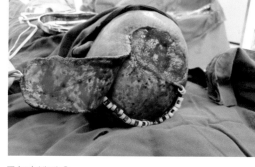

局部皮瓣形成

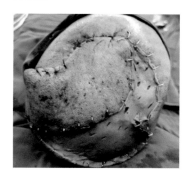

局部皮瓣转移

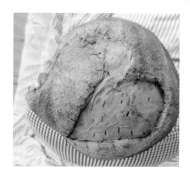

3 天后

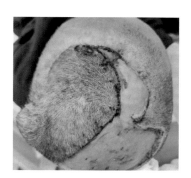

10 天后

（陈旭林）

方法 4　扩张后头皮瓣转移术

方法 4-1：扩张后头皮瓣转移术

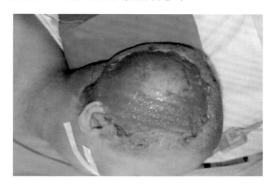

头部电烧伤颅骨缺损

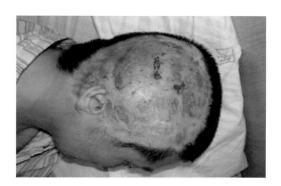

硬脑膜上植皮创面愈合

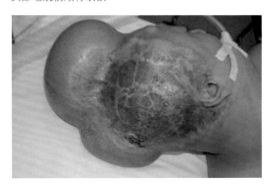

头皮扩张器植入扩张正常头皮

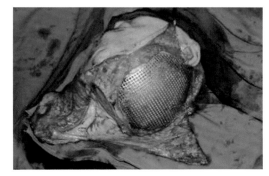

颅骨采用钛网修复、扩张后头皮瓣覆盖

1

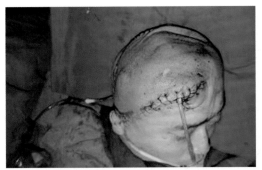

术后即刻、皮瓣血运好

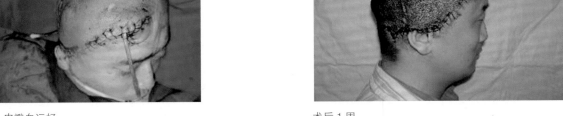

术后 1 周

（沈余明）

方法 4-2：扩张后头皮瓣转移术

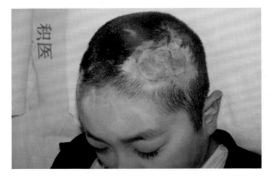

开颅术后颅骨外露

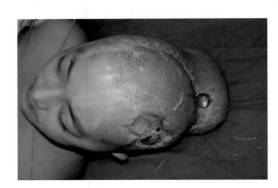

扩张器扩张头皮

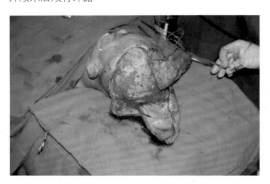

扩张器取出形成头皮瓣

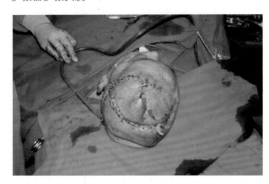

扩创后头皮瓣覆盖

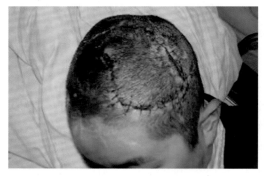

术后 1 周，皮瓣血运好

（沈余明）

方法 4-3：扩张后头皮瓣转移术

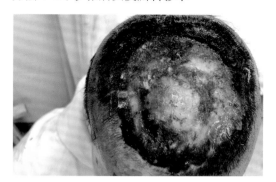

头皮炭火烧伤创面

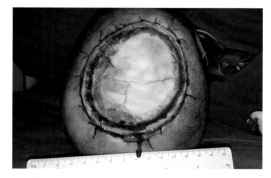

创面扩创，同时埋置 2 个扩张器

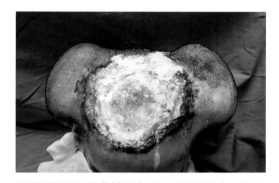

外露颅骨使用生物敷料暂时覆盖，扩张器注水 3 个月

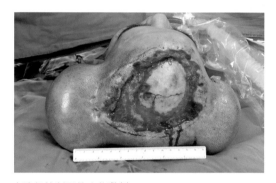

去除保护创面的生物敷料

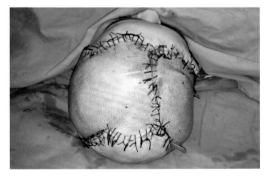

皮瓣转移覆盖创面

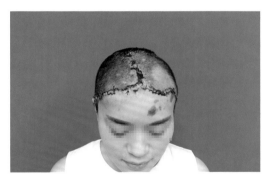

术后 14 天外观

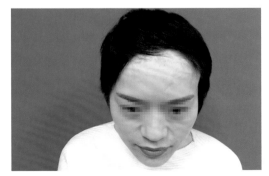

术后 6 个月随访外观

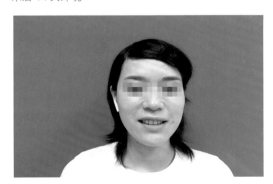

术后 1 年随访外观

（张 志）

方法 4-4：扩张后头皮瓣转移术

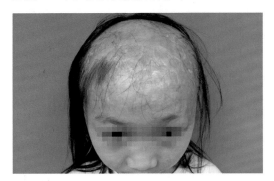

头部瘢痕性脱发正面观

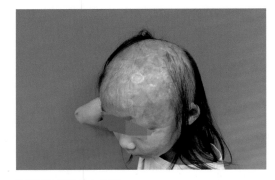

头部瘢痕性脱发左侧观

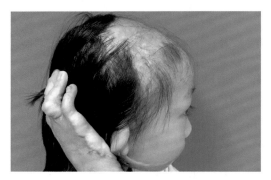

头部瘢痕性脱发右侧观

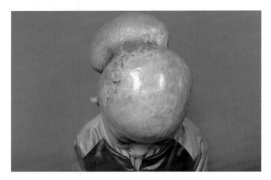

头部埋置扩张器 3 个月后顶面观

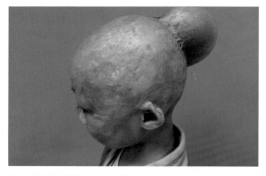

头部埋置扩张器 3 个月后左侧观

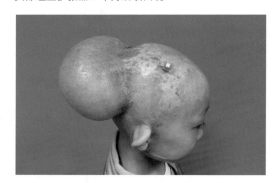

头部埋置扩张器 3 个月后右侧观

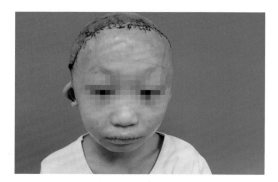

扩张皮瓣转移术后 7 天正面观

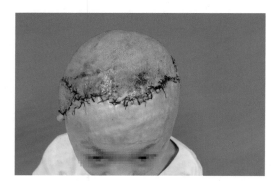

术后 7 天顶面观

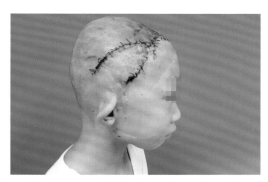

术后 7 天右侧观

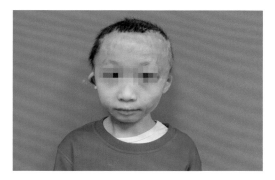

术后 3 个月后正面观

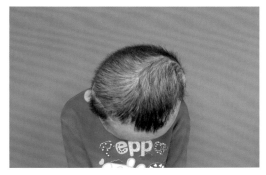

术后 3 个月后顶面观

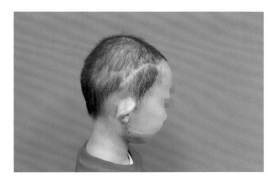

术后 3 个月右侧观

（张 志）

方法 4-5：扩张后头皮瓣转移术

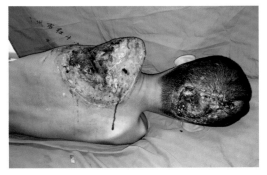

头部和肩胛部电击伤创面

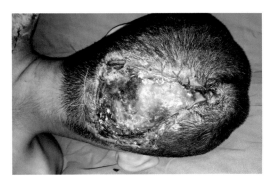

头部电击伤创面为头皮全层缺损，创面周围埋置 2 个扩张器

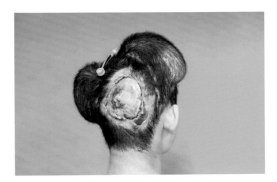

扩张器注水 3 个月

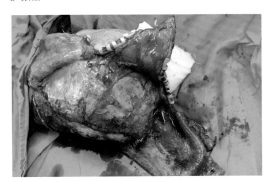

扩张皮瓣转移术中

1

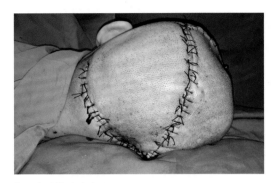

扩张皮瓣转移缝合后

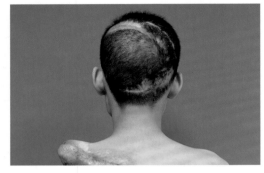

术后 6 个月后面观

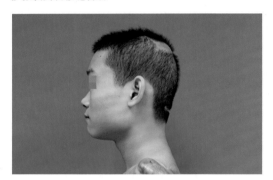

术后 6 个月左侧观

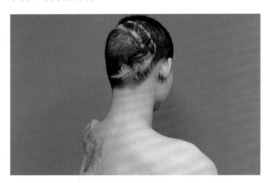

术后 6 个月右侧观

（张 志）

方法 4-6：扩张后头皮瓣转移术

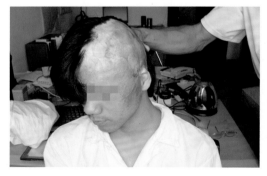

头部烧伤后瘢痕性脱发前面观

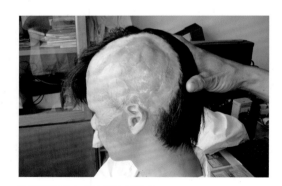

头部烧伤后瘢痕性脱发侧面观

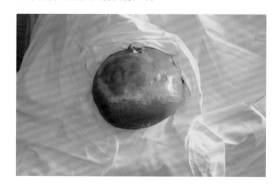

术前

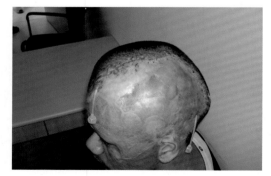

扩张器植入后

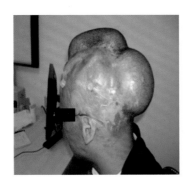

注水中

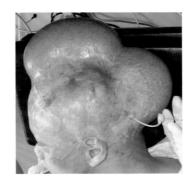

注水完毕

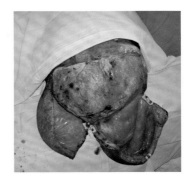

扩张器取出术中，扩张头皮瓣形成

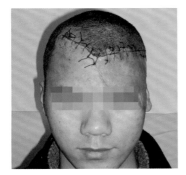

术后2周正面观

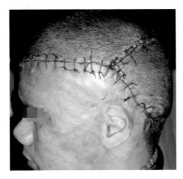

术后2周左侧面观

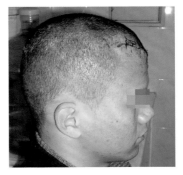

术后2周右侧面观

（贲道锋）

方法4-7：扩张后头皮瓣转移术

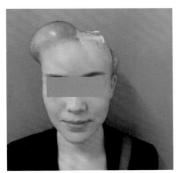

头部脱发扩张器植入后正面观

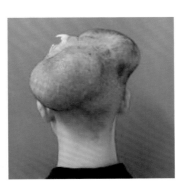

扩张器植入后后面观

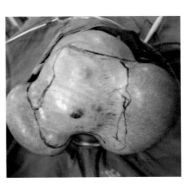

扩张器取出头皮瓣形成术前

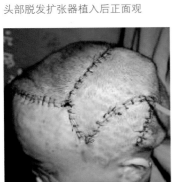

术毕

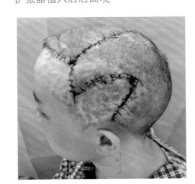

术后换药

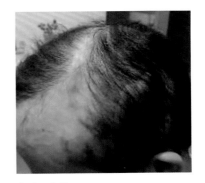

术后3个月

（官 浩）

方法 4-8：扩张后头皮瓣转移术

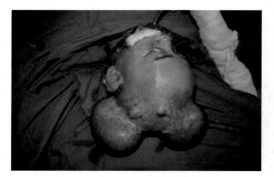

头部扩张器植入后行扩张器取出头皮瓣形成术前

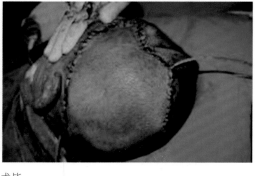

术毕

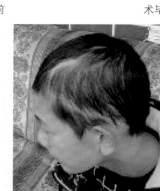

术后 3 个月后正面观

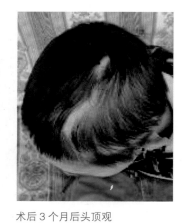

术后 3 个月后左侧面观

术后 3 个月后头顶观

（官 浩）

方法 4-9：扩张后头皮瓣转移术

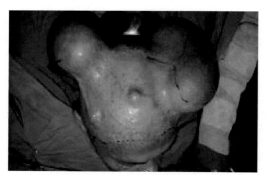

头部瘢痕性脱发扩张器取出头皮瓣形成术前

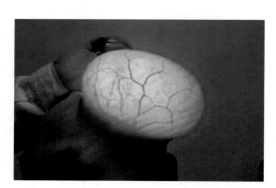

术前扩张头皮瓣血管走形显示

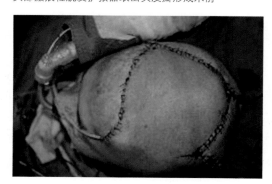

术毕

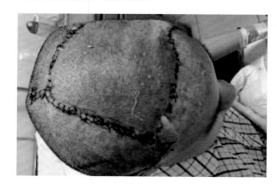

术后 1 周

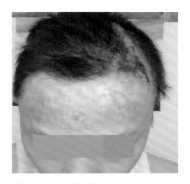

术后 3 个月前面观

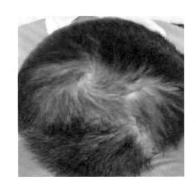

术后 3 个月头顶观

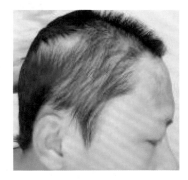

术后 3 个月侧面观

（官 浩）

方法 4-10：扩张后头皮瓣转移术

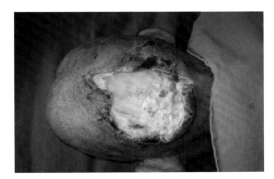

糖尿病并发头皮感染颅骨外露

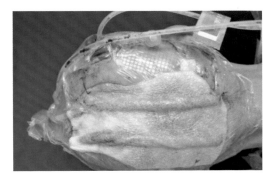

清创后应用负压疗法联合皮肤软组织扩张疗法

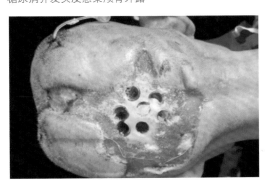

颅骨钻孔后继续行头皮扩张＋负压疗法

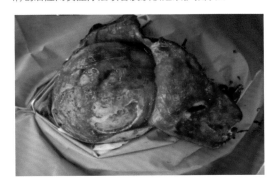

取出扩张器后进行颅骨外露创面修复

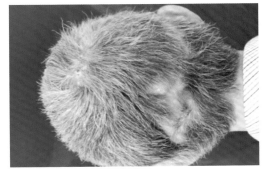

创面修复后 1 年

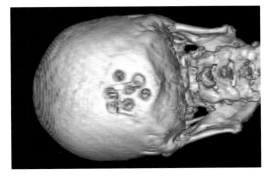

创面修复后颅骨三维重建

（赵耀华）

方法 5　斜方肌肌皮瓣转移术

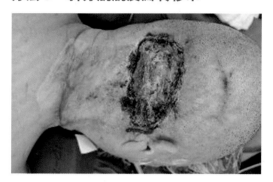

枕骨电烧伤后 1 个月

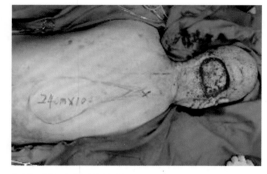

扩创、斜方肌肌皮瓣设计

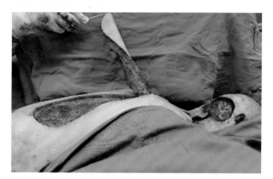

皮瓣掀起

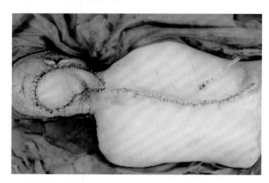

术后即刻

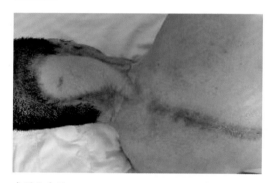

术后 2 个月

（沈余明）

方法 6　游离皮瓣移植术（股前外侧皮瓣、背阔肌肌皮瓣、股薄肌肌瓣、头皮面部前臂寄养回植术）

方法 6-1：游离皮瓣移植术（股前外侧皮瓣）

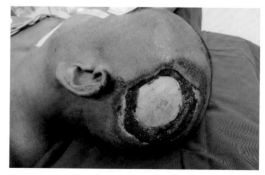

男，42 岁，10 万伏高压电烧伤

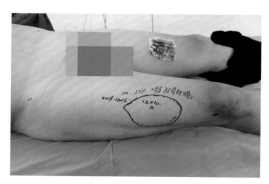

设计股前外侧皮瓣

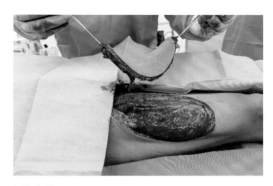

切取皮瓣

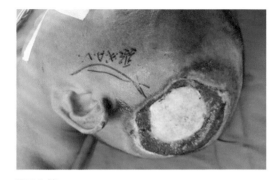

受区血管

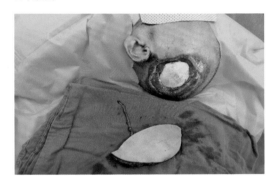

皮瓣游离

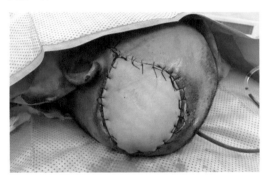

术毕

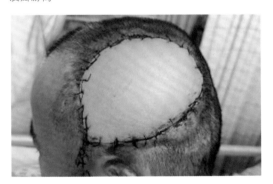

术后

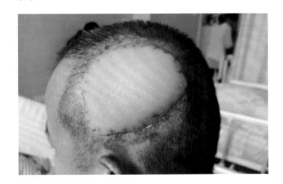

拆线

（陈旭林）

方法 6-2：游离皮瓣移植（分叶股前外侧皮瓣）＋植皮术

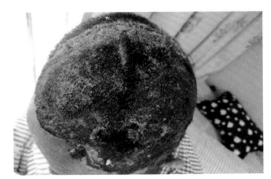

男，49 岁，CO 中毒炭火烧伤

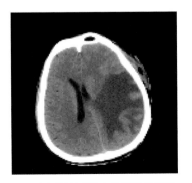

CT：左侧额顶叶脑水肿伴层状坏死

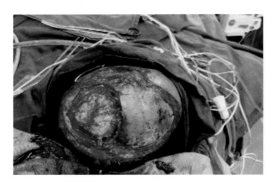

焦痂创面切除＋脑脓肿开窗引流

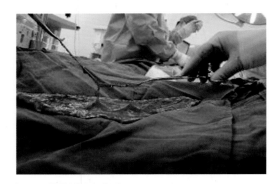

切取股前外侧游离皮瓣

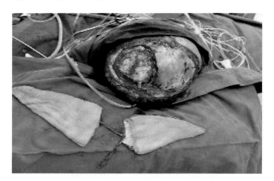

股前外侧皮瓣分成 2 个皮瓣

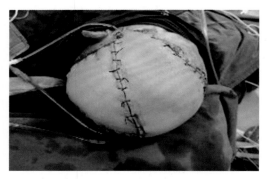

第一次修复创面

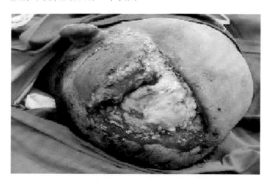

脑脓肿造成一个皮瓣部分坏死

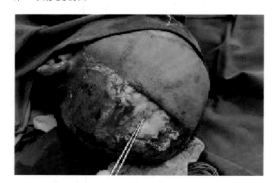

脑脓肿清创引流

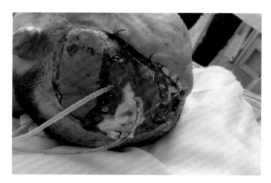

无细胞真皮基质覆盖

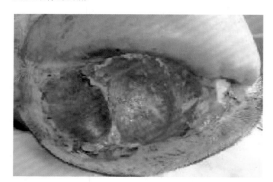

形成肉芽创面

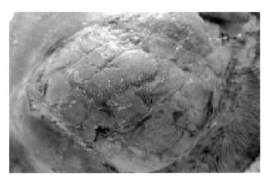

植皮封闭创面

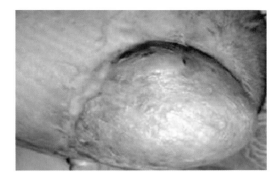

出院后 1 个月

（陈旭林）

方法 6-3：游离皮瓣转移术（背阔肌肌皮瓣）

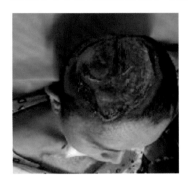

头顶电烧伤清创前

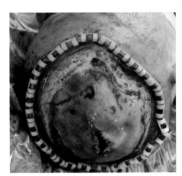

清创后

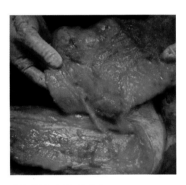

背阔肌肌皮瓣形成中

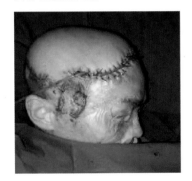

术毕

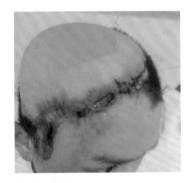

术后 1 个月

（官　浩）

方法 6-4：游离皮瓣转移术（股前外侧皮瓣）

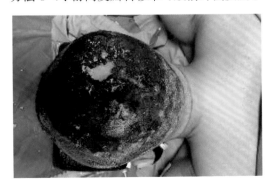

颅骨电烧伤

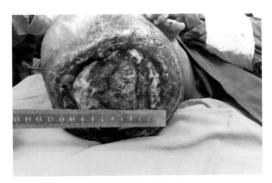

扩创、部分死骨去除

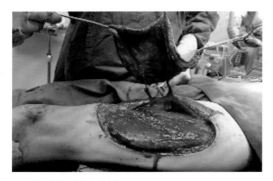

切取股前外侧穿支皮瓣

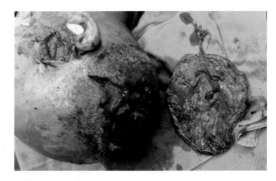

皮瓣转移

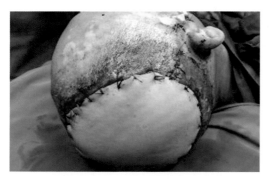

术后即刻

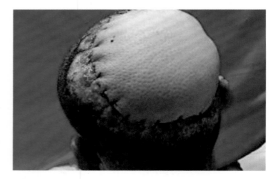

术后 1 周皮瓣血运好

（沈余明）

方法 6-5：头部萎缩性瘢痕溃疡，改良背阔肌皮瓣游离移植

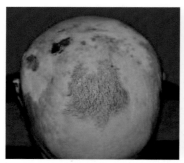

头皮术前头顶观

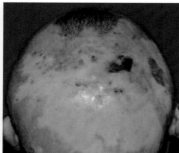

头皮术前后面观

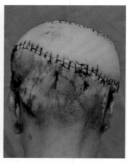

背阔肌肌皮瓣转移术后后面观

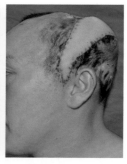

背阔肌肌皮瓣转移术后侧面观

（张丕红）

方法 6-6：背阔肌皮瓣游离移植术

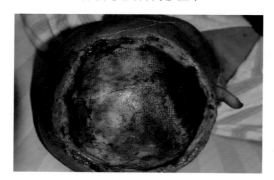

高压电击伤

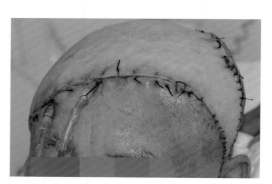

背阔肌肌皮瓣转移

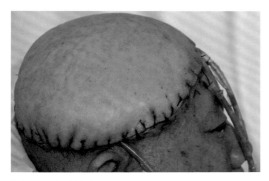

背阔肌肌皮瓣转移

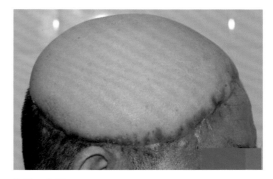

术后 6 个月

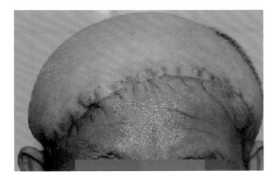

术后 6 个月

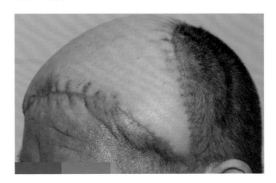

术后 6 个月

（毕宏达）

方法 6-7：头部多发溃疡，背阔肌皮瓣游离移植术

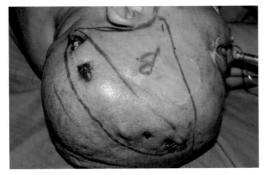

DBS 导线外露 多发溃疡

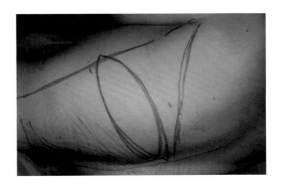

背阔肌肌皮瓣设计

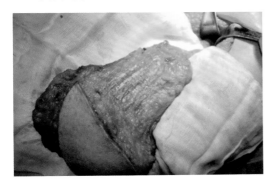

背阔肌肌皮瓣形成中

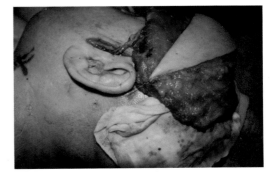

背阔肌肌皮瓣转移头部血管吻合中

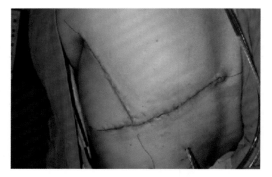

背部供瓣区直接缝合

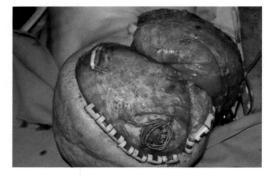

受区清创完毕

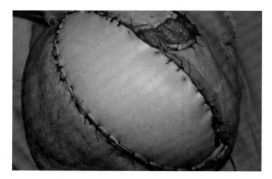

肌皮瓣转移完毕

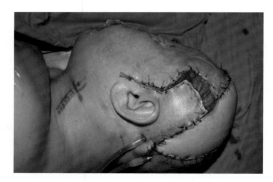

肌皮瓣转移完毕

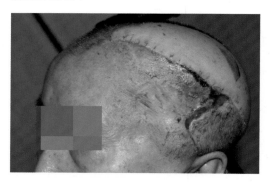

术后 2 周

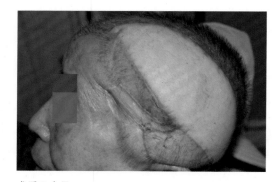

术后 3 个月

（毕宏达）

方法 6-8：背阔肌皮瓣游离移植术

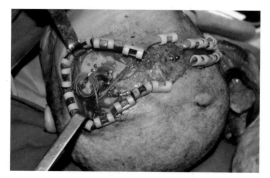

头部清创后

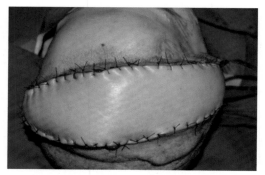

背阔肌肌皮瓣转移完毕

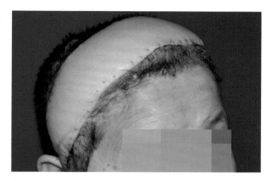

术后 2 周

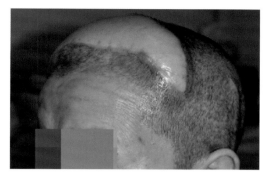

术后 6 个月

（毕宏达）

方法 6-9：股薄肌肌瓣游离移植术

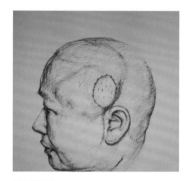

钛网外露

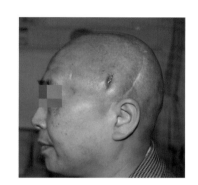

颞部凹陷

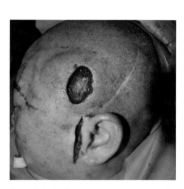

受区准备完毕

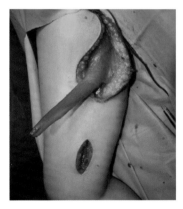

股薄肌肌瓣切取中

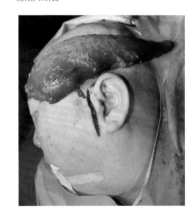

股薄肌肌瓣移植中

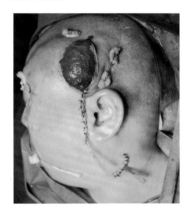

术毕

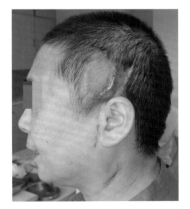

肌瓣表面植皮术后 14 天侧面观

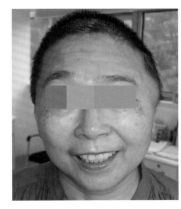

术后 14 天正面观

（毕宏达）

1

方法 6-10：撕脱的头皮和部分面部前臂寄养回植术

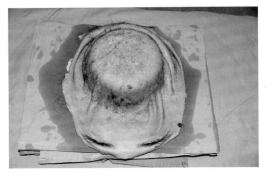

患者外伤后头皮和面部上睑以上撕脱

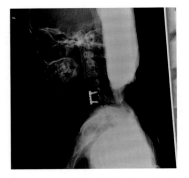

因合并颈椎骨折，急诊行切开减压复位内固定术

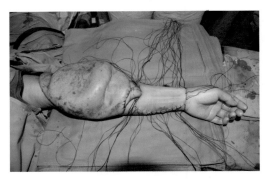

将头皮暂时寄养在左前臂，头皮血管与左前臂桡动静脉吻合，为防止头皮收缩变形，植入 600ml 球形扩张器于头皮下

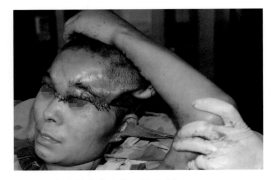

3 周后，将寄养头皮原位回植到头部

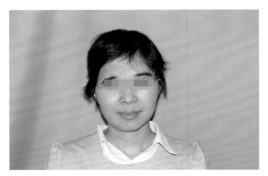

随访，正面观

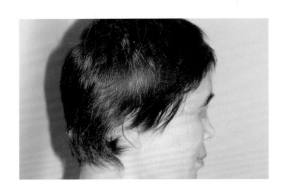

随访，右侧面观

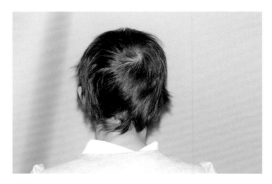

随访，后面观

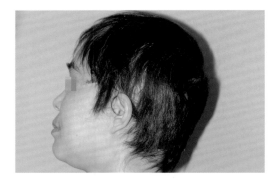

随访，左侧面观

（徐 华）

第二节 颜面部

一、额颞部缺损的修复

方法 1 局部皮瓣转移术

方法 1-1：局部皮瓣转移术（O-Z 瓣）

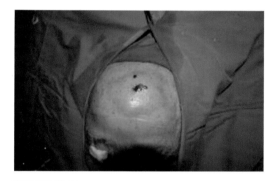

额部皮肤肿瘤

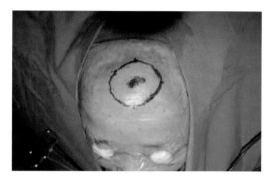

扩大切除范围

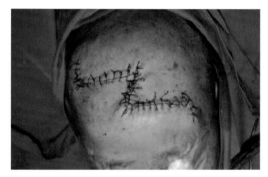

O-Z 皮瓣修复

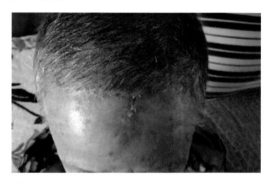

术后 3 周

（官 浩）

方法 1-2：局部皮瓣转移术（拱顶石皮瓣）

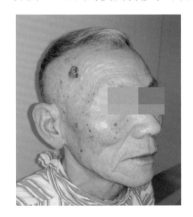

颞部脂溢性角化

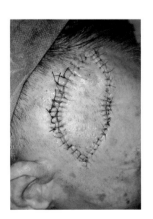

以拱顶石皮瓣修复

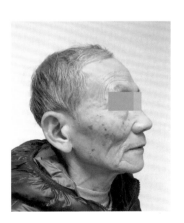

术后 6 个月

（毕宏达）

方法 1-3：局部皮瓣转移术（Burow 皮瓣）

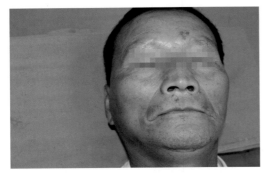

左侧额部基底细胞癌

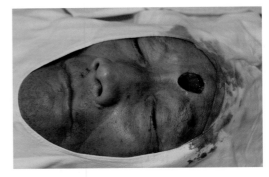

术中沿左侧眉毛设计 Burow 皮瓣

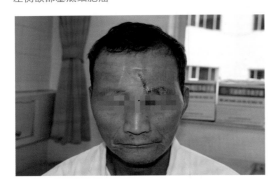

术后 1 天

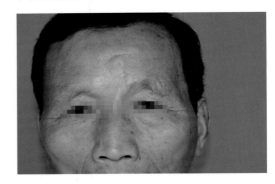

术后 1 个月

（薛春雨）

方法 2　皮肤牵张闭合术

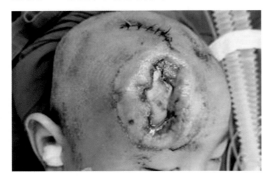

女，2 岁，皮肤撕脱伤

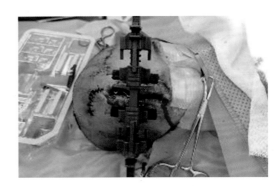

皮肤牵张闭合技术

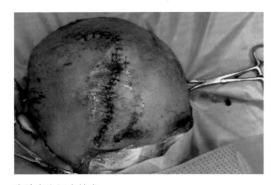

皮肤牵张闭合技术

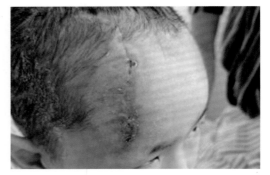

出院时

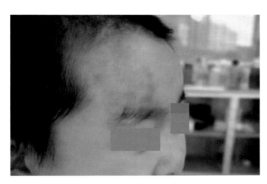

出院 1 个月

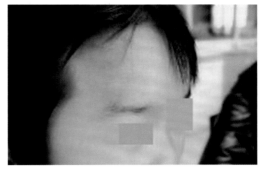

出院 5 个月

（陈旭林）

方法 3　前臂皮瓣转移术

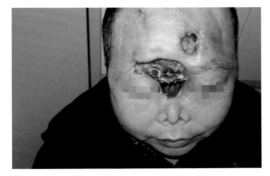

头面部放射性皮肤坏死

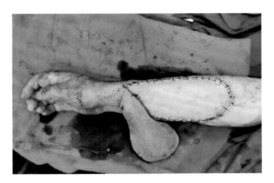

切取前臂桡动脉皮瓣

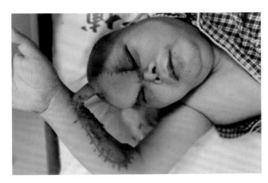

皮瓣转移术后 4 周

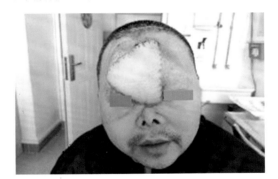

皮瓣断蒂术后 1 周

（沈余明）

方法 4　滑车上动脉皮瓣转移术

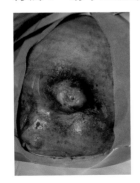

额部 SCC

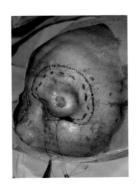

标记切除范围

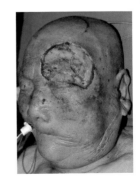

切除后缺损

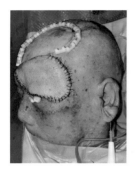

以滑车上动脉皮瓣修复

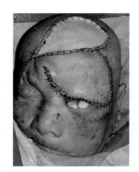

术后即刻

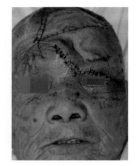

术后 1 周

（毕宏达）

方法 5　颞浅筋膜瓣转移术

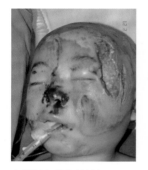

左颧颞部外伤性缺损

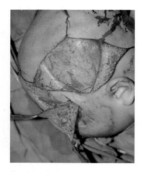

颧骨部分外露，行颞浅
筋膜瓣转移

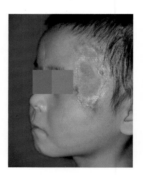

表面植皮

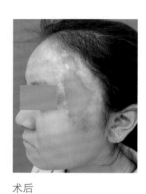

术后

（张丕红）

二、眼睑眉部缺损的修复

方法 1　毛发移植术

方法 1–1：毛发移植术

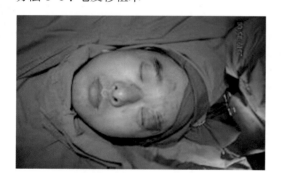

左眉烧伤后瘢痕

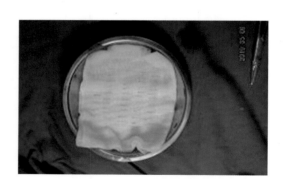

切取毛囊移植体

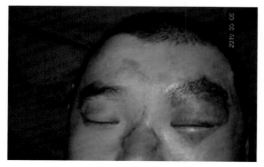

毛发移植术后

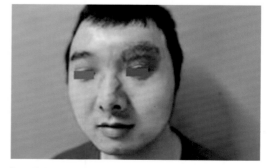

术后随访

（官　浩）

方法 1-2：毛发移植术

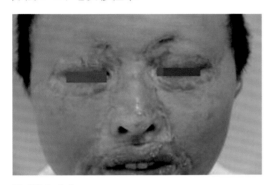

眉毛缺失术前

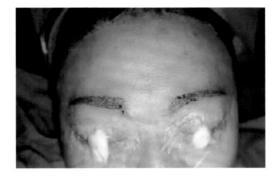

毛发移植再造眉毛术后

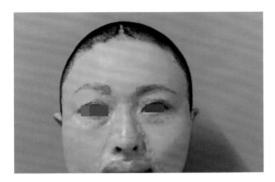

术后随访

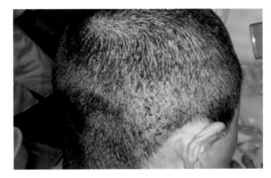

毛发供区

（官 浩）

方法 2 上睑外翻皮片移植术

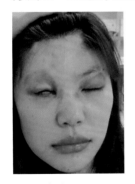

上睑瘢痕外翻

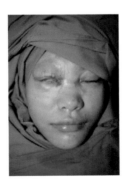

标记瘢痕松解范围

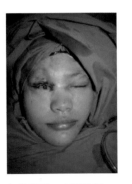

切除瘢痕，广泛松解

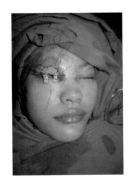

植皮修复

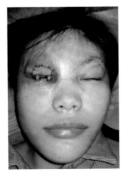

术后第 7 天

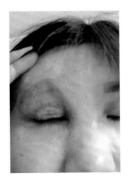

术后半年

（官 浩）

方法 3 眼睑分裂痣分次切除术

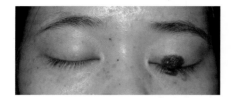

眼睑分裂痣术前

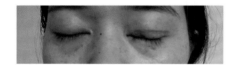

眼睑分裂痣术后

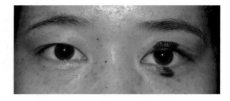

眼睑分裂痣术前

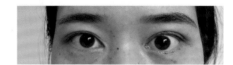

眼睑分裂痣术后

（毕宏达）

方法 4 眼轮匝肌皮瓣转移术

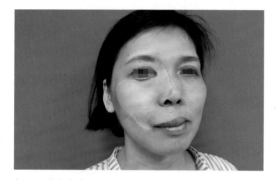

右下眼睑瘢痕牵拉导致下睑外翻

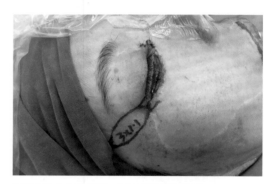

右下眼睑瘢痕松解后，设计眼轮匝肌皮瓣

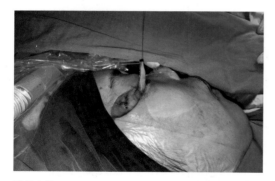

掀起皮瓣

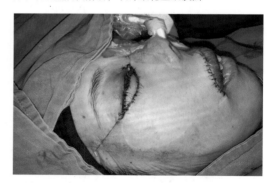

皮瓣转移覆盖

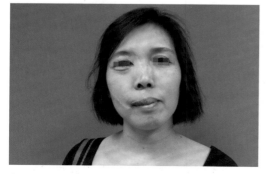

术后 14 天正面观

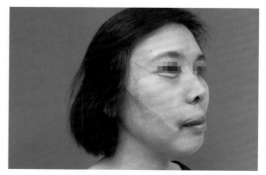

术后 14 天右侧观

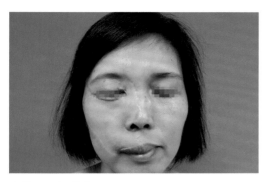

术后 14 天闭眼观

（张 志）

方法 5　Burow 楔形皮瓣转移术

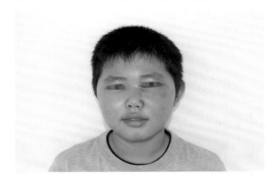

左侧内眦部瘢痕

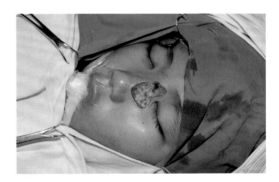

术中切除后创面

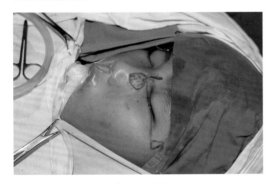

沿下睑缘设计 Burow 皮瓣覆盖创面

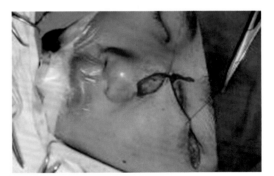

术中形成皮瓣

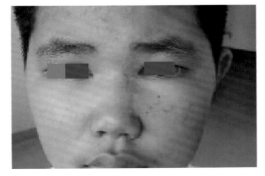

术后 7 天

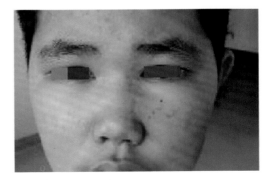

术后 6 个月

（薛春雨）

方法 6　眉间皮瓣 + Burow 楔形皮瓣转移术

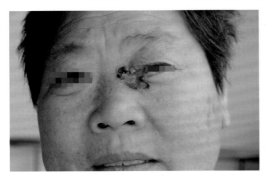

左侧内眦部鳞状细胞癌

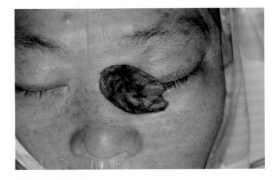

术中切除后创面

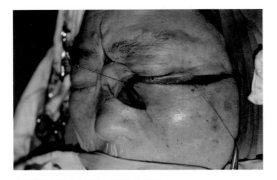

分区设计多个局部皮瓣覆盖创面

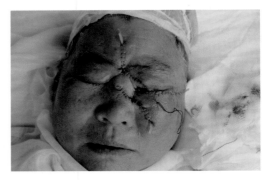

术后第 1 天

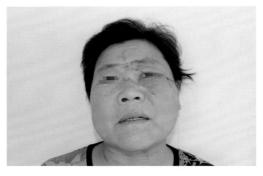

术后 1 周

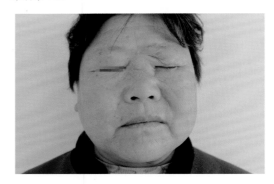

术后 6 个月

（薛春雨）

方法 7　眉间皮瓣 + 推进皮瓣转移术

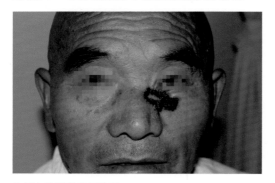

左侧内眦部基底细胞癌

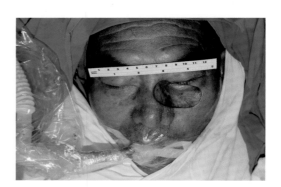

切除后创面

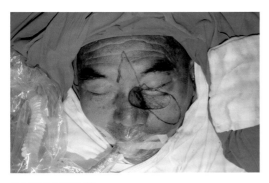

分区设计局部皮瓣

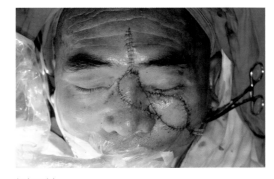

术中即刻

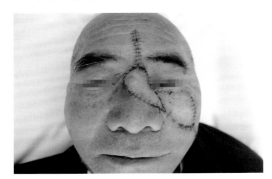

术后 1 周

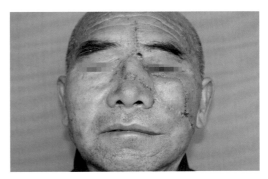

术后 10 天

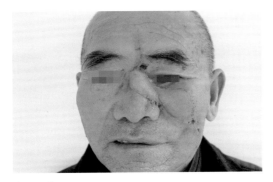

术后 1 个月

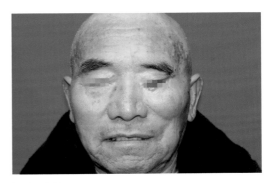

术后 3 个月

（薛春雨）

方法 8　鼻旁皮瓣转移术

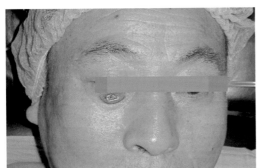

下睑 BCC

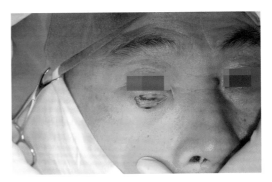

扩大切除

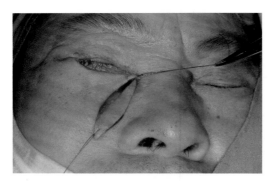

皮瓣设计

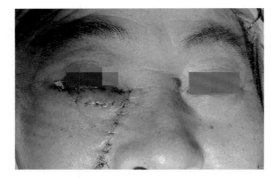

术后即刻

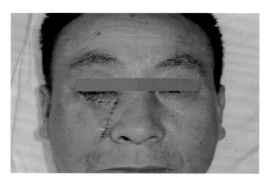

术后 7 天

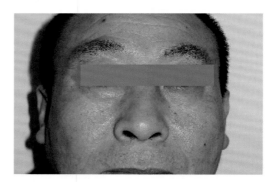

术后 1 年

（毕宏达）

方法 9　推进皮瓣转移术

方法 9-1：推进皮瓣转移术

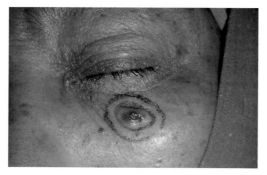

下睑 BCC

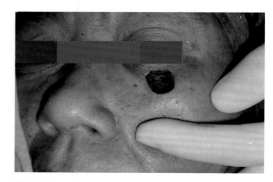

扩大切除

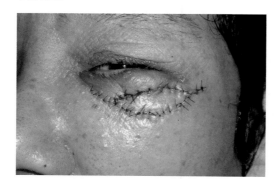

推进皮瓣修复

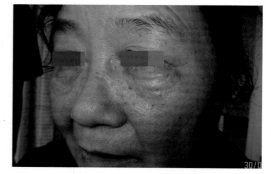

术后 1 年

（毕宏达）

方法 9-2：推进皮瓣转移术

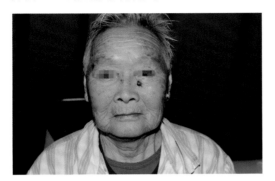

左侧内眦部基底细胞癌

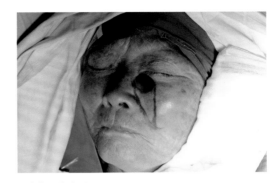

设计皮下蒂皮瓣

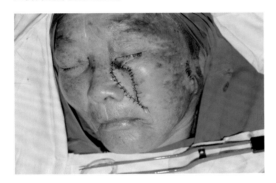

术后即刻

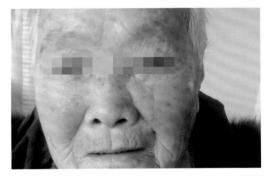

术后 6 个月

（薛春雨）

方法 9-3：推进皮瓣转移术

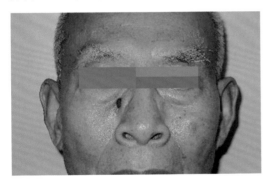

下睑 BCC

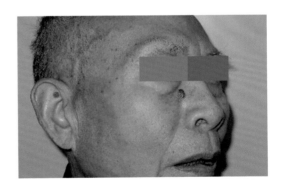

下睑 BCC

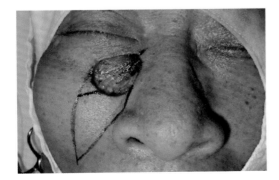

扩大切除

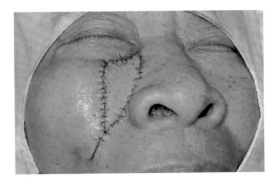

推进皮瓣修复

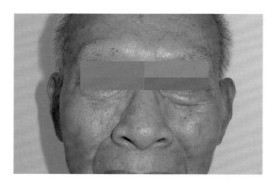

术后 1 年

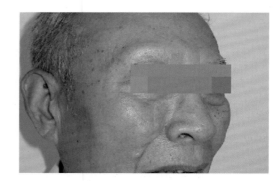

术后 1 年

（毕宏达）

方法 9-4：推进皮瓣转移术

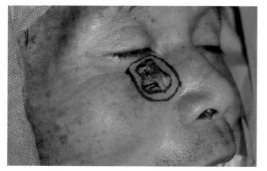

下睑 BCC

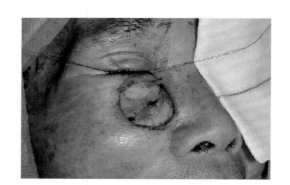

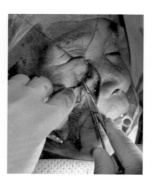

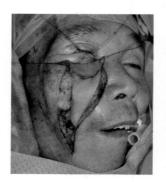

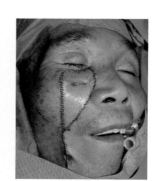

锚着缝合　　　　　　　　　　　　　推进皮瓣修复

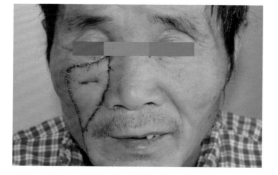

术后 1 周

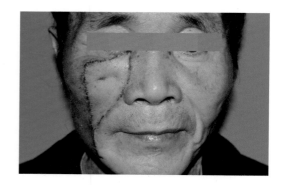

（毕宏达）

三、鼻唇部缺损的修复

方法 1 V-Y 皮瓣转移术

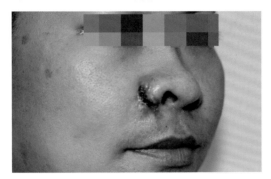

右侧鼻翼鳞状细胞癌

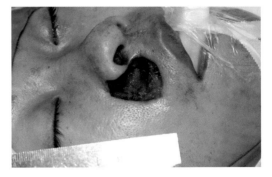

术中创面

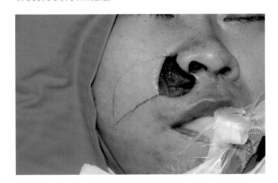

设计皮下蒂皮瓣

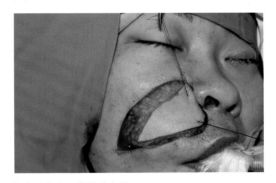

术中形成皮下蒂推进皮瓣

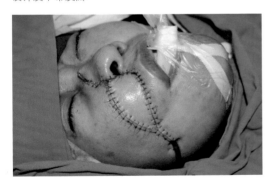

术后即刻

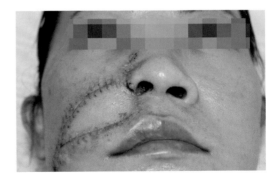

术后 1 周

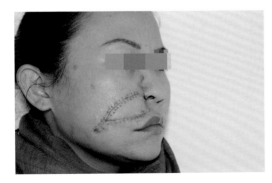

术后 2 个月

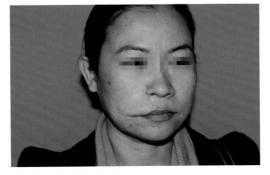

术后 6 个月

（薛春雨）

方法 2 鼻唇沟皮瓣转移术

方法 2-1：鼻唇沟皮瓣转移术

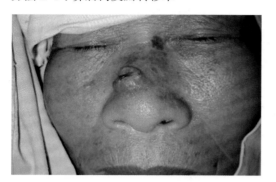

鼻背 SCC

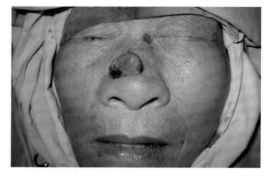

扩大切除

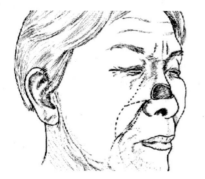

皮瓣设计

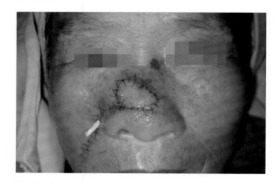

皮瓣设计

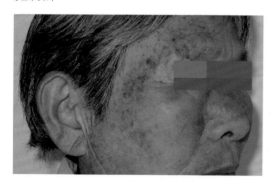

术后 1 年

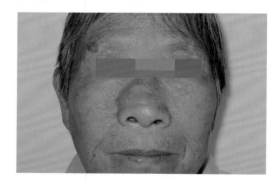

（毕宏达）

方法 2-2：鼻唇沟皮瓣转移术

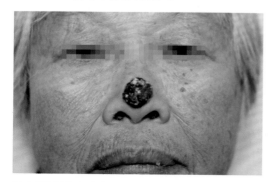

鼻尖部恶性黑色素瘤

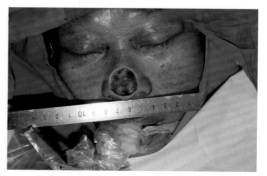

术中见鼻骨外露

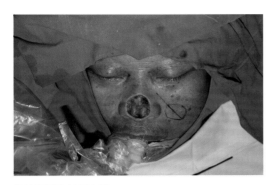

设计鼻唇沟局部皮瓣

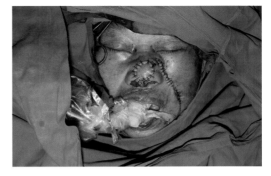

术中即刻

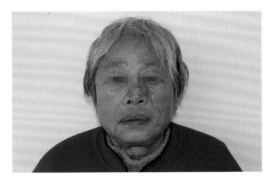

术后 1 周，皮瓣完全存活

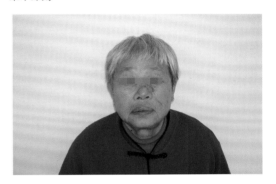

术后 3 个月

（薛春雨）

方法 2-3：鼻唇沟皮瓣转移术

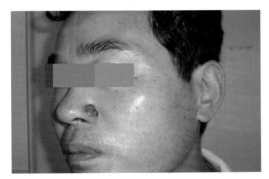

鼻翼 BCC

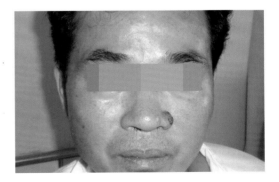

鼻翼 BCC

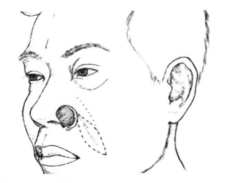

设计鼻唇沟局部皮瓣

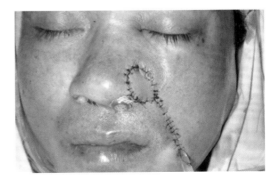

术中即刻

1

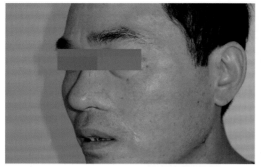

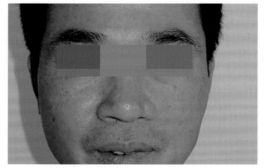

术后

（毕宏达）

方法 2-4：鼻唇沟皮瓣转移术

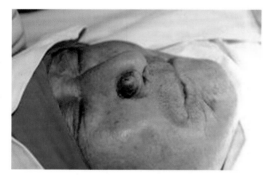

右侧鼻翼基底细胞癌

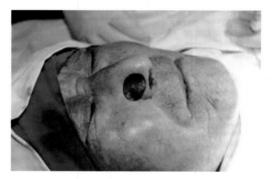

术中创面

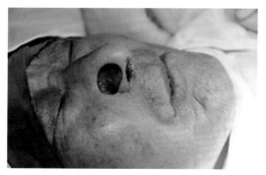

设计鼻唇沟皮瓣

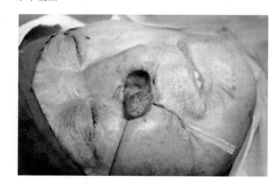

术中形成皮瓣

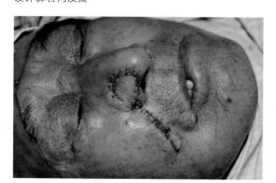

术后即刻

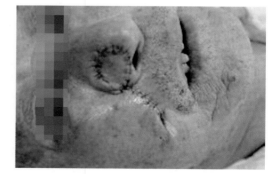

术后 1 天

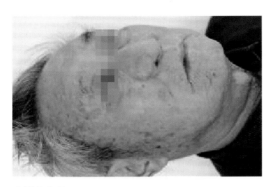

术后 2 个月

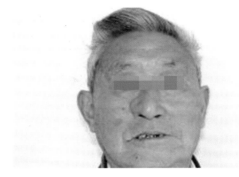

术后 6 个月

（薛春雨）

方法 2-5：鼻唇沟皮瓣转移术

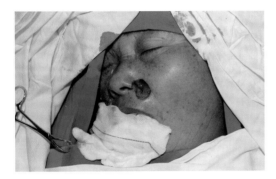

左侧鼻翼创面

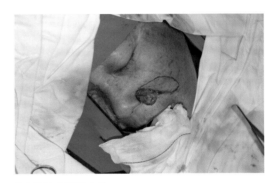

术中设计皮下蒂皮瓣

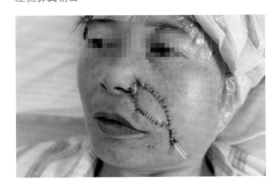

术后即刻

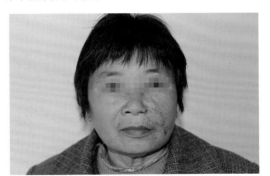

术后 2 周

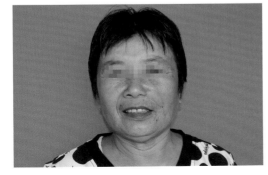

术后 6 个月

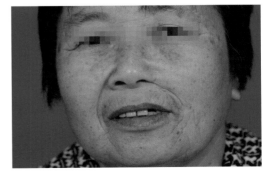

术后 1 年

（薛春雨）

方法3　鼻背筋膜蒂皮瓣转移术

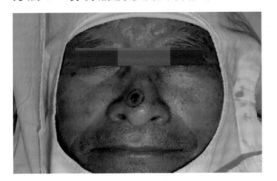

鼻尖 BCC，标记肿瘤

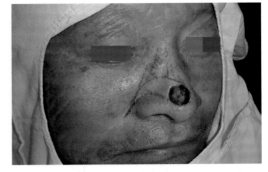

设计皮瓣

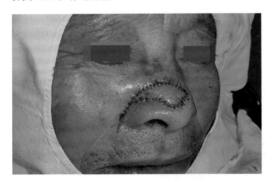

术后即刻

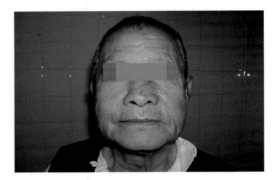

术后7天

（毕宏达）

方法4　滑车上动脉皮瓣转移术

方法 4-1：滑车上动脉皮瓣转移术

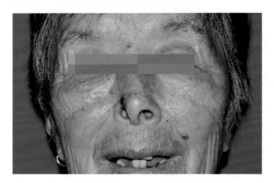

鼻翼 BCC

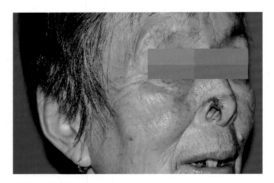

鼻翼 BCC

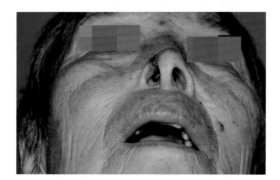

鼻翼 BCC

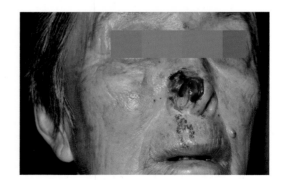

扩大切除

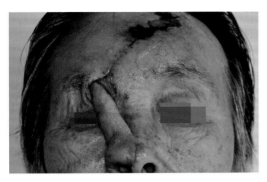

滑车上动脉皮瓣修复

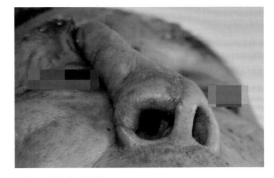

滑车上动脉皮瓣修复

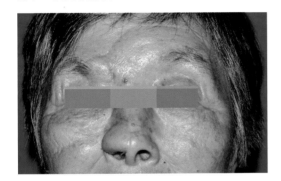

术后半年

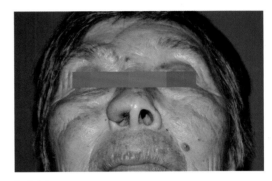

术后半年

（毕宏达）

方法 4-2：滑车上动脉皮瓣法

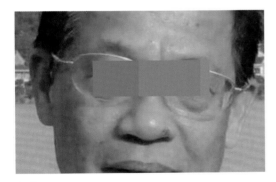

鼻翼 BCC

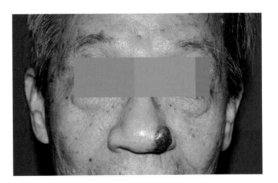

鼻翼 BCC

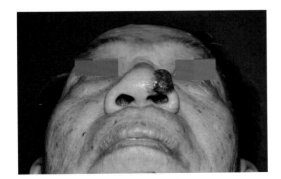

鼻翼 BCC

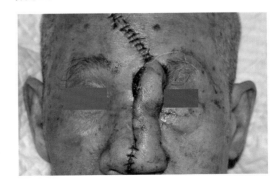

滑车上动脉皮瓣修复

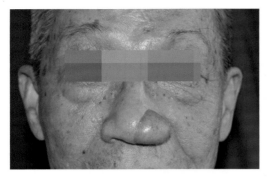

术后半年

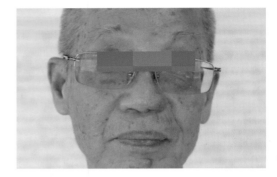

术后1年

（毕宏达）

方法5　上臂带蒂皮瓣转移修复左鼻翼、上唇缺损

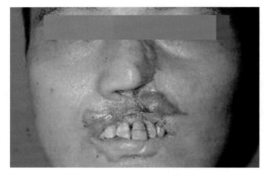

术前

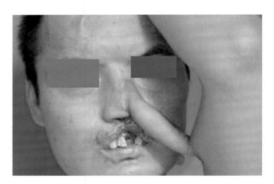

上臂带蒂皮瓣修复

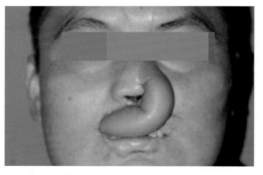

上臂带蒂皮瓣修复

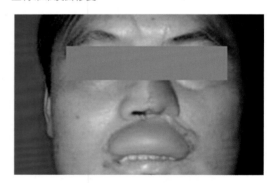

术后

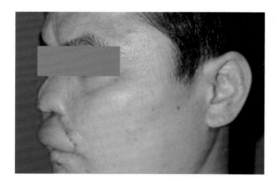

术后

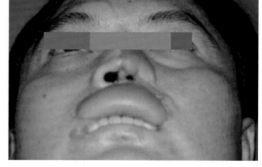

术后

（张丕红）

方法 6　Millard 旋转推进瓣修复上唇瘢痕

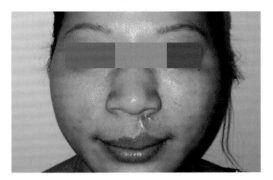

上唇瘢痕

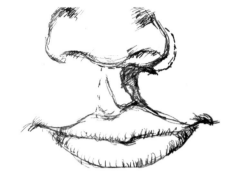

以 Millard 旋转推进瓣修复

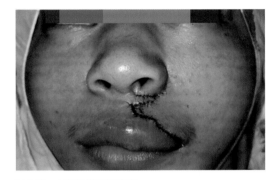

以 Millard 旋转推进瓣修复

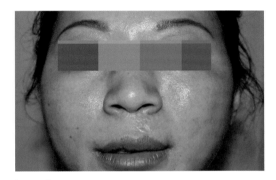

术后 1 年

（毕宏达）

方法 7　交唇皮瓣转移术

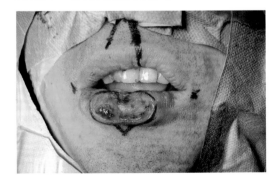

下唇 SCC

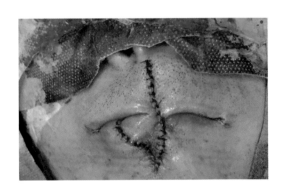

交唇皮瓣修复

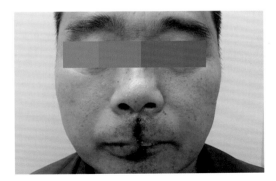

术后 3 周

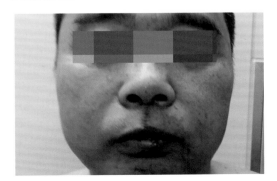

断蒂术后即刻

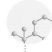
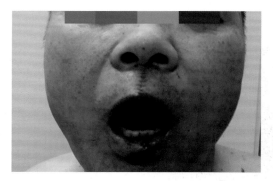

断蒂术后即刻

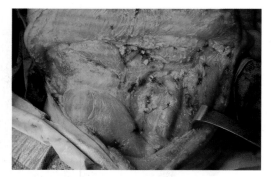

选择性颈淋巴结清扫

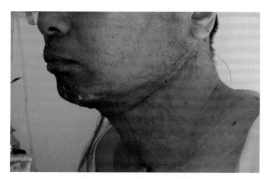

选择性颈淋巴结清扫

（毕宏达）

四、耳廓与耳周缺损的修复

方法 1　游离皮片移植术

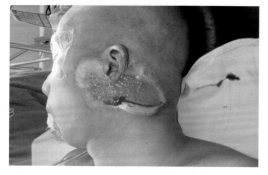

面部手机电池爆炸火焰烧伤清创术后

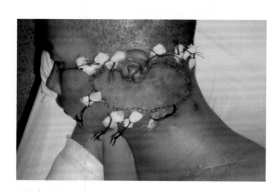

大张皮移植术后 1 周

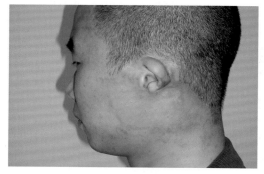

大张皮移植术后 1 个月

（贲道锋）

方法 2 人工真皮 + 游离皮片移植术

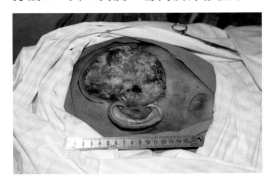

右面部鳞状细胞癌

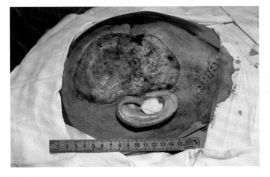

切除后创面

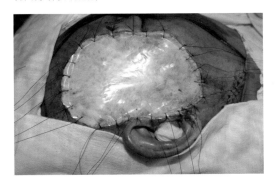

人工真皮覆盖创面

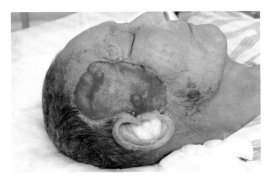

术后 10 天，人工真皮完全存活

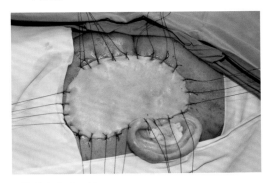

二期植皮术后即刻

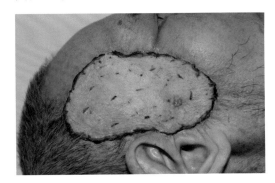

术后 2 周

（薛春雨）

方法 3 V-Y 推进皮瓣转移术

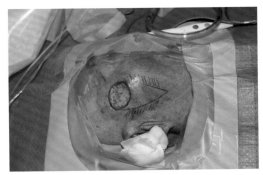

设计皮下蒂推进皮瓣

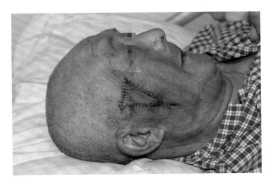

术后第 1 天

1

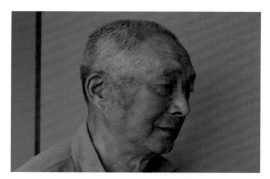

术后 2 周

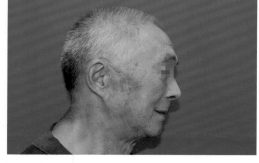

术后 3 个月

（薛春雨）

方法 4　楔形皮瓣转移术

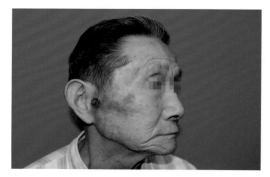

右侧耳前基底细胞癌

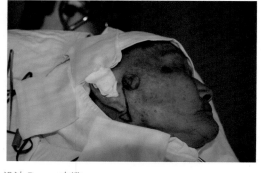

设计 Burow 皮瓣

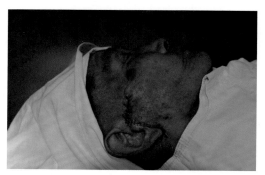

术后即刻

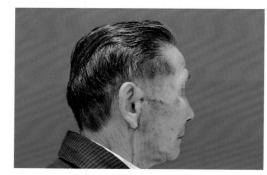

术后 7 天

（薛春雨）

方法 5　Keystone 皮瓣转移术

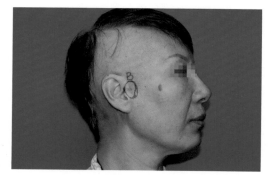

右侧耳前基底细胞癌

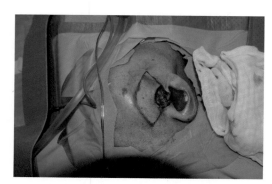

设计 Keystone 皮瓣

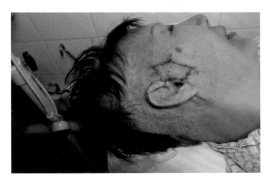

术后第 1 天

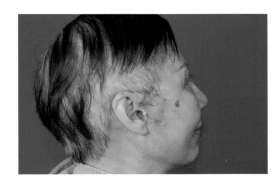

术后 2 周

（薛春雨）

五、颊部和颊颌部缺损的修复

方法 1 游离皮片移植术

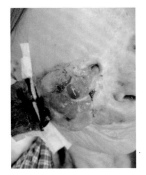

右侧面颊部慢性溃疡恶变

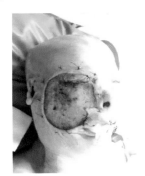

溃疡切除完毕

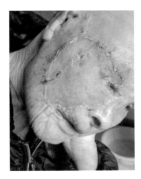

植皮术后随访

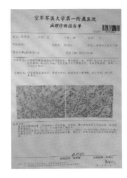

病理报告

（官 浩）

方法 2 推进皮瓣转移术

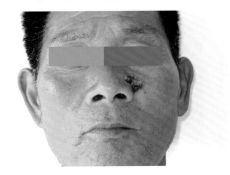

颊部 BCC

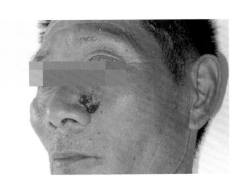

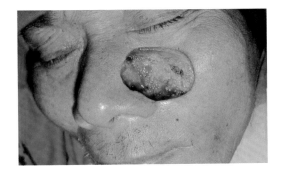

扩大切除

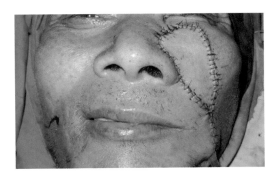

推进皮瓣修复

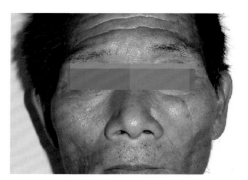

术后 1 年

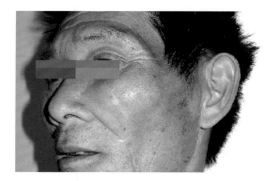

术后 1 年

（毕宏达）

方法 3　易位皮瓣转移术

方法 3-1：易位皮瓣转移术（面部色素痣）

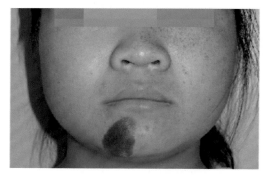

面部色素痣术前

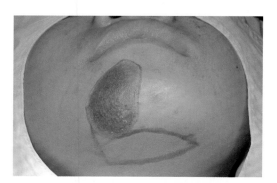

皮瓣设计

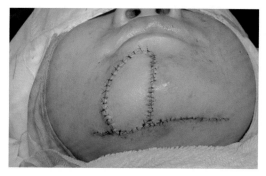

皮瓣转移术毕

（毕宏达）

方法 3-2：易位皮瓣转移术（面部色素痣）

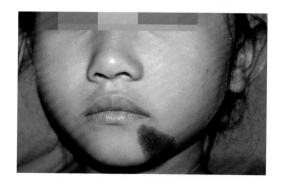

面部色素痣术前

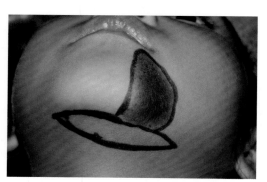

皮瓣设计

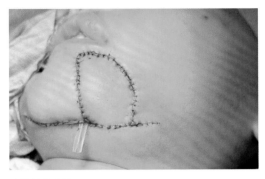

皮瓣转移术毕

（毕宏达）

方法 3-3：易位皮瓣转移术

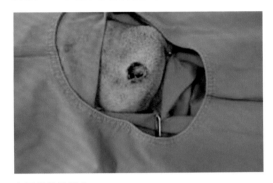

右下颌慢性溃疡

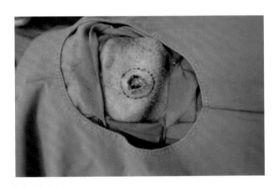

拟切除范围

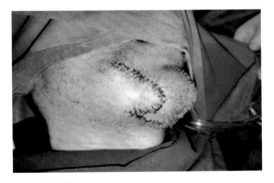

皮瓣转移术毕

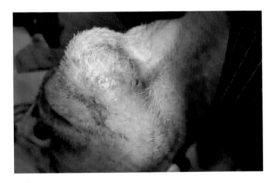

随访

（官 浩）

方法 4 改良菱形皮瓣转移术

方法 4-1：改良菱形皮瓣转移术

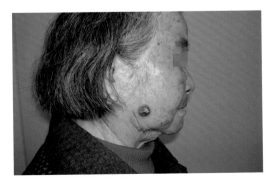

右面部角化棘皮瘤

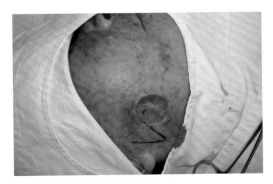

设计改良菱形皮瓣覆盖创面

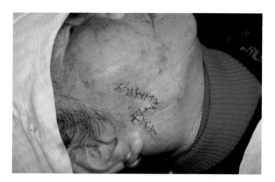

术后即刻

（薛春雨）

方法 4-2：改良菱形皮瓣转移术

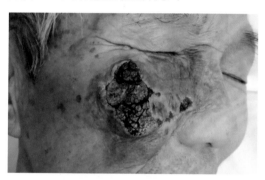

70 岁，男性，右侧面颊部难愈合创面伴鳞癌头面部多处先天性葡萄酒色斑，30 年前右侧面颊部多次激光治疗后破溃难愈合，近期创面新生物形成突出体表，伴痒痛恶臭

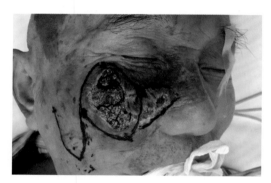

设计改良菱形皮瓣

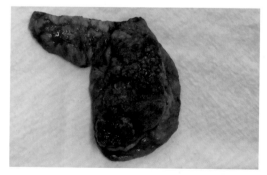

切除的组织

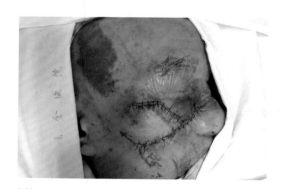

术毕

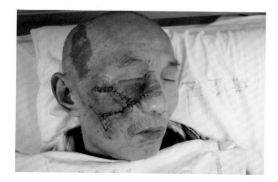

术后闭眼功能正常，口鼻无歪斜

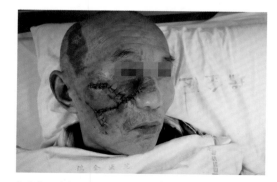

术后睁眼功能正常，口鼻无歪斜

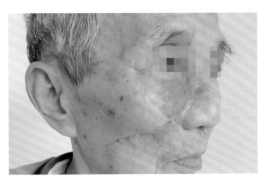

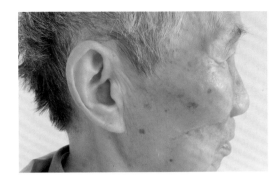

术后门诊随访前侧位观　　　　　　　　　　　术后门诊随访右侧位观

（易　磊　郇京宁　殷宗琦）

方法 5　预扩张颈横动脉颈段穿支皮瓣修复面部下颏区增生性瘢痕

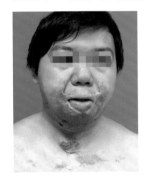
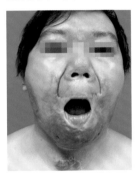
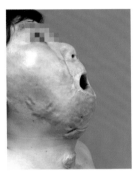
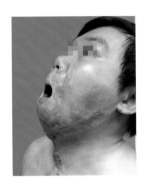

面部下颏区瘢痕增生明显　　正面观，颏唇角消失　　右侧观，颏颈角消失　　左侧观，颏颈角消失

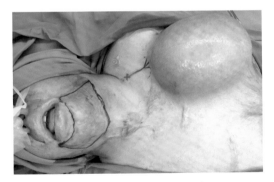

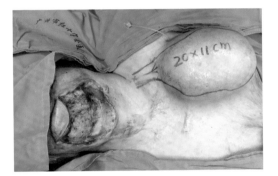

扩张器埋置 4 个月，术前标记下颏区瘢痕　　　　切除瘢痕，设计颈横动脉颈段穿支皮瓣

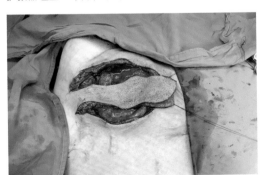

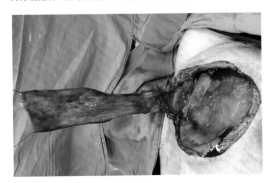

切取皮瓣　　　　　　　　　　　　　　　　掀起皮瓣

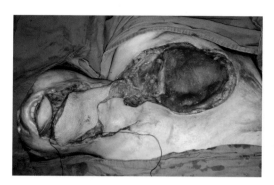

旋转皮瓣，覆盖创面

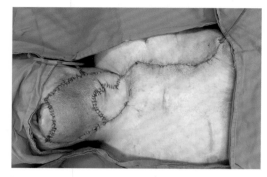

皮瓣周边缝合固定，供区直接拉拢减张缝合

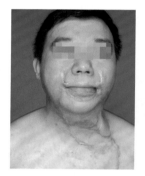

术后 6 个月正面观

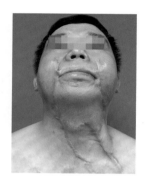

抬头观，颏唇角明显

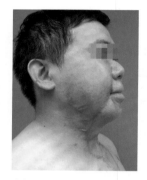

右侧观，颏颈角 90°

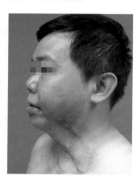

左侧观，颏颈角 90°

（张 志）

方法 6　游离股前外侧皮瓣转移术

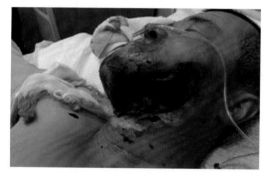

下颌电烧伤

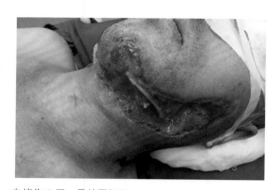

电烧伤 2 周、骨外露坏死

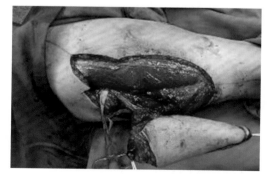

股前外侧皮瓣切取

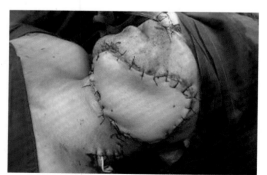

皮瓣转移即刻

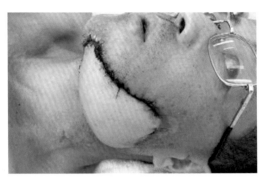

术后 10 天

（沈余明）

六、颜面部多个部位缺损的修复

方法 1 游离皮片移植术

方法 1-1：自体皮游离植皮术

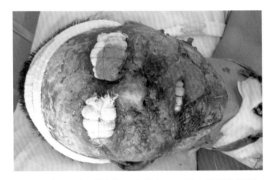

男，25 岁，面部碱烧伤 1 个月余，双眼、鼻烧伤毁损，因误吞碱液，致食管严重狭窄

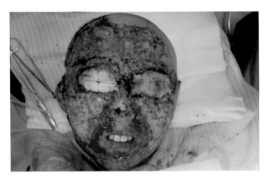

面部剥痂，尽可能保留皮下脂肪及表情肌

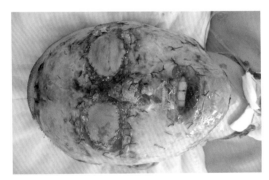

异种皮暂时覆盖创面，准备创基

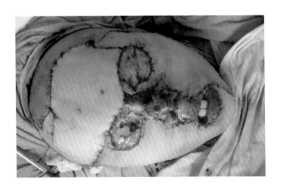

面部大张皮分区植皮

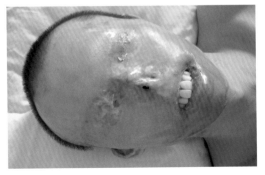

面部创面修复后，轻度瘢痕增生

（肖仕初）

方法 1-2：自体皮游离植皮术

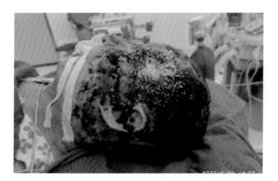

男，86 岁，火焰烧伤

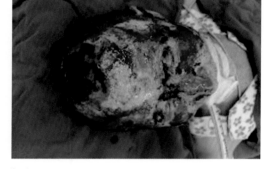

伤后 45 天

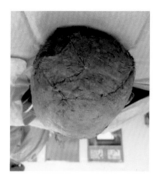

水刀清创后移植自体皮

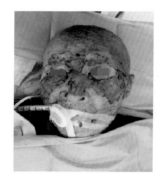

面部分区植皮

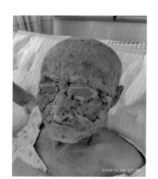

术后第 4 天

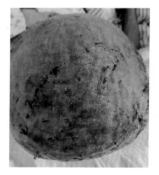

术后第 4 天

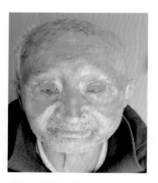

术后 1 年前面观

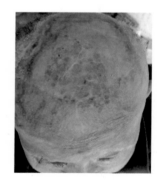

术后 1 年顶部观

（陈旭林）

方法 1-3：自体皮游离植皮术

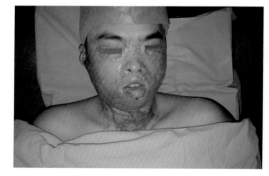

面颈部火焰烧伤后瘢痕增生

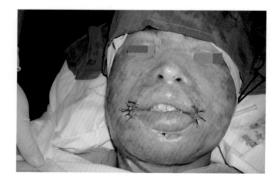

局麻小口开大后方便插管

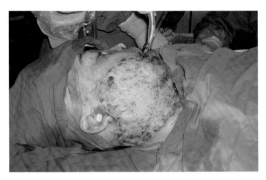

瘢痕切除后

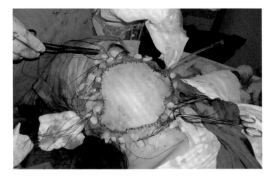

大张皮移植后

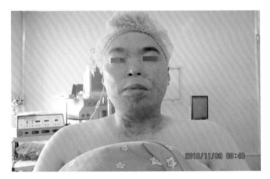

术后2年

（贡道锋）

方法1-4：自体皮游离植皮术

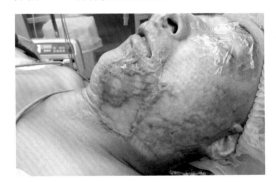

面部火焰烧伤后瘢痕增生

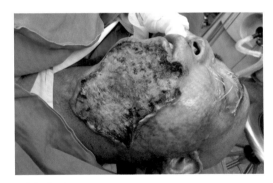

瘢痕切除后

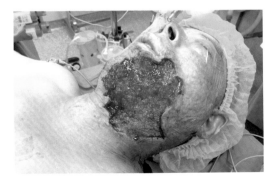

植皮前

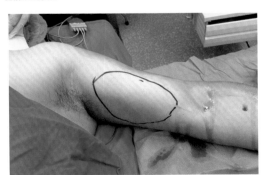

取左上臂内侧全厚皮

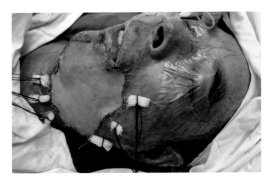

植皮术毕

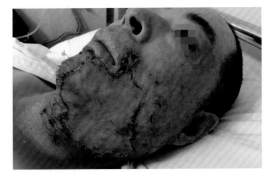

术后 10 天

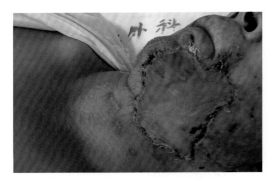

大张皮移植术后 2 周

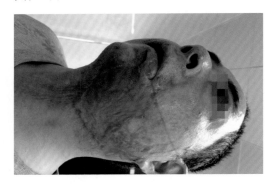

大张皮移植术后 1 个月

（贲道锋）

方法 1-5：自体皮游离植皮术

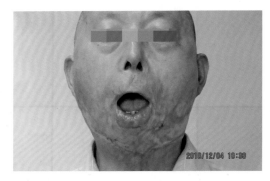

面部火焰烧伤后瘢痕增生小口畸形颈部瘢痕增生

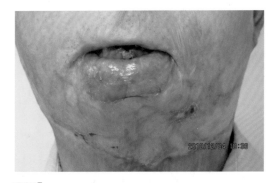

正面观

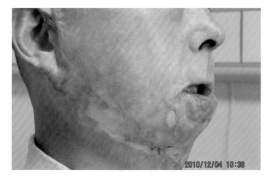

右侧面观

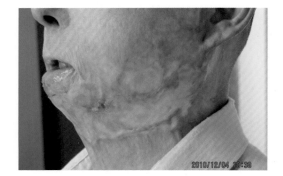

左侧面观

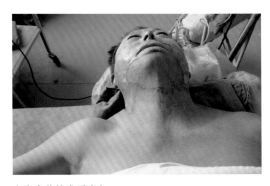

大张皮移植术后半年

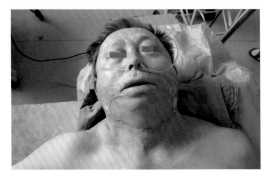

大张皮移植术后半年

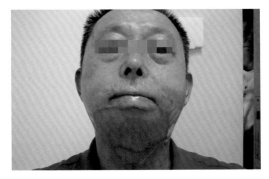

大张皮移植术后 1 年

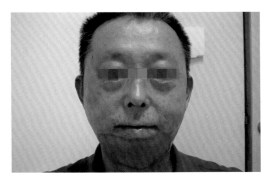

大张皮移植术后 1 年

（贲道锋）

方法 1-6：自体网状皮移植术

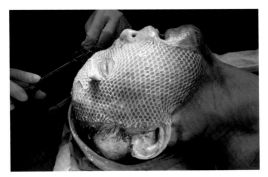

面部深度火焰烧伤清创术后创面分泌物相对多，为保
证植皮成活率行网状皮移植术

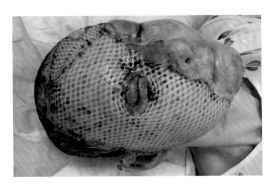

术后 3 周

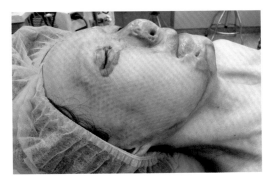

术后半年

（贲道锋）

1

方法 2　扩张皮瓣转移术

方法 2-1：扩张皮瓣修复面部先天性巨大黑毛痣

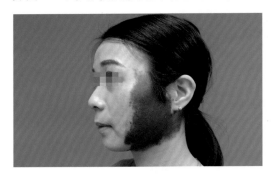

面部巨大黑毛痣左侧观

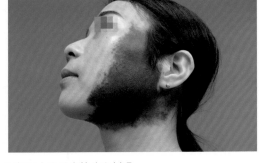

面部巨大黑毛痣抬头左侧观

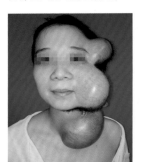

面部颈部埋置 3 个扩张器

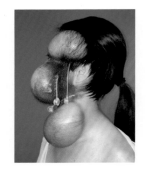

面部颈部埋置 3 个扩张器
左侧观

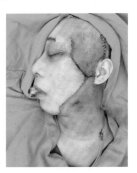

扩张皮瓣转移术中

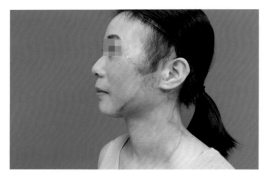

术后 3 个月左侧观

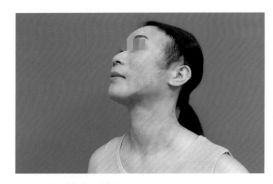

术后 3 个月抬头左侧观

（张　志）

方法 2-2：颈部扩张皮瓣修复面部下颏区和面颊区增生性瘢痕

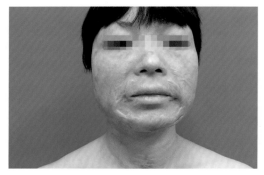

面部烧伤后瘢痕增生 2 年

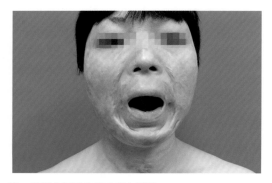

张口时凹凸不平的瘢痕更加明显

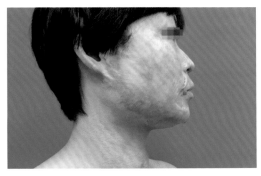

右侧观，面颊区瘢痕高低不平

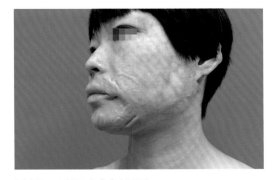

左侧观，面颊区瘢痕高低不平

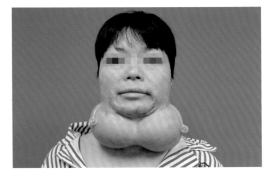

颈部埋置 2 个扩张器 5 个月后

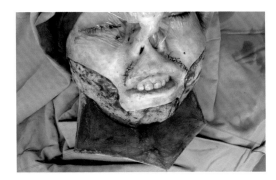

术中切除瘢痕，掀起扩张的皮瓣

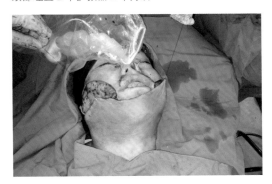

皮瓣覆盖创面

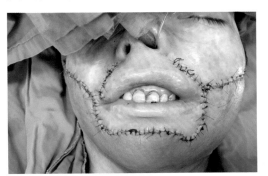

皮瓣周边缝合固定

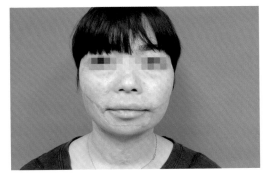

术后 2 个月正面观

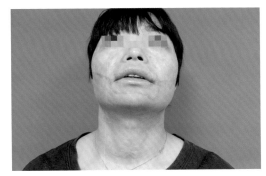

术后 2 个月抬头位

1

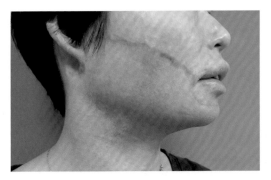

术后 2 个月右侧观

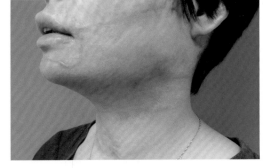

术后 2 个月左侧观

（张　志）

方法 3　锁骨上皮瓣转移术

方法 3-1：锁骨上皮瓣转移修复面部电烧伤

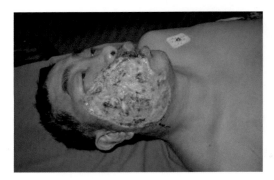

面部电烧伤皮肤坏死

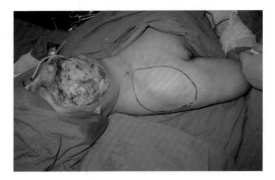

面部扩创、锁骨上皮瓣设计

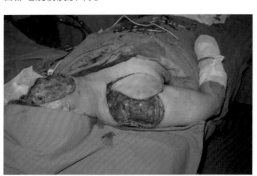

皮瓣切取

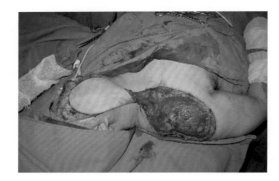

皮瓣转移

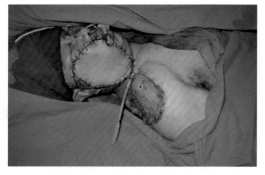

术后皮瓣血运好

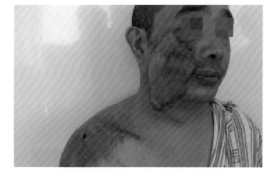

皮瓣术后 4 个月

（沈余明）

方法 3-2：锁骨上皮瓣转移修复面部爆炸贯通伤

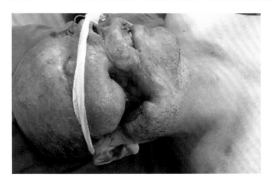

面部爆炸伤、口腔贯通

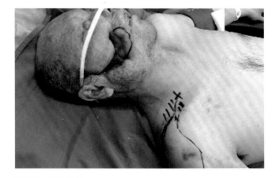

锁骨上皮瓣设计

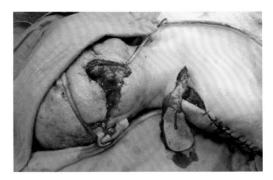

面部扩创、皮瓣切取

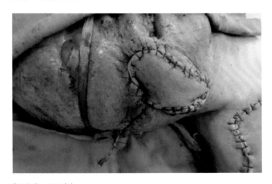

皮瓣术后即刻

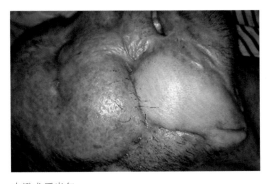

皮瓣术后半年

（沈余明）

方法 4 游离股前外侧皮瓣转移术

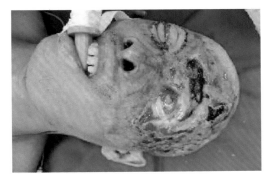

面部、眼球电烧伤

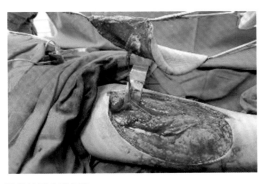

股前外侧皮瓣切取

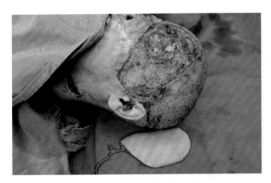

皮瓣转移

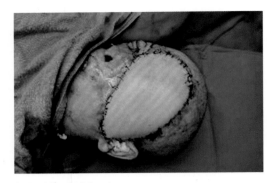

术后即刻、皮瓣血运好

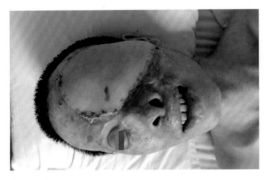

术后2周

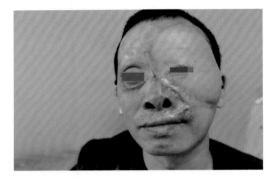

术后半年

（沈余明）

第三节　颈部

方法1　游离皮片移植术

方法1-1：清创后游离皮片移植术

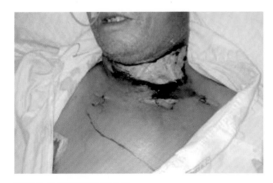

颈部软组织感染清创术前

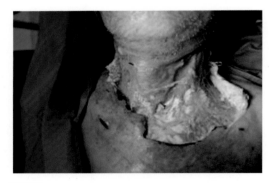

清创后

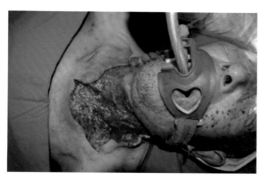

创基具备受皮条件

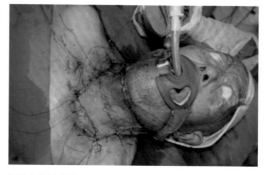

大张皮移植完毕

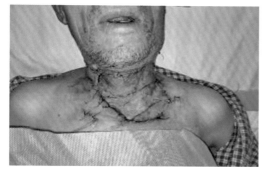

术后换药所见皮片成活好

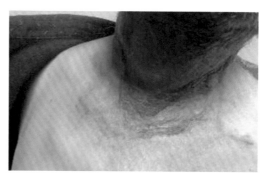

术后随访

（官　浩）

方法1-2：清创后游离皮片移植术

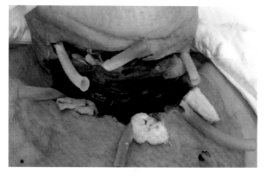

下颌间隙感染导致颈部侵袭性感染，颈部创面所见

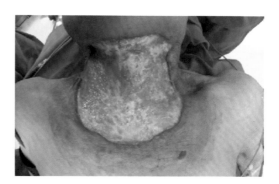

清创中

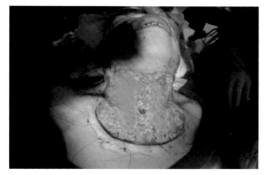

植皮术前

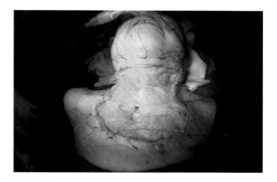

植皮术毕

1

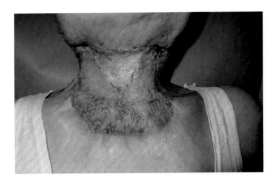

术后随访

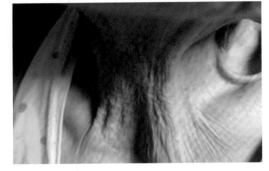

术后随访

（官　浩）

方法 1-3：瘢痕切除松解＋美皮贴覆盖＋网状植皮术

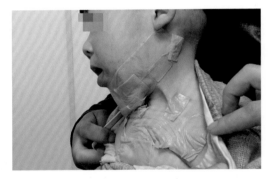

颈部瘢痕挛缩

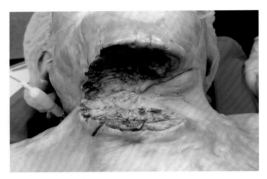

颈部瘢痕挛缩术中

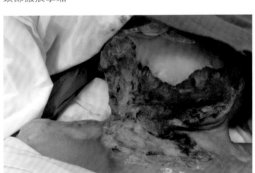

颈部瘢痕切除术中

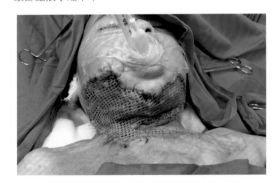

网状皮片移植完毕

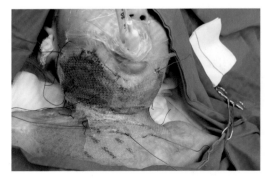

在颈部的网状皮表面使用含有硅酮的美皮贴，后者不
仅含有硅酮，而且在拆开外敷料打开这一层时，美皮
贴具有跟下面网状皮不粘连的优点

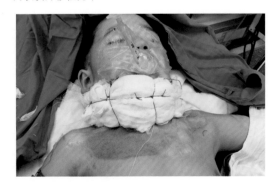

颈部打包加压，术毕

（贲道锋）

方法 1-4：盔甲样瘢痕疙瘩切除＋网状植皮术

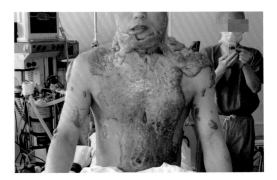

颈部躯干盔甲样瘢痕疙瘩

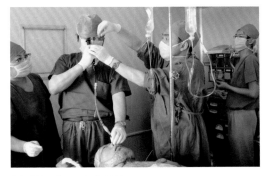

支气管镜引导下经鼻插管

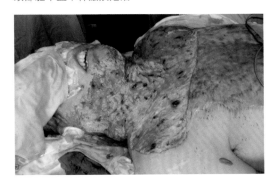

颈部前躯干瘢痕切除完毕

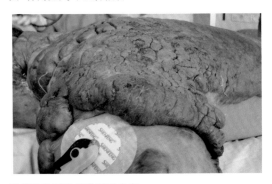

改俯卧位切除后背瘢痕疙瘩

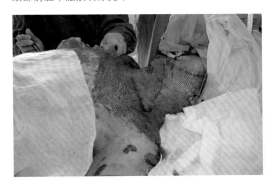

后背取皮，行颈部前躯干后躯干等创面网状植皮术

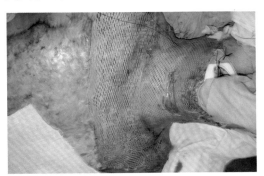

颈部前躯干植皮术毕

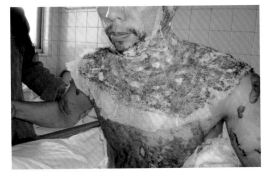

瘢痕疙瘩切除＋网状植皮术后 8 天，植皮创面干燥

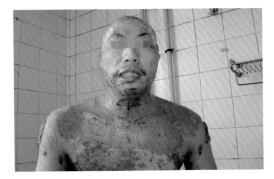

颈部前躯干后躯干等创面网状植皮术后 3 周，行局部放射治疗

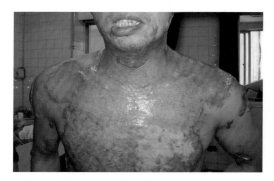

网状植皮术后 1 个月，正面观

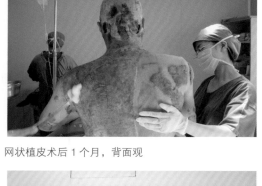

网状植皮术后 1 个月，背面观

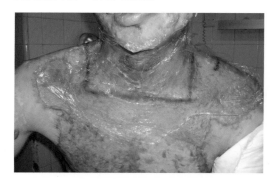

红框区域行瘢痕放射治疗，所有植皮区域外用洁肤乳
和保鲜膜保湿

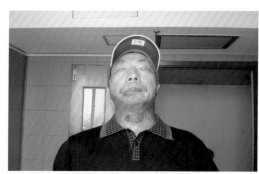

出院时

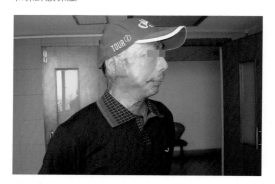

出院时

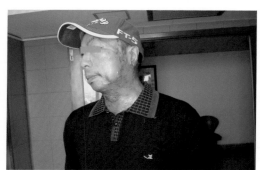

出院时

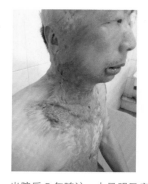
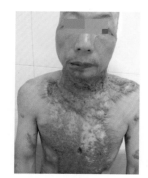
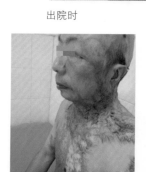
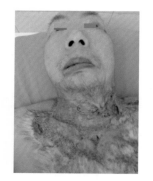

出院后 5 年随访，未见明显瘢痕疙瘩形成，植皮处有不同程度瘢痕增生，但较术前明显减轻。颈部活动仅部分受限

（贲道锋）

方法 2 五瓣成形术

方法 2-1：瘢痕切开松解＋五瓣成形术

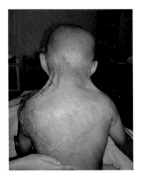

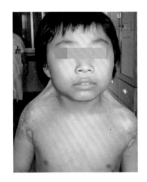

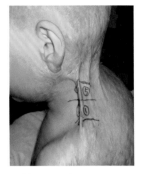

患儿颈部双侧璞状瘢痕增生，
术前后面观

入院时前面观

左侧皮瓣设计

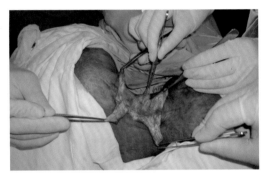

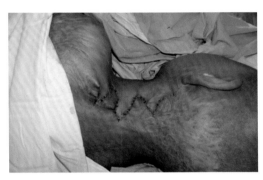

左侧皮瓣切取中

左侧皮瓣转移术毕

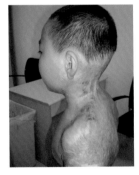

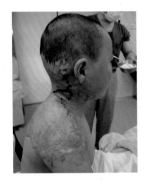

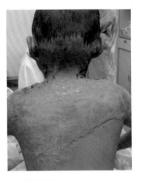

术后左侧面观

术后右侧面观

术后后面观

（贲道锋）

方法 2-2：瘢痕切开松解＋五瓣成形术

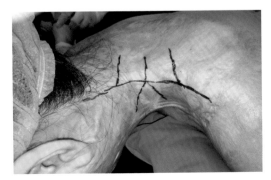

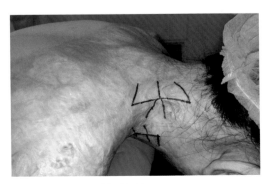

颈部瘢痕增生，左侧皮瓣设计

颈部瘢痕增生，右侧皮瓣设计

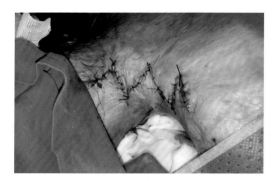

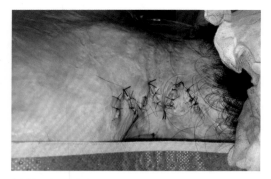

左侧皮瓣切取转移完毕

右侧皮瓣切取转移完毕

（贲道锋）

方法3　扩张皮瓣转移术

方法3-1：瘢痕切开松解＋扩张皮瓣转移＋大张皮移植术

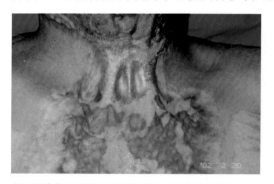

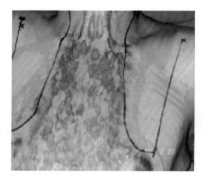

大面积烧伤后颈部瘢痕挛缩畸形，颈部后仰受限

拟行扩张器植入术

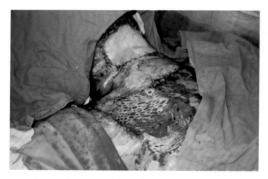

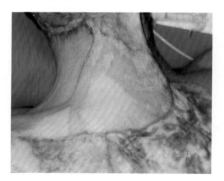

颈部瘢痕切除后，将右前胸扩张器植入后形成的皮瓣
转移覆盖颈部下方创面，颈部上方创面游离植皮

第一次皮瓣术后3个多月皮瓣扩展好，植皮
区挛缩明显

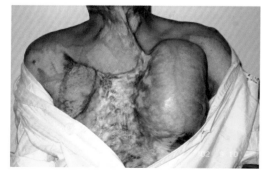

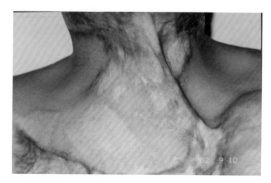

左前胸部位植入扩张器并扩张皮肤软组织

左侧扩张器取出术前

方法 6　颈横动脉颈段穿支皮瓣转移术

方法 6-1：颈部瘢痕挛缩畸形切除＋颈横动脉颈段穿支皮瓣转移术

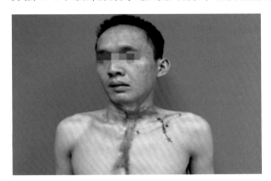

颈部瘢痕挛缩畸形 1 年

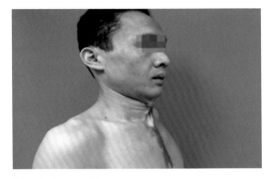

右侧观，颏颈角消失

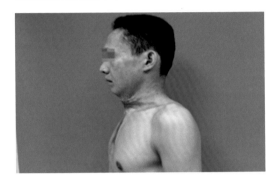

左侧观，颈部抬高受限

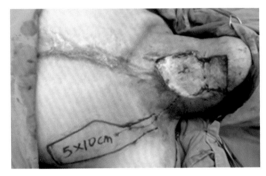

术中松解切除挛缩瘢痕，设计颈横动脉颈段穿支皮瓣

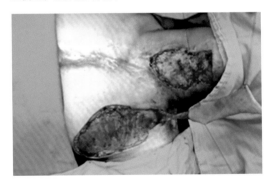

掀起皮瓣

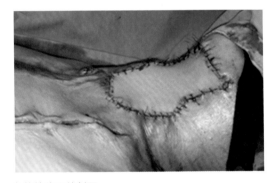

岛状转移覆盖创面

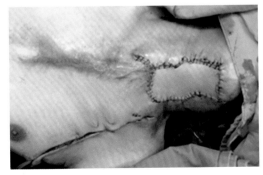

供区直接拉拢，减张缝合

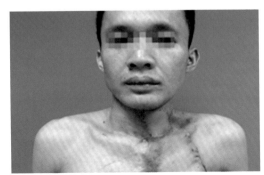

术后 1 个月正面观

1

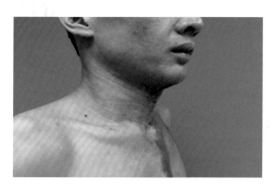

术后 1 个月右侧观，颏颈角 85°

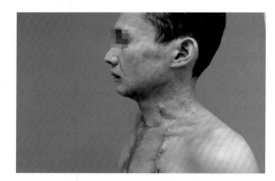

左侧观，颈部抬高无受限

（张 志）

方法 6-2：颈部放射性溃疡切除＋颈横动脉颈段穿支皮瓣转移术

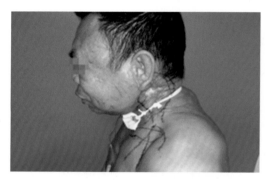

10 年前因鼻咽癌行放疗，6 年前因放疗后声带麻痹行
了气管切开置管术，4 个月前出现左侧颈部溃疡

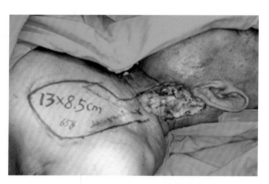

术中溃疡创面扩创，设计颈横动脉颈段穿支皮瓣

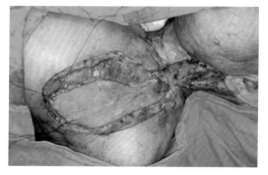

切取皮瓣

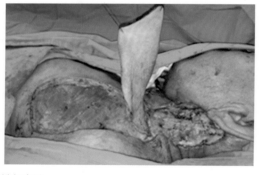

掀起皮瓣

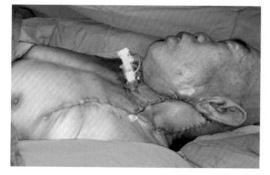

皮瓣覆盖创面，供区直接拉拢减张缝合

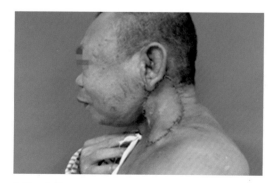

术后 1 个月

（张 志）

方法 6-3：颈部放射性溃疡切除＋颈横动脉颈段穿支皮瓣转移术

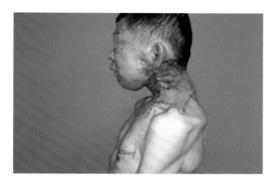

12 年前因鼻咽癌行放疗，1 年前出现左侧颈部溃疡

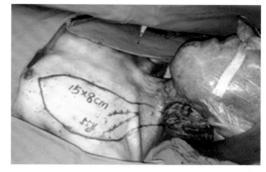

术中溃疡创面扩创，设计颈横动脉颈段穿支皮瓣

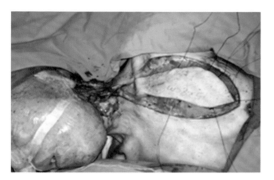

切取皮瓣

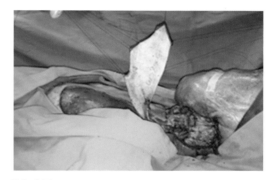

掀起皮瓣

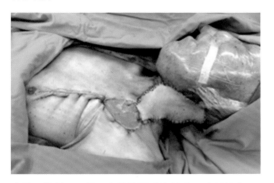

皮瓣覆盖创面，供区直接拉拢减张缝合＋中厚植皮

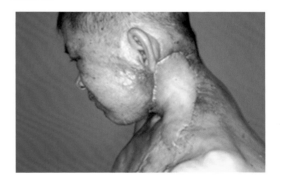

术后 2 个月

（张　志）

方法 7　颈浅动脉穿支皮瓣转移术

方法 7-1：颈部放射性溃疡切除＋颈浅动脉穿支皮瓣转移术

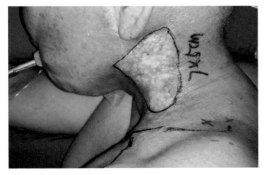

9 年前因鼻咽癌行放疗，9 个月前出现左侧颈部溃疡

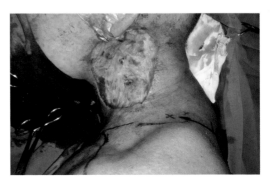

术中溃疡创面扩创

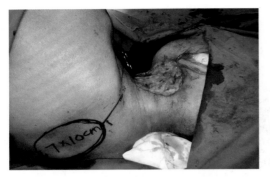

设计颈浅动脉穿支皮瓣

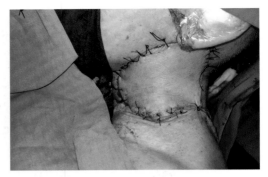

皮瓣覆盖创面

（张　志）

方法 7-2：颈部放射性溃疡切除＋颈浅动脉穿支皮瓣转移术

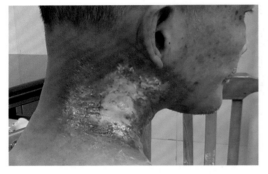

右侧颈部放射性溃疡。15 年前诊断为鼻咽癌并行放
疗，10 年前出现右侧颈部淋巴结转移并行二次放疗。
3 个月前右侧颈部出现溃烂，逐渐加重

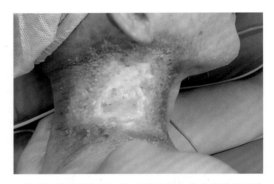

右侧颈部放射性溃疡。15 年前诊断为鼻咽癌并行了放
疗，10 年前出现右侧颈部淋巴结转移并行二次放疗。
3 个月前右侧颈部出现溃烂，逐渐加重

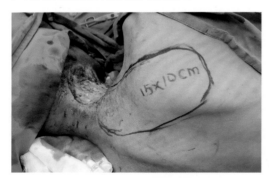

放射性溃疡创面扩创，设计颈浅动脉穿支皮瓣

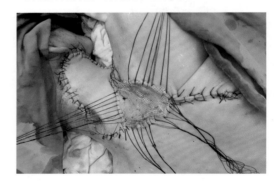

皮瓣转移覆盖创面

（张　志）

方法 7-3：颈部瘢痕切除＋颈浅动脉穿支皮瓣转移术

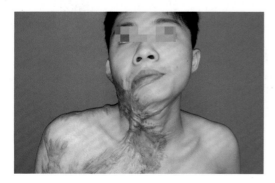

颈部瘢痕挛缩畸形 2 年

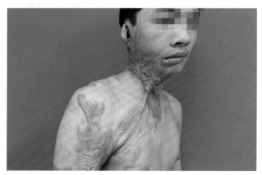

右侧 45° 观

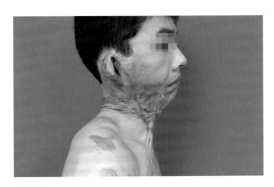

右侧观

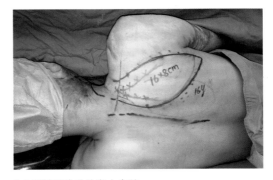

术中设计颈浅动脉穿支皮瓣

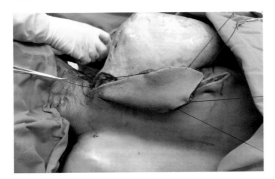

切取皮瓣

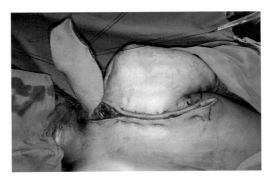

掀起皮瓣

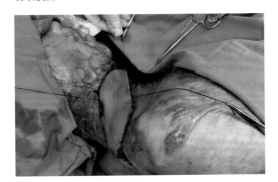

皮瓣覆盖创面

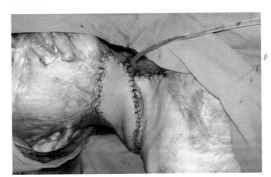

皮瓣周边缝合固定

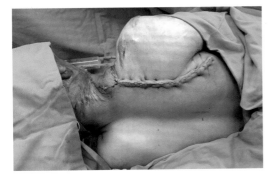

供区直接拉拢减张缝合

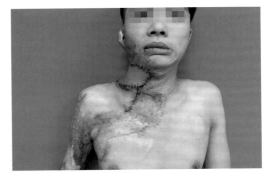

术后 10 天正面观

1

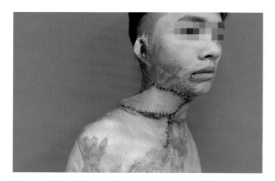

术后 10 天右侧 45° 观

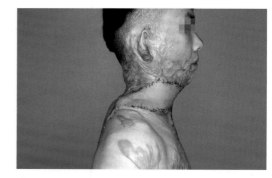

术后 10 天右侧观

（张志）

方法 7-4：颈部瘢痕切除＋颈浅动脉穿支皮瓣扩张转移术

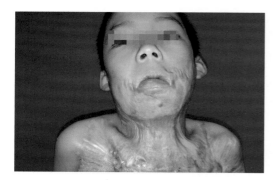

颈部瘢痕挛缩 3 年，颈部活动受限

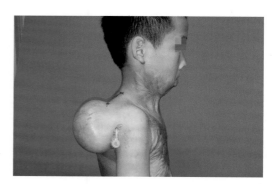

颈浅动脉穿支皮瓣预扩张

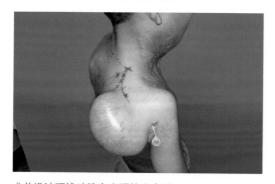

术前设计颈浅动脉穿支预扩张皮瓣

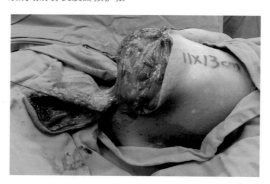

切取皮瓣

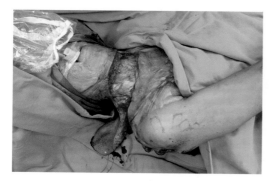

掀起皮瓣，覆盖颈部创面

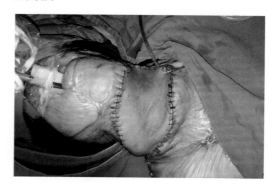

皮瓣周边缝合固定

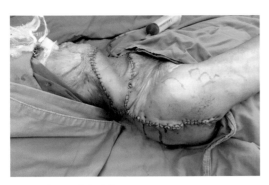

供区直接拉拢减张缝合

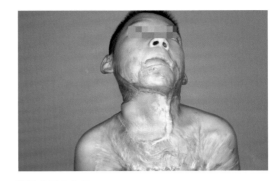

皮瓣术后 3 个月

（张　志）

方法 7-5：颈部放射性溃疡切除＋颈浅动脉穿支皮瓣扩张转移术

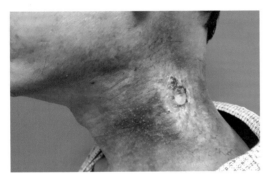

14 年前因鼻咽癌行放疗，6 个月前出现左侧颈部溃疡

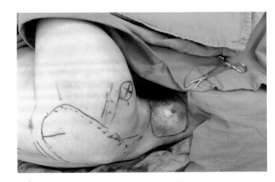

设计颈浅动脉穿支皮瓣，扩张器埋置术中

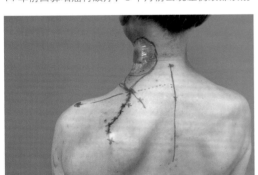

术前设计颈浅动脉穿支预扩张皮瓣

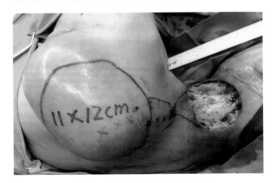

术中溃疡创面扩创，根据创面设计皮瓣大小

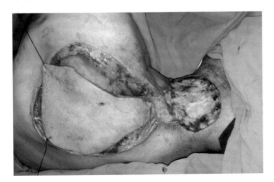

切取皮瓣

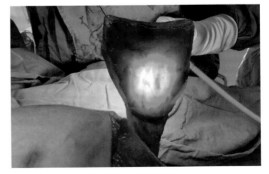

掀起皮瓣

1

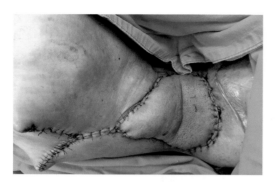

皮瓣覆盖创面，供区直接拉拢减张缝合

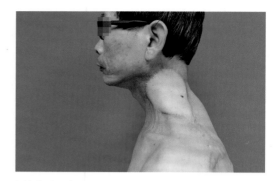

皮瓣术后9个月

（张 志）

方法8 颈部皮肤血管瘤切除+胸廓内动脉穿支筋膜蒂皮瓣修复术

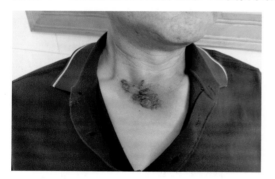

患者颈部皮肤血管瘤增生10余年

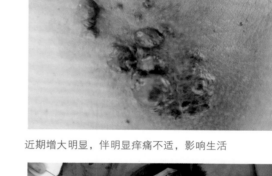

近期增大明显，伴明显痒痛不适，影响生活

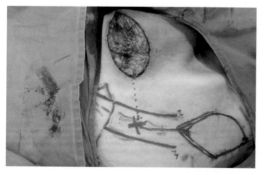

完整切除血管瘤，设计胸廓内动脉穿支筋膜蒂皮瓣

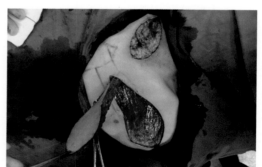

皮瓣切取中

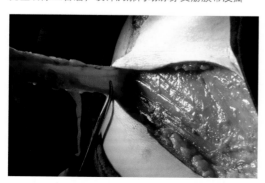

术中清晰可见位于蒂部中央的穿支血管

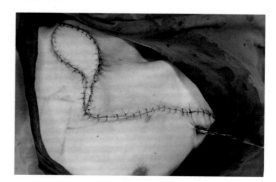

术毕即刻

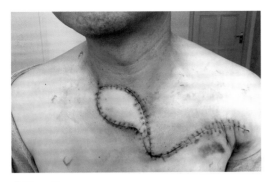

术后 10 天

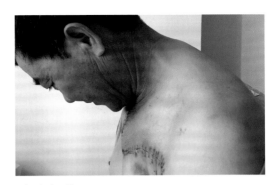

颈部活动正常

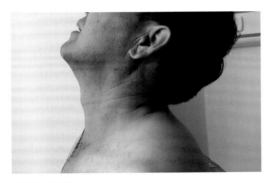

颈部活动正常

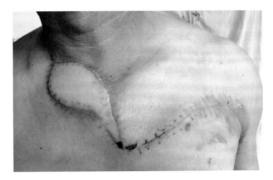

术后 1 月随访

（易 磊 郇京宁 殷宗琦）

方法 9 颈部巨大颈动脉体瘤切除 + 肿瘤扩张皮瓣转移术

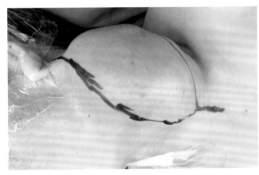

患者发现颈部肿物 20 余年，逐步变大，伴咽部压迫症状

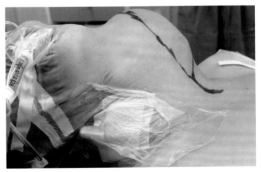

患者麻醉妥当

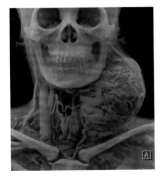

术前 CTA 动脉期前后位显示血供直接来源于颈动脉

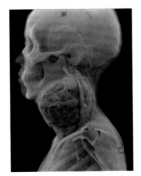

术前 CTA 动脉期左侧位可见提前显影的粗大颈内动脉

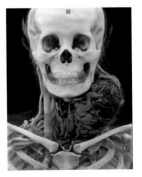

术前 CTA 静脉期：前后位可见大量代偿扩张的侧支静脉

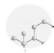

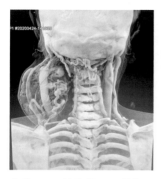

术前 CTA 静脉期：后前位可见大量代偿扩张的侧支静脉

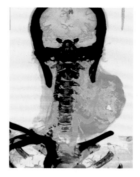

灌注 CT 显示肿瘤血供丰富，脑灌注正常

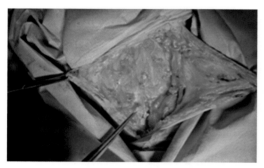

术中见颈动脉体瘤虽血供丰富但不侵犯颈部肌肉和皮肤

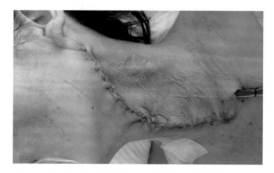

肿瘤切除完毕，用肿瘤扩张的皮瓣封闭创面

（冯 翔）

方法 10 颈部感染灶清创 + 胸大肌肌皮瓣转移术

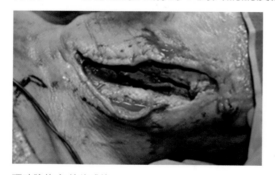

颈动脉体瘤 补片感染

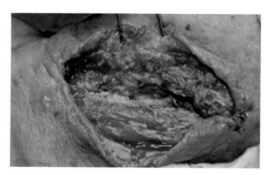

清创

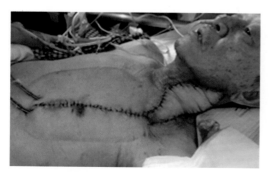

胸大肌肌皮瓣

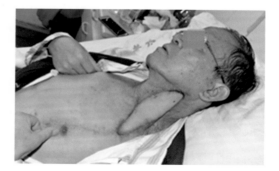

术后 6 周

（毕宏达）

方法 11 颈部瘢痕切除松解 + 扩张的背阔肌穿支皮瓣游离转移术

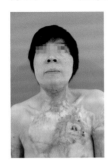 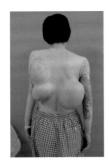 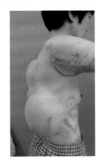 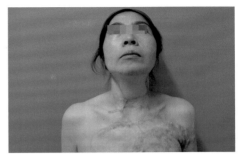

颈部烧伤后瘢痕
增生挛缩畸形

于右侧背部放置
软组织扩张器

于右侧背部放置
软组织扩张器

设计背阔肌穿支皮瓣游离移植修复颈部瘢痕增生
挛缩切除后创面

（韩军涛）

第二章　上肢

第一节　手

方法1　切削痂后游离皮片移植术

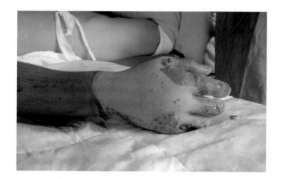

右手Ⅲ度烧伤

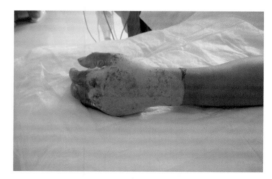

左手Ⅲ度烧伤

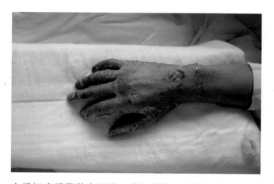

右手切痂后异种皮覆盖，准备创基，分区移植自体大张皮

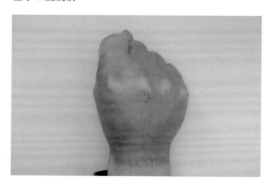

术后2年，右手功能良好

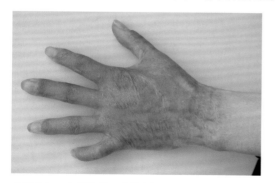

术后2年，左手外观、功能良好

（肖仕初）

方法 2 腹部皮瓣转移术

方法 2-1：腹部皮瓣转移术

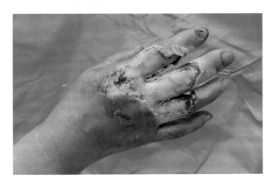

右手热压伤

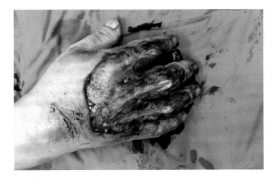

切痂后

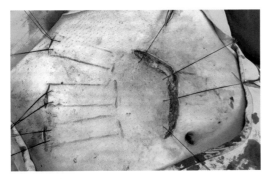

设计腹部皮瓣

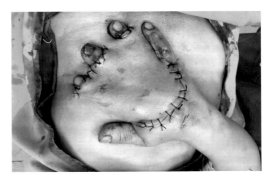

术毕

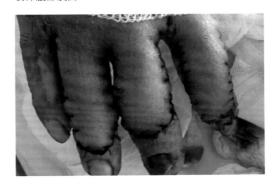

断蒂后门诊随访

（苏建东 孙炳伟 郭在文）

方法 2-2：腹部皮瓣转移术

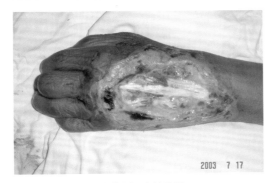

风湿性关节炎左手掌背侧贯穿性脓肿

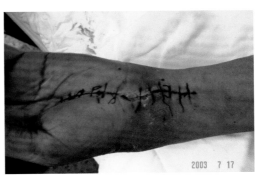

掌侧清创后缝合

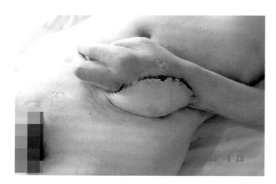

左手背腹部皮瓣转移术后3周

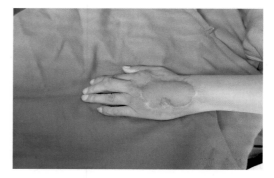

术后1年

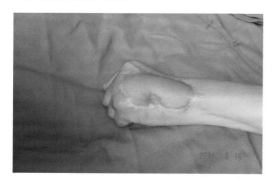

术后1年

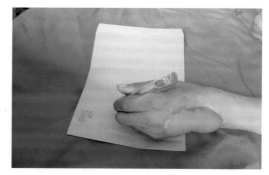

术后1年

（贲道锋　肖仕初）

方法2-3：腹部皮瓣转移术

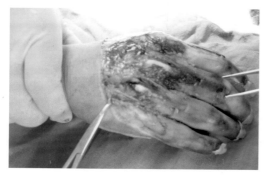

右手热压伤术中

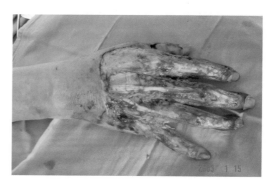

手背清创术后

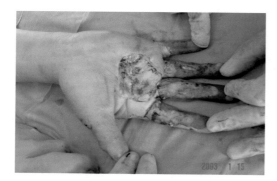

手掌侧清创术后

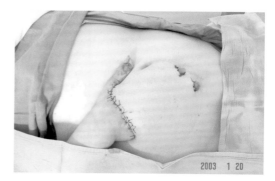

右手留置腹部

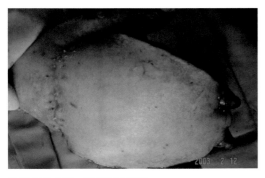

腹部皮瓣术后 3 周断蒂手背侧

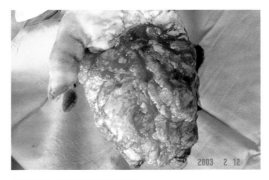

腹部皮瓣术后 3 周断蒂掌侧

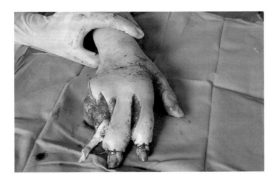

腹部皮瓣术后 3 周断蒂后分指

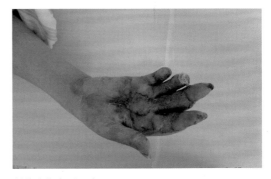

断蒂分指术后 1 个月

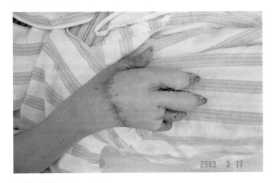

断蒂分指术后 1 个月

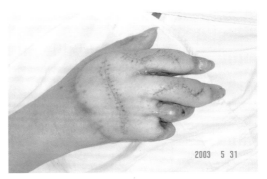

断蒂分指术后 3 个半月

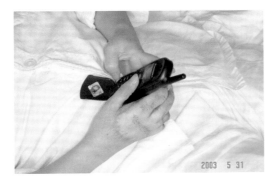

断蒂分指术后 3 个半月

（贲道锋　肖仕初）

方法 2-4：腹部皮瓣转移术

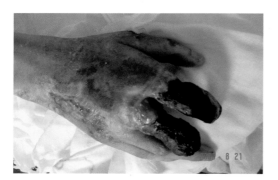

右手示指、中指电烧伤

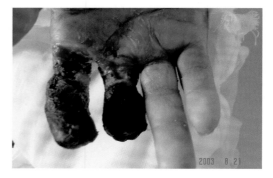

右手食指、中指电烧伤

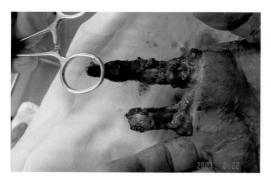

清创术后

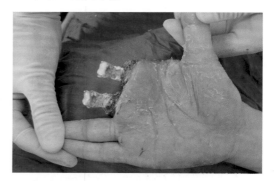

截去完全坏死的示指中指远节

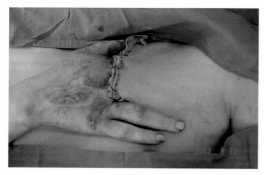

留置腹部

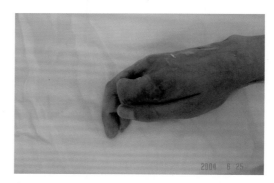

皮瓣转移术后 10 个月

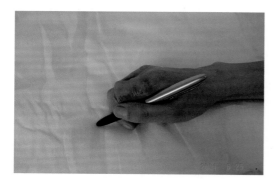

皮瓣转移术后 10 个月

（贲道锋　马　兵）

方法 2-5：腹部皮瓣转移术

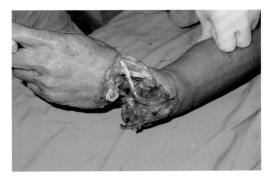

左腕不完全离断伤背侧观

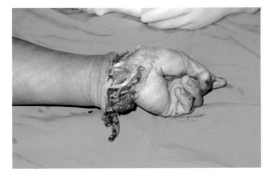

左腕不全离断伤掌侧观

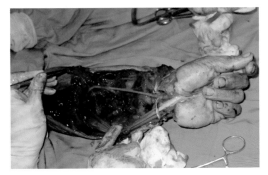

前臂掌侧大量肌肉坏死

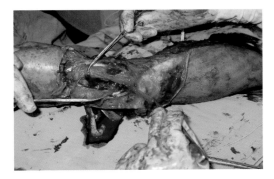

前臂背侧大量肌肉坏死

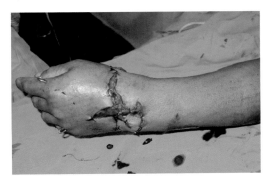

左腕再植术后背侧观

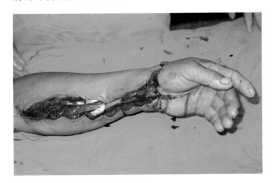

左腕再植术后掌侧观

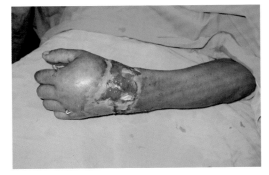

再植术后 2 周复合组织缺损背侧观

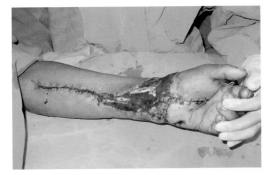

再植术后 2 周复合组织缺损掌侧观

2

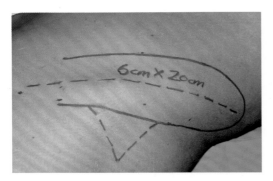

设计带旋髂浅动脉的腹部带蒂皮瓣

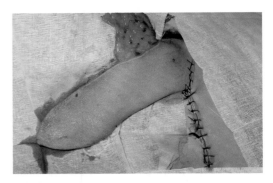

掀起皮瓣

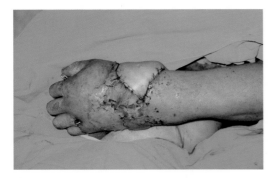

皮瓣覆盖创面

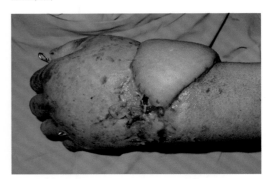

皮瓣覆盖创面

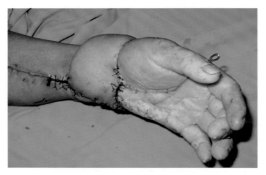

2 周后断蒂，左手成活

（糜菁熠）

方法 2-6：腹部皮瓣臃肿悬空取皮法修整术

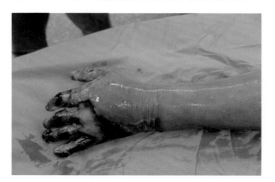

左手热压伤后Ⅳ度烧伤，皮肤软组织坏死，指骨、肌腱外露

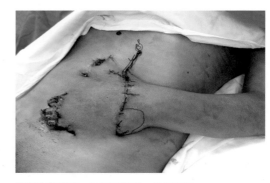

腹部皮瓣覆盖，3 周后断蒂，修复创面

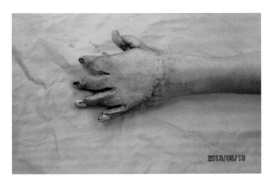

皮瓣臃肿，明显影响外观与功能

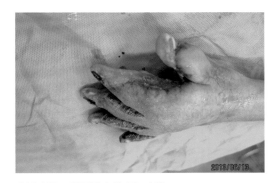

皮瓣臃肿，明显影响外观与功能

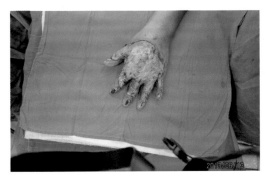

2 个月后切除皮瓣，修薄脂肪层

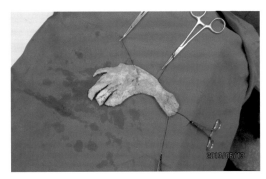

牵拉、绷紧、悬空切除的皮瓣

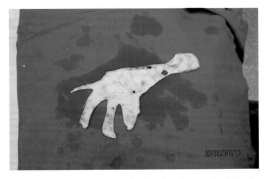

以徒手取皮刀从真皮面逐次削除皮下组织及部分坚硬的致密真皮层，形成偏厚的中厚皮

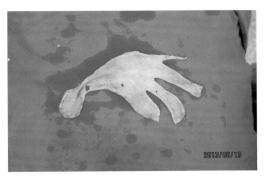

以徒手取皮刀从真皮面逐次削除皮下组织及部分坚硬的致密真皮层，形成偏厚的中厚皮

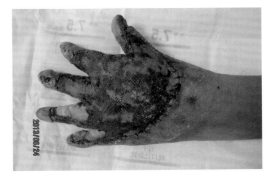

将修整的大张皮片移植于创面，全部存活，外观明显变薄、平整

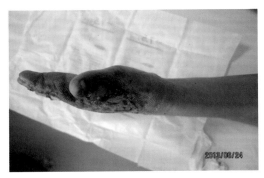

将修整的大张皮片移植于创面，全部存活，外观明显变薄、平整

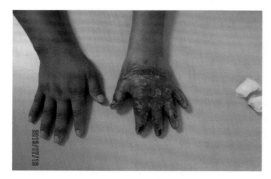

与右手对比无明显臃肿，但可见色素加深

（肖仕初）

方法 2-7：腹部皮瓣臃肿悬空取皮法修整术

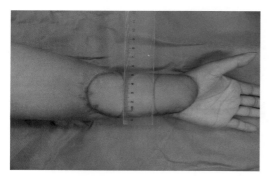

左前臂热压伤皮瓣修复后臃肿

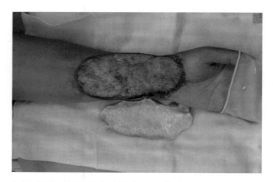

切除皮瓣，悬空取皮法修薄、形成偏厚的中厚皮

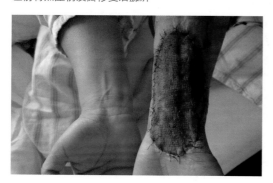

中厚皮回植

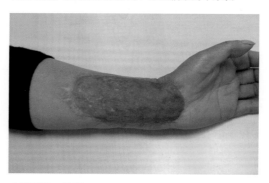

术后随访，外观

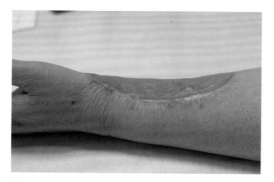

术后随访，外观

（肖仕初）

方法 3　尺动脉腕上皮支皮瓣 + 腹部皮瓣转移术

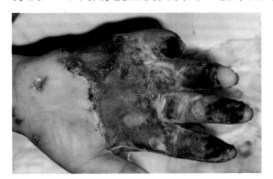

双手钢板热压伤，右手入院时

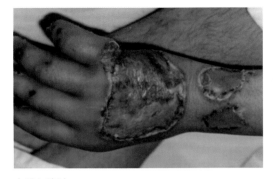

右手入院时

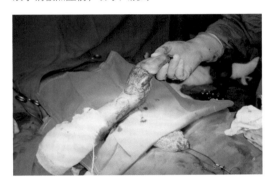

右手切痂后骨外露

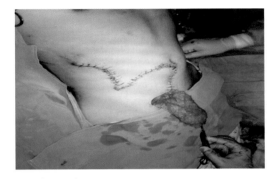

腹部皮瓣形成

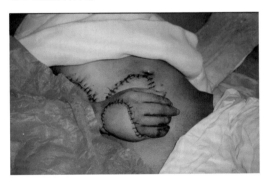

右手皮瓣转移术后

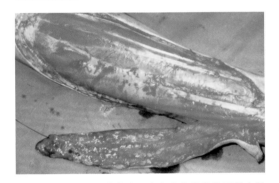

左手深度创面用尺动脉腕上皮支为蒂的前臂尺侧皮瓣覆盖

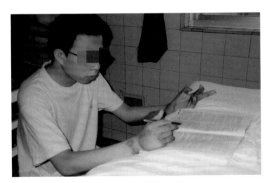

术后 1 个半月

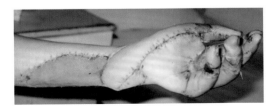

术后 1 个半月

（贲道锋　马　兵）

方法4 手指岛状皮瓣转移术

方法 4-1：手指岛状皮瓣转移术

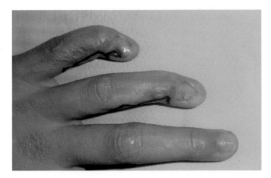

环小指 DIP 桡侧瘢痕挛缩，末节桡偏畸形

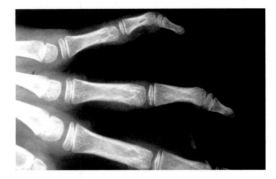

X 线片示环小指 DIP 桡偏畸形

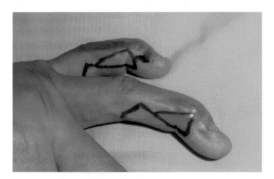

设计带指动脉蒂顺行岛状皮瓣

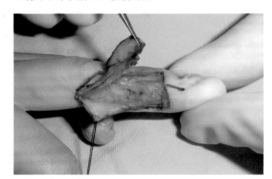

掀起皮瓣松解瘢痕，交叉矩形切开松解侧副韧带

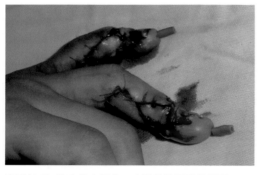

克氏针 0° 伸直位内固定，皮瓣推进后覆盖创面

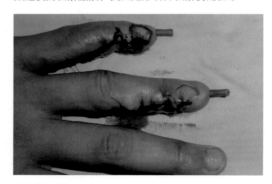

术后背面观

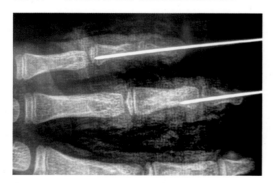

术中 X 线片

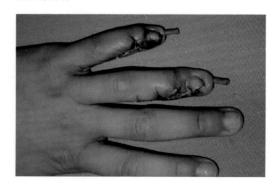

术后 10 天环小指背面观

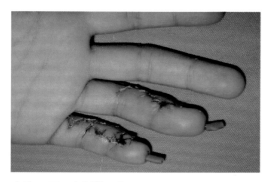

术后 10 天环小指掌面观

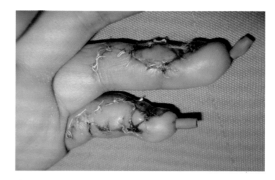

术后 10 天伤口观

（糜菁熠）

方法 4-2：手指岛状皮瓣转移术

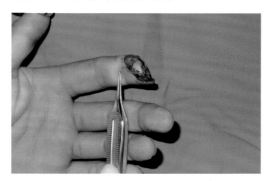

左示指指端斜形缺损

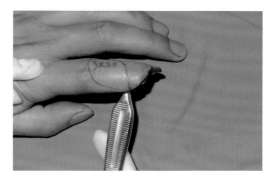

设计指动脉背侧穿支皮瓣覆盖创面

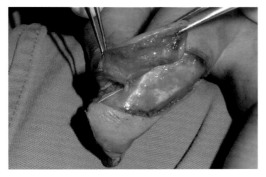

游离皮瓣，显露穿支

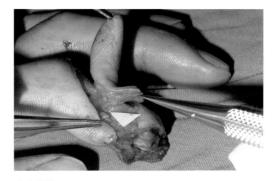

穿支裸化

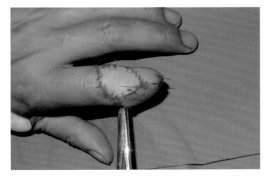

皮瓣供区植皮

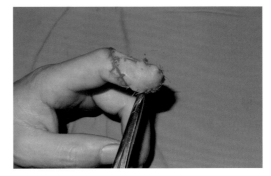

皮瓣受区

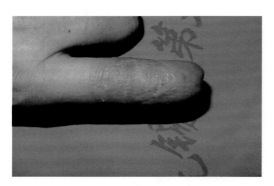

术后 4 个月背侧观

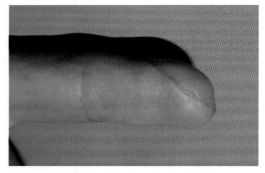

术后 4 个月掌侧观

方法 4-3：大鱼际皮瓣转移术

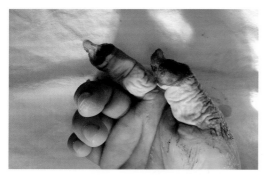

热挤压伤扩创术后拇指远节指骨外露

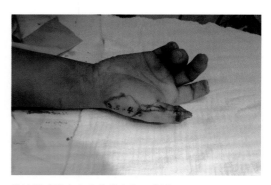

设计指动脉穿支为蒂的大鱼际皮瓣

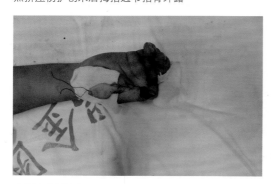

大鱼际皮瓣切取

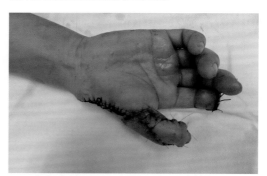

大鱼际皮瓣转移

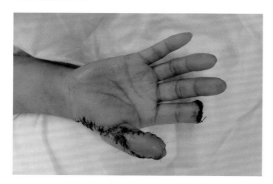

术后 3 天外形

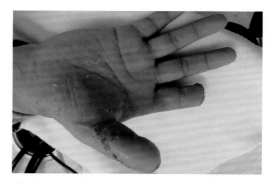

术后 39 天外形

（窦　懿　郑捷新　刘　琰　张　勤）

方法 5　手指指动脉双叶岛状皮瓣转移术

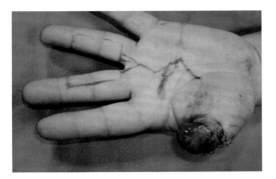

左拇末节缺损

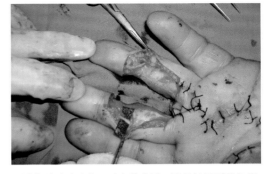

设计指总动脉为蒂双叶岛状皮瓣＋髂骨植骨重建拇指

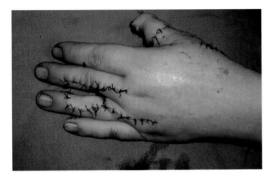

皮瓣修复拇指及供区植皮背侧观

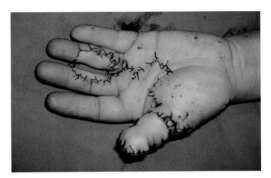

皮瓣修复拇指及供区植皮掌侧观

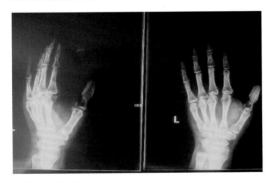

术后 3 个月 DR

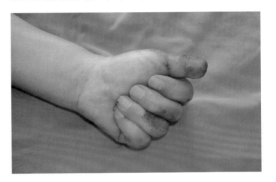

术后 3 个月功能

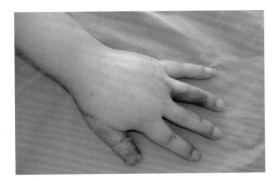

术后 3 个月背侧观

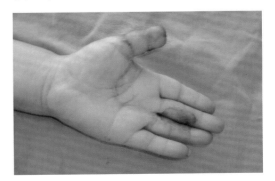

术后 3 个月掌侧观

（糜菁熠）

2

方法 6　第一掌背动脉穿支蒂皮瓣转移术

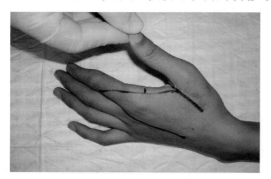

左手虎口挛缩

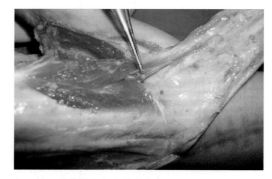

切取第一掌背动脉穿支带蒂皮瓣

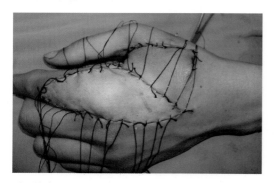

受区植皮

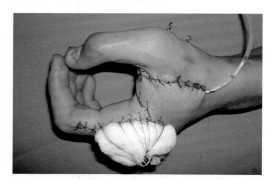

皮瓣覆盖创面植皮术后观

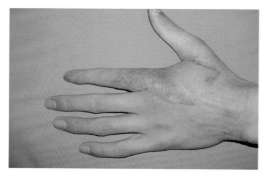

术后 2 个月手部背侧观

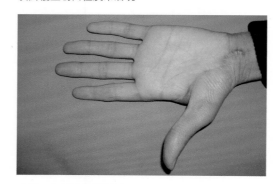

术后 2 个月手部掌侧观

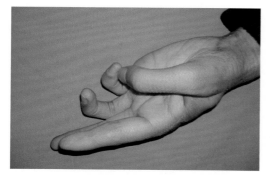

术后 2 个月拇指功能及虎口间距

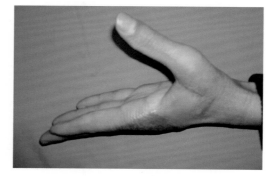

术后 2 个月拇指功能及虎口间距

（糜菁熠）

方法 7　桡动脉鼻烟窝穿支蒂皮瓣转移术

方法 7-1：桡动脉鼻烟窝穿支蒂皮瓣转移术

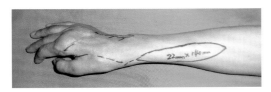

右手部虎口重度挛缩，设计松解切口及带桡动脉鼻烟窝穿支的桡神经浅支皮瓣

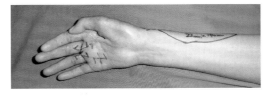

掌侧虎口松解切口及瘢痕松解切口

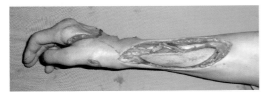

虎口彻底松解后，完成桡神经浅支皮瓣游离，蒂部带桡动脉鼻烟窝穿支

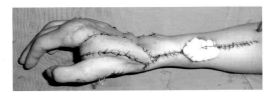

皮瓣旋转 180° 覆盖虎口创面，前臂创面缝合，植全厚皮片

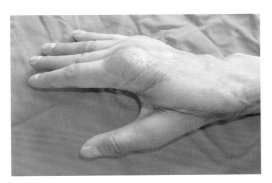

术后 2 个月随访，虎口间距良好

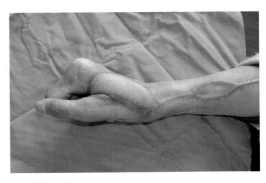

抓握功能良好

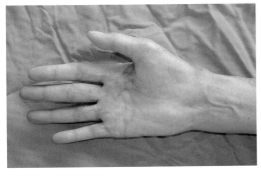

掌侧瘢痕挛缩松解彻底

（糜菁熠）

方法 7-2：带桡神经浅支的桡动脉鼻烟窝穿支蒂皮瓣转移术

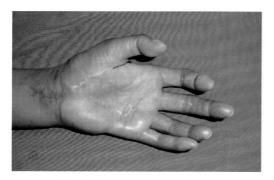

左手虎口挛缩掌侧观

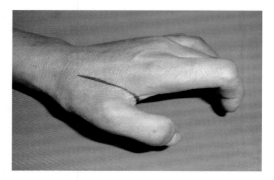

左手虎口挛缩背侧观

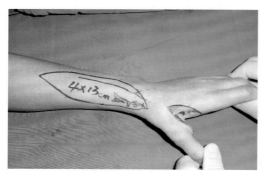

游离桡动脉鼻烟窝穿支皮瓣

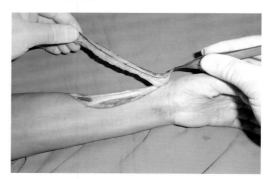

游离桡动脉鼻烟窝穿支皮瓣

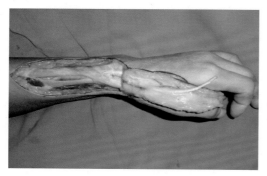

切断桡神经浅支后逆行掀起皮瓣

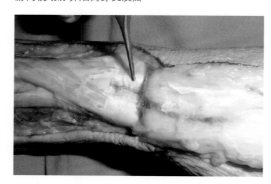

显露穿支蒂的上行骨膜支

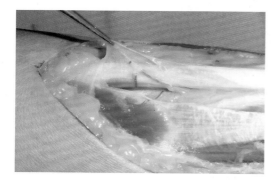

保留供区完整肌腱腱周膜

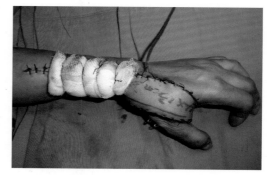

游离皮瓣术后观

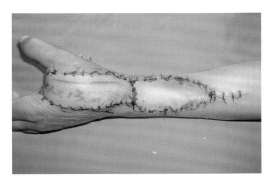

术后 2 周背侧观

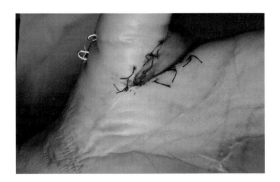

术后 2 周掌侧观

（糜菁熠）

方法 8　桡神经浅支皮瓣转移术

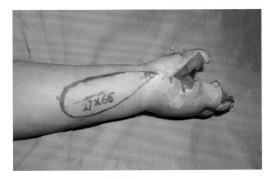

儿童右手部虎口及拇指缺损

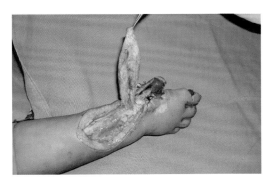

游离桡神经浅支皮瓣

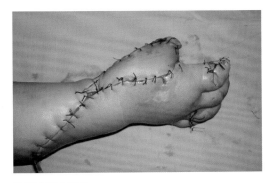

游离皮瓣术后观

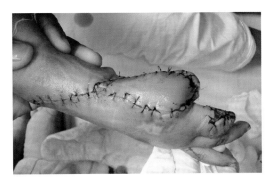

术后 6 天外观照

（糜菁熠）

方法 9　游离上臂外侧穿支皮瓣转移术

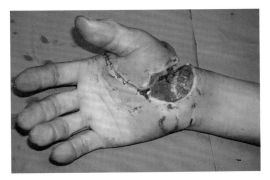

右手大鱼际部软组织及第一掌骨近端、大多角骨缺损
（掌侧观）

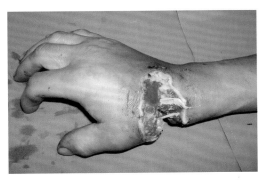

右手大鱼际部软组织及第一掌骨近端、大多角骨缺损
（背侧观）

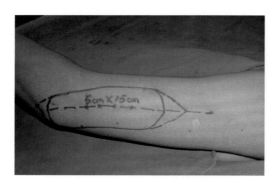

沿外侧肌间隔体表投影线设计左上臂中下段 5cm× 15cm 大小左侧上臂外侧穿支皮瓣

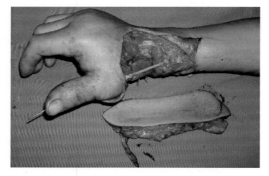

拇长伸肌腱缺损取掌长肌腱移植修复，游离皮瓣覆盖创面，受区血管为桡动脉及头静脉

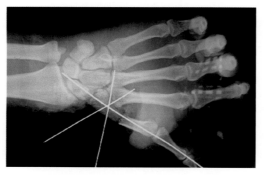

取髂骨植骨融合第一腕掌关节

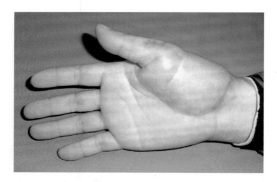

术后 14 个月拇指背伸功能

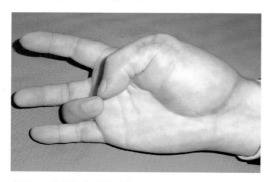

术后 14 个月拇指对指功能

（糜菁熠）

方法 10　足趾和趾蹼游离皮瓣转移术

方法 10-1：足部第一趾蹼皮瓣转移术

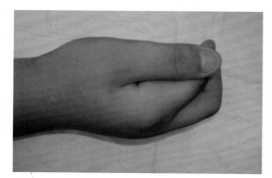

右手虎口挛缩

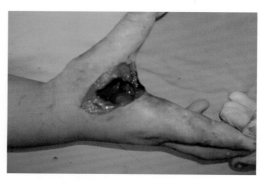

纵向切开虎口，彻底松解深层瘢痕

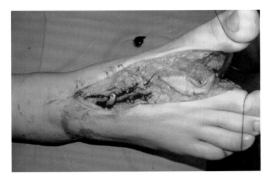

游离趾蹼皮瓣切取

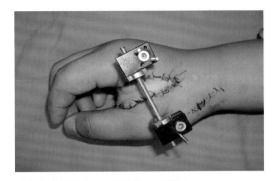

游离皮瓣转移受区 + 外固定支架撑开

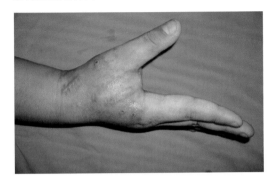

术后 1 个月外观及功能

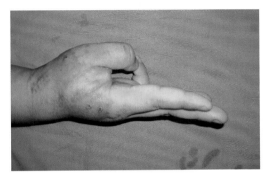

术后 1 个月外观及功能

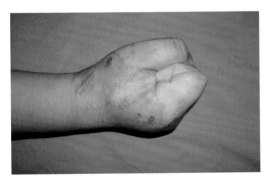

术后 1 个月外观及功能

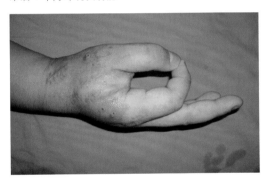

术后 1 个月外观及功能

（糜菁熠）

方法 10-2：改良拇趾腓侧游离皮瓣转移术

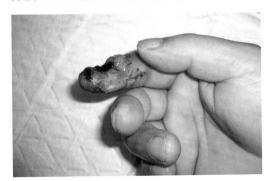

右示指侧方缺损

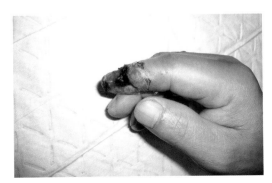

侧面图

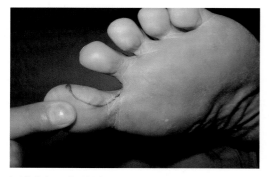

设计改良拇趾腓侧皮瓣

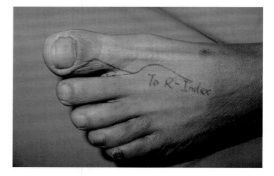

设计近端三角瓣便于解剖静脉

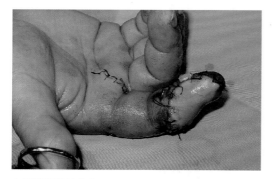

皮瓣游离移植术中

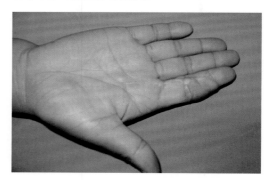

术后42天掌侧观

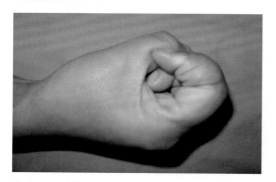

术后42天功能

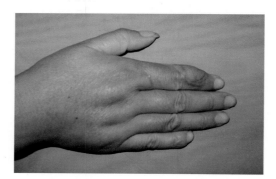

术后42天背侧观

（糜菁熠）

方法10-3：扩大的拇趾腓侧皮瓣转移术

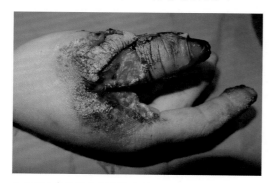

右拇指皮肤软组织撕脱伤背侧观

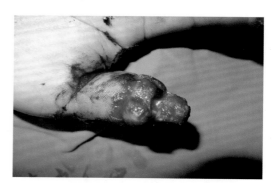

右拇指皮肤软组织撕脱伤掌侧观

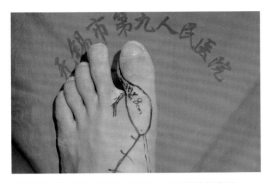

设计带跖背动脉及趾背支的扩大的拇趾腓侧皮瓣

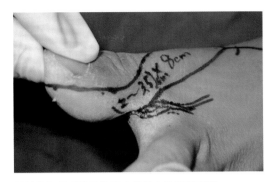

设计带跖背动脉及趾背支的扩大趾腓侧皮瓣

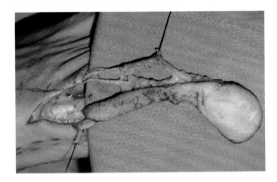

皮瓣切取

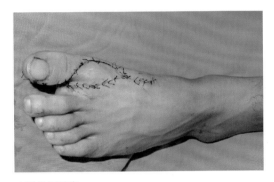

皮瓣供区植皮

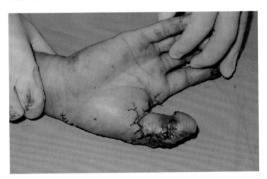

游离皮瓣覆盖掌侧创面

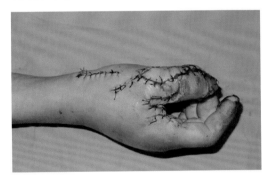

游离皮瓣覆盖背侧创面

（糜菁熠）

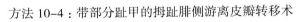

方法 10-4：带部分趾甲的拇趾腓侧游离皮瓣转移术

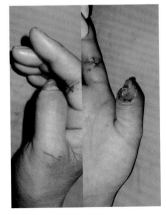

右拇指末节缺损

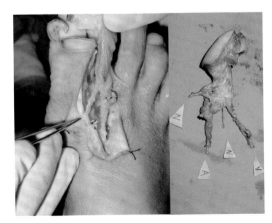

切取带部分趾甲的拇趾腓侧皮瓣

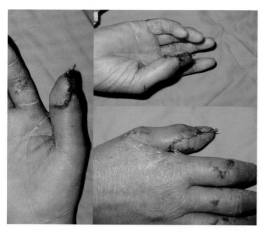

术后 17 天受区情况

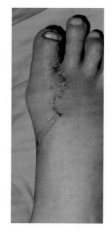

术后 17 天供区情况

（糜菁熠）

方法 10-5：第二趾近趾间关节复合组织游离皮瓣转移术

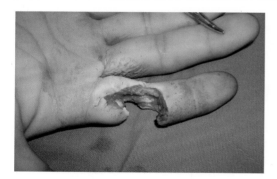

右示指 PIP 节段性缺损

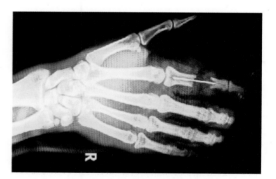

PIP 关节缺损，克氏针临时支撑

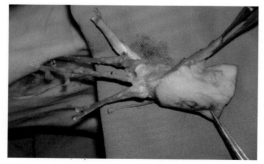

游离带血管、肌腱、神经的第二足趾趾间关节复合组织瓣

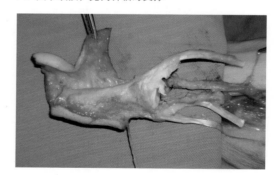

复合组织瓣

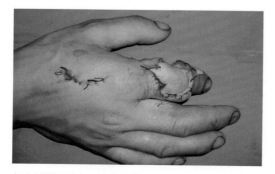

复合组织瓣游离移植术后背侧观

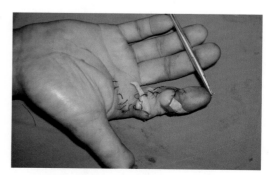

复合组织瓣游离移植术后掌侧观

（糜菁熠）

方法 10-6：双叶游离侧腹皮瓣转移术

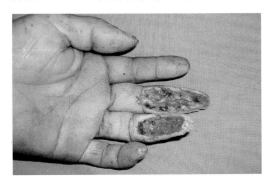

左中环指指腹缺损

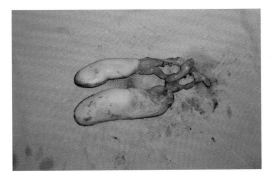

皮瓣切取

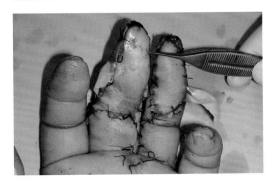

皮瓣游离移植术后

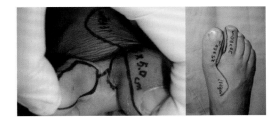

设计以第一跖背动脉 / 第一跖底动脉为蒂的第一、二趾邻趾双叶皮瓣

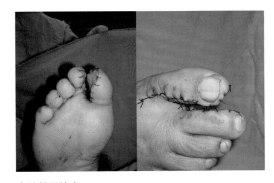

皮瓣供区植皮

（糜菁熠）

方法 10-7：拇趾甲皮瓣游离皮瓣转移术

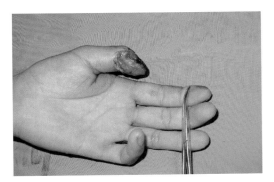

左拇指斜形缺损

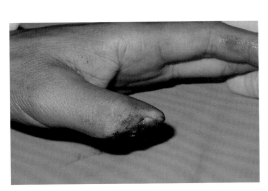

左拇指斜形缺损

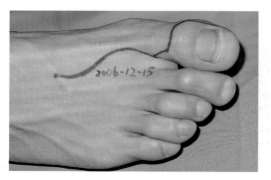

设计传统拇趾甲皮瓣

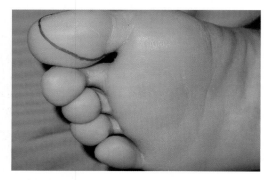

设计传统拇趾甲皮瓣

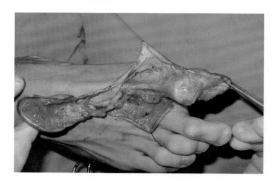

切取皮瓣

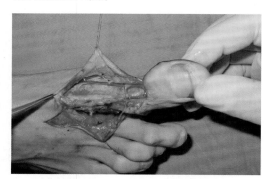

切取皮瓣

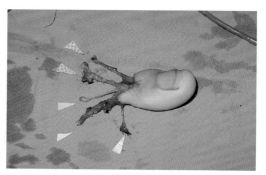

游离皮瓣

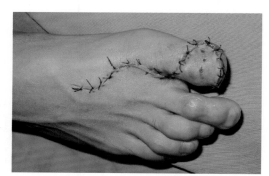

供区植皮

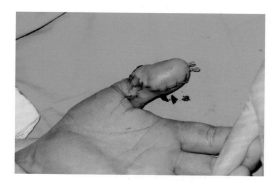

游离皮瓣掌侧观

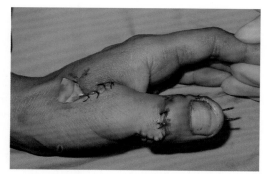

游离皮瓣背侧观

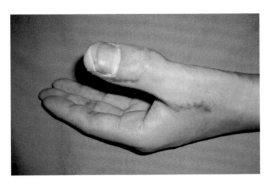

术后 40 天

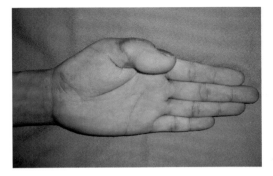

术后 40 天

（糜菁熠）

方法 10-8：双侧改良拇趾甲皮瓣转移术

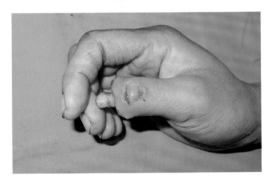

右侧拇指末节脱套

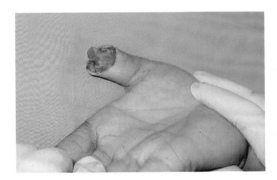

右侧拇指末节脱套

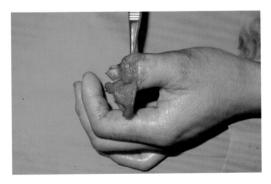

左侧拇指末节脱套

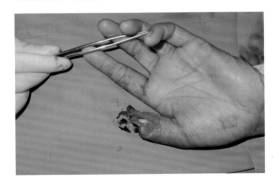

左侧拇指末节脱套

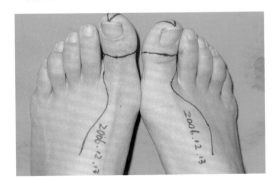

设计双侧改良拇趾甲瓣

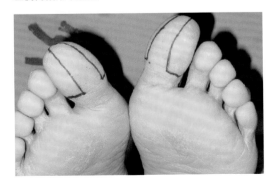

设计双侧改良拇趾甲瓣

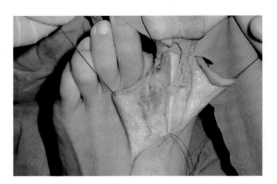

游离左侧改良拇趾甲皮瓣

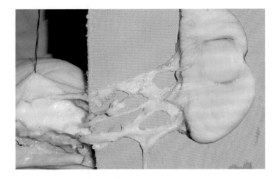

游离右侧改良拇趾甲皮瓣

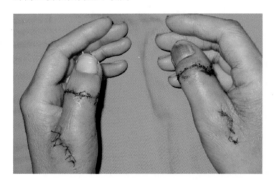

术后2周受区

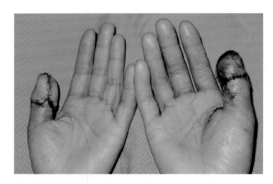

术后2周受区

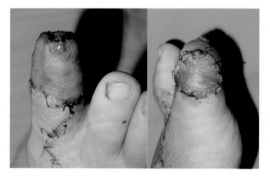

供区植皮成活

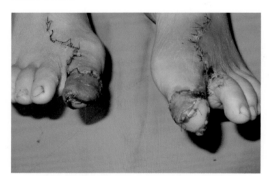

供区植皮成活

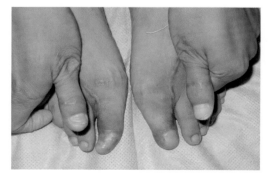

术后半年供受区情况

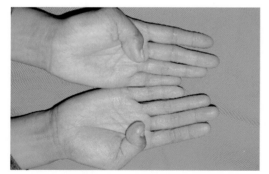

术后半年供受区情况

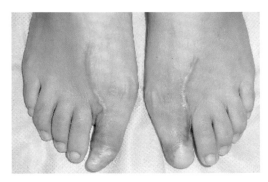

术后半年供受区情况

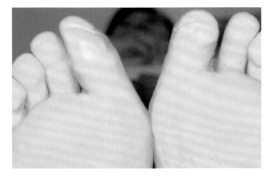

术后半年供受区情况

（糜菁熠）

方法 10-9：游离带第二趾腓侧皮瓣的改良拇趾甲瓣转移术

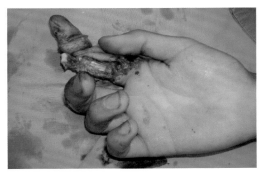

右示指全指及末节脱套

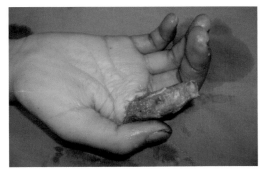

右示指全指及末节脱套

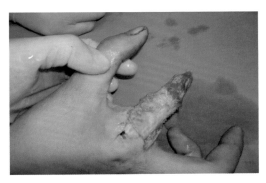

右示指全指及末节脱套

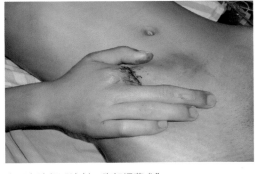

当天急诊行"清创＋腹部埋藏术"

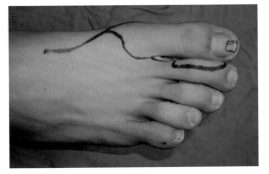

5 天后设计带第二趾腓侧皮瓣的改良拇趾甲瓣

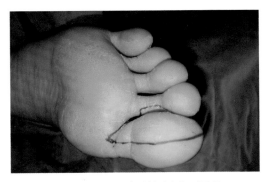

5 天后设计带第二趾腓侧皮瓣的改良拇趾甲瓣

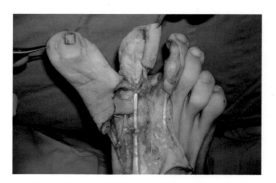

切取第一跖背动脉为蒂改良拇趾甲瓣和第二趾侧腹分
叶皮瓣

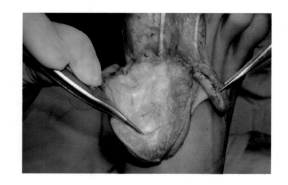

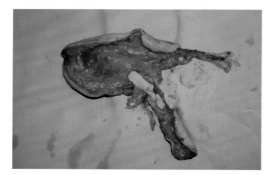

皮瓣游离

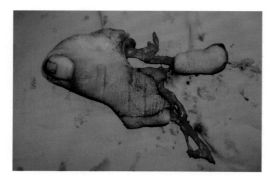

皮瓣游离

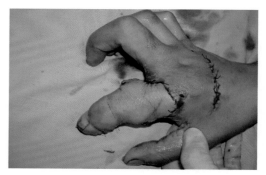

游离分叶皮瓣组合重建示指背侧观

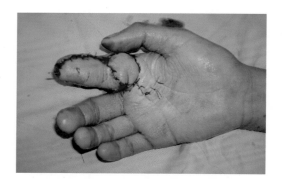

游离分叶皮瓣组合重建示指掌侧观

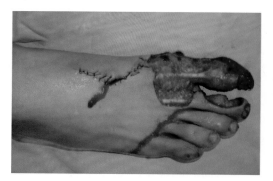

供区全厚植皮

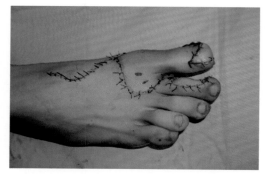

供区全厚植皮

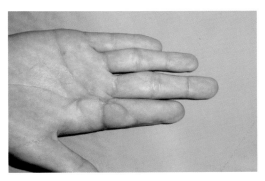

术后 5 个月供受区外观和功能

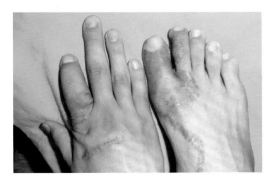

术后 5 个月供受区外观和功能

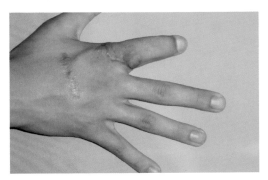

术后 5 个月供受区外观和功能

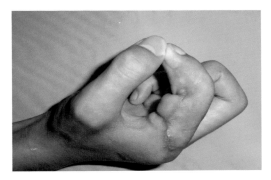

术后 5 个月供受区外观和功能

（糜菁熠）

方法 10-10：游离双侧带第二趾腓侧皮瓣的改良拇趾甲瓣和超薄股前外侧皮瓣组合移植

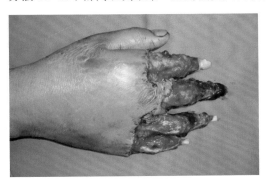

右手 2～5 指脱套伤背侧观

右手 2～5 指脱套伤掌侧观

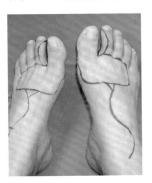

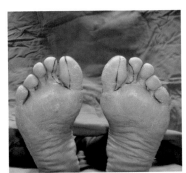

设计双侧改良拇趾甲瓣及第二趾分叶皮瓣 + 超薄股前外侧皮瓣

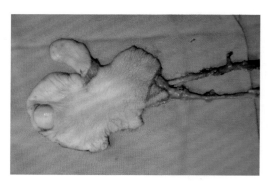

双侧改良拇趾甲瓣切取

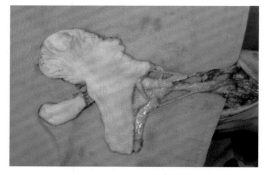

双侧改良第二趾分叶皮瓣切取

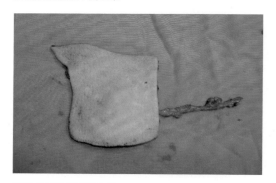

超薄股前外侧皮瓣切取

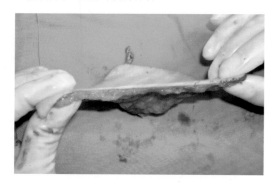

超薄股前外侧皮瓣切取

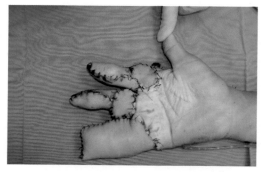

双侧改良分叶拇趾甲瓣重建示中指，超薄股前外侧皮瓣重建环小指术后观

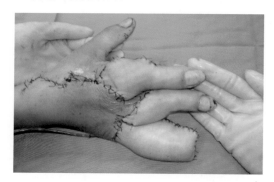

双侧改良分叶拇趾甲瓣重建示中指，超薄股前外侧皮瓣重建环小指术后观

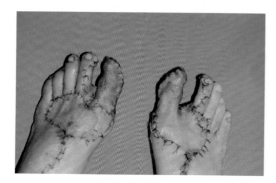

足趾供区植皮

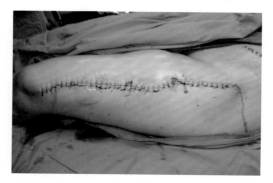

大腿供区直接缝合

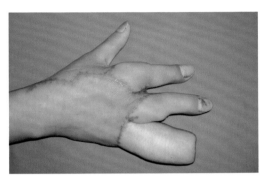

术后 3 个月受区背侧外观

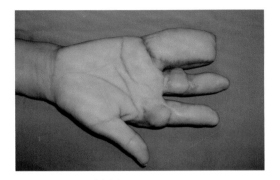

术后 3 个月受区掌侧外观

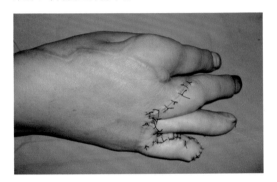

环小指分指术后背侧外观

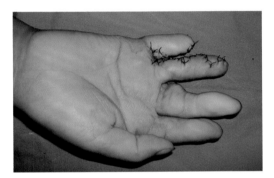

环小指分指术后掌侧外观

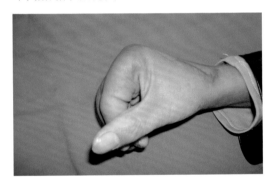

术后 6 个月受区外观功能

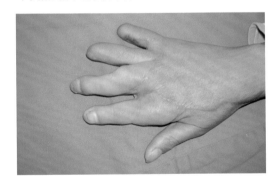

术后 6 个月受区外观功能

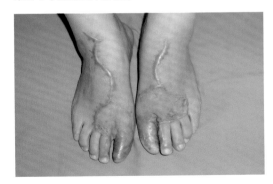

术后 6 个月供区外观

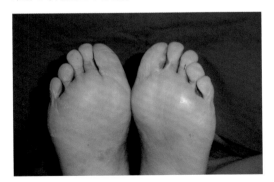

术后 6 个月供区外观

（糜菁熠）

方法 11　游离足背皮瓣转移术（单叶、双叶、三叶、组合）

方法 11-1：游离足背皮瓣转移术

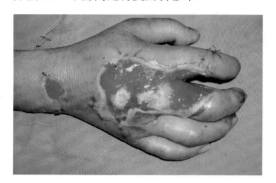

右手手背软组织缺损

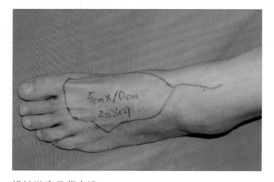

设计游离足背皮瓣

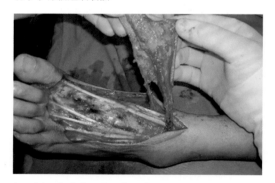

切取以足背动脉为蒂游离足背皮瓣

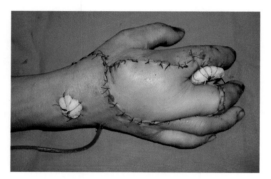

游离皮瓣术后观

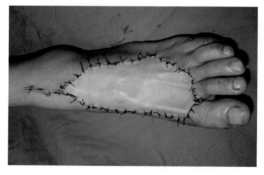

供区植皮

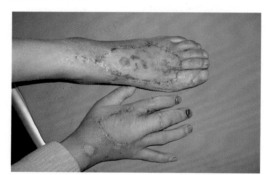

术后 17 天供受区情况

（糜菁熠）

方法 11-2：游离足背及跗外侧双叶皮瓣转移术

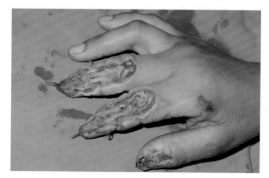

右 2～3 指指背摩擦伤致软组织缺损

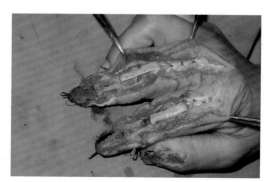

伸指总肌腱中央束翻转重建

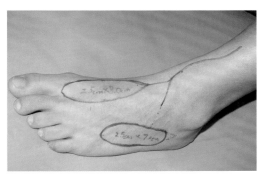

设计以胫前血管为主干，足背动脉及跗外侧血管为蒂的双叶皮瓣

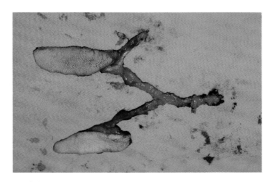

双叶皮瓣游离完成

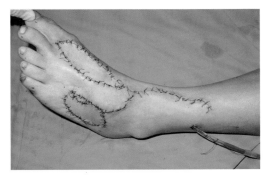

供区植厚中厚皮片

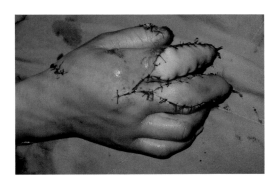

皮瓣游离术后观

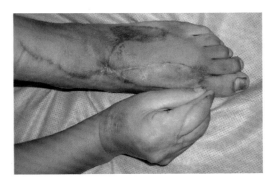

术后 5.5 个月，供受区对比

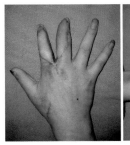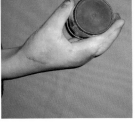

术后 5.5 个月受区外观及功能

（糜菁熠）

方法 11-3：游离足背、跗外侧、跗内侧三叶皮瓣转移术

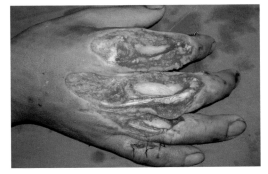

右 2～4 指指背软组织缺损

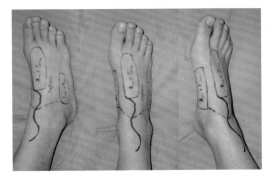

设计右足以胫前血管为主干，跗内侧、跗外侧及足背动脉为蒂的足背三叶皮瓣

2

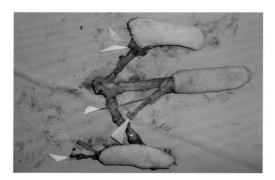

皮瓣游离，因携带独立支配皮神经，适用于感觉需求比较高的部位创面的覆盖

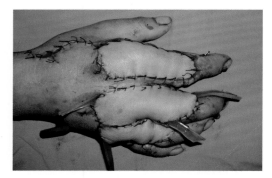

皮瓣覆盖创面，吻合皮瓣血管与桡动脉及头静脉吻合

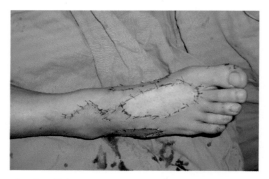

受区全厚植皮

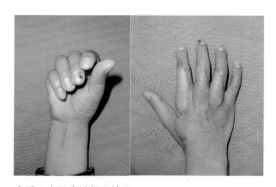

术后2个月皮瓣供区情况

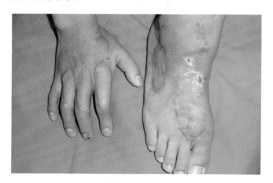

术后2个月皮瓣供受区情况

（糜菁熠）

方法11-4：游离足背皮瓣及足背、跗外侧、跗内侧三叶皮瓣组合移植术

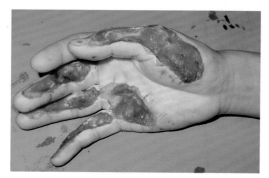

右多指掌侧软组织缺损

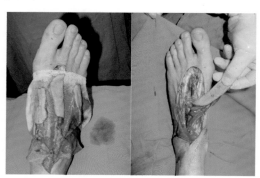

游离足背、跗外侧、跗内侧三叶皮瓣及对侧游离足背皮瓣

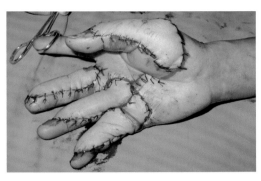

足背皮瓣修复拇指，三叶皮瓣修复 3～5 指术后观

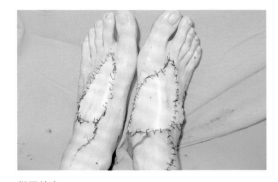

供区植皮

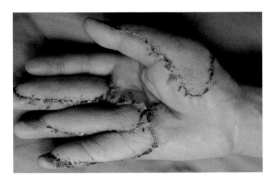

术后 18 天受区观

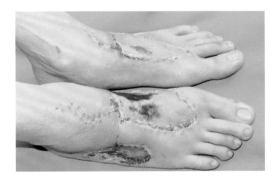

术后 18 天供区观

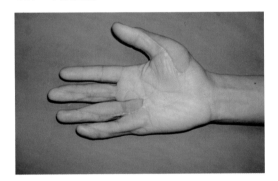

术后 6 个月掌侧观

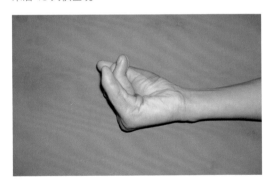

术后 6 个月侧面观

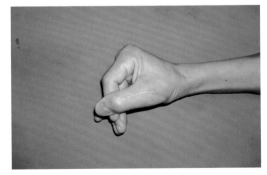

术后 6 个月功能

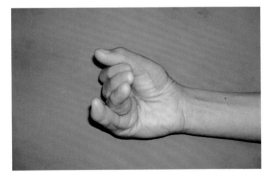

术后 6 个月功能

（糜菁熠）

2

方法 12　游离超薄股前外侧皮瓣转移术

方法 12-1：游离超薄股前外侧皮瓣

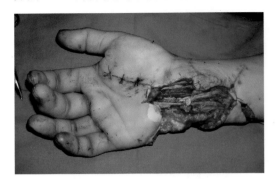

右腕掌背软组织缺损

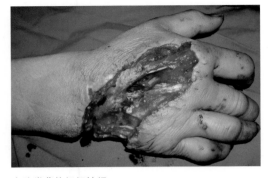

右腕掌背软组织缺损

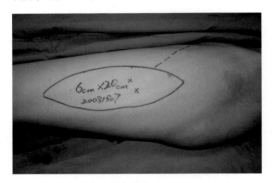

设计超薄游离股前外侧穿支皮瓣

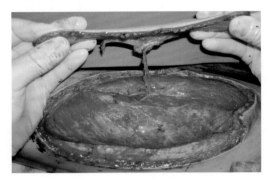

游离皮瓣

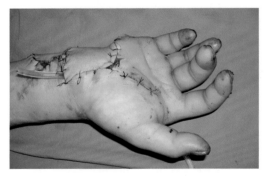

游离皮瓣覆盖创面术后观

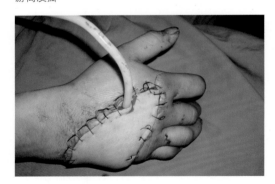

游离皮瓣覆盖创面术后观

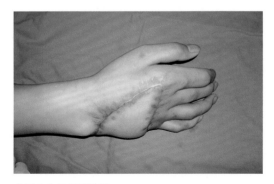

术后 3 个月受区外观

（糜菁熠）

方法 12-2：游离带股外侧皮神经后支的超薄股前外侧皮瓣

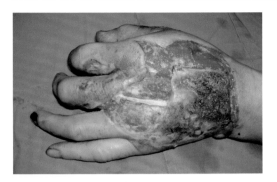

左手背侧软组织大面积缺损

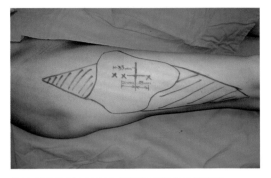

设计带股外侧皮神经的超薄游离股前外侧皮瓣

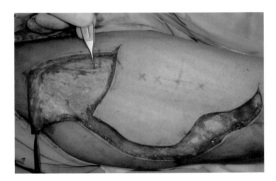

游离并显露股外侧皮神经后支

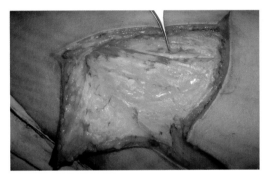

游离并显露股外侧皮神经后支

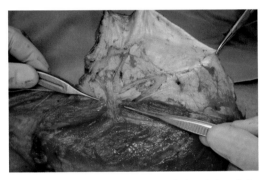

深筋膜下掀起皮瓣，保留穿支及其浅筋膜分支，在血管旁开 5mm 切开深筋膜

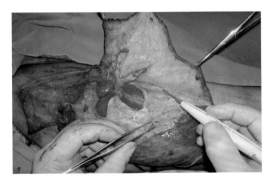

保留真皮下细颗粒层脂肪，切除粗颗粒层脂肪及深筋膜

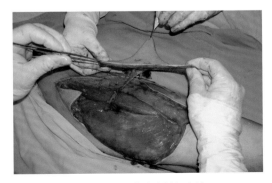

保留股外侧皮神经前支于皮瓣内掀起皮瓣

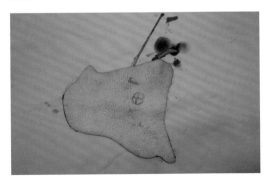

完全游离皮瓣

2

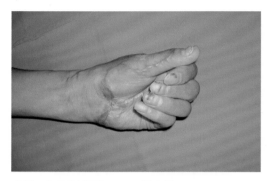

术后 4 个月掌侧观及 2 ~ 5 指功能

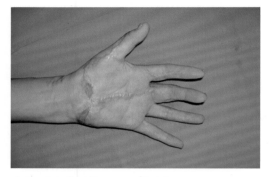

术后 4 个月掌侧观及 2 ~ 5 指功能

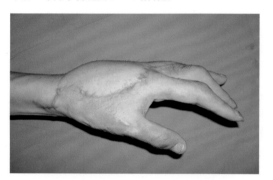

术后 4 个月侧面观

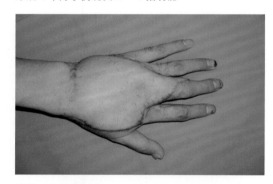

术后 4 个月背侧观

（糜菁熠）

方法 12-3：游离带双穿支的超薄股前外侧皮瓣

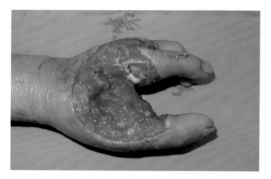

左手部 2、3 指及掌背缺损背侧观

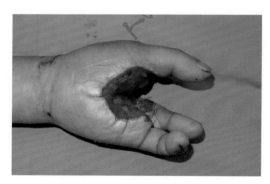

左手部 2、3 指及掌背缺损掌侧观

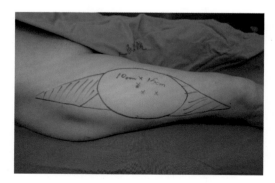

设计超薄游离股外外侧皮瓣

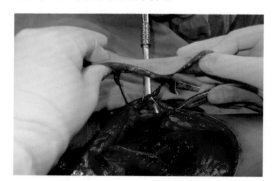

游离皮瓣，保留两个穿支

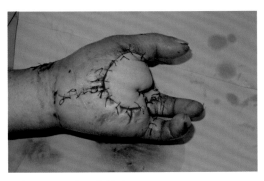

游离皮瓣移植术后掌侧观

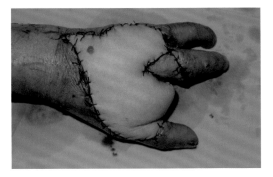

游离皮瓣移植术后背侧观

（糜菁熠）

方法 12-4：游离大型超薄股前外侧皮瓣移植术

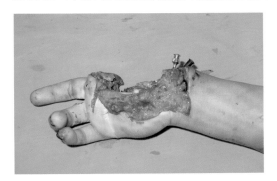

右手拇示指及桡侧部缺损

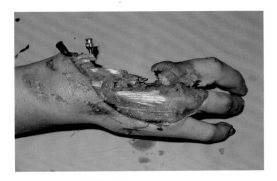

右手拇示指及桡侧部缺损

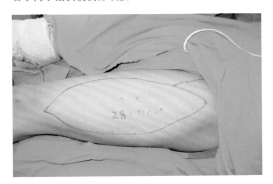

设计中指拇化联合游离股前外皮瓣

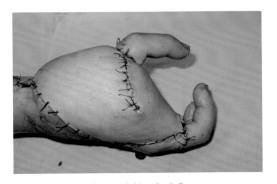

中指拇化后游离皮瓣覆盖创面术后观

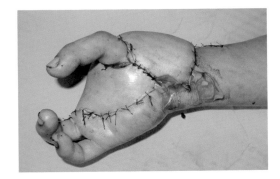

中指拇化后游离皮瓣覆盖创面术后观

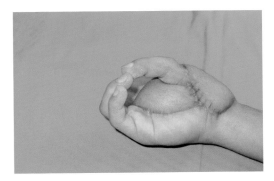

术后 2 个月外观及功能

2

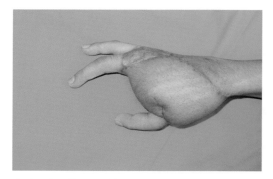

术后 2 个月外观及功能

（糜菁熠）

方法 12-5：游离带股外侧肌的股前外侧嵌合皮瓣

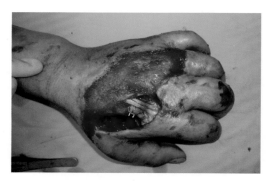

左手背复合组织缺损

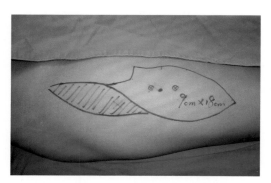

设计带部分股外肌的游离股前外侧嵌合皮瓣

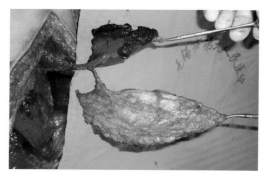

游离带股外侧肌肉的嵌合皮瓣

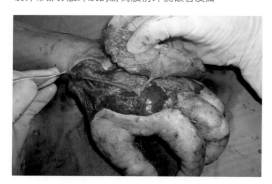

股外侧肌填塞无效腔皮瓣修复创面

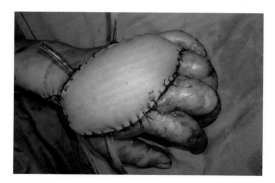

游离皮瓣术后观

（糜菁熠）

方法 12-6：游离双叶筋膜蒂股前外侧皮瓣

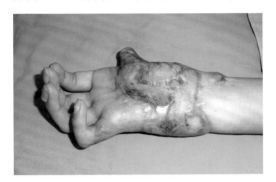

右手瘢痕挛缩掌侧观

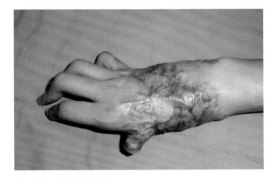

右手瘢痕挛缩背侧观

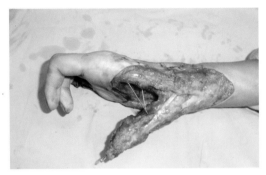

瘢痕切除、开大虎口

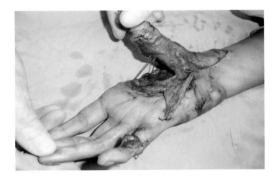

瘢痕切除、开大虎口

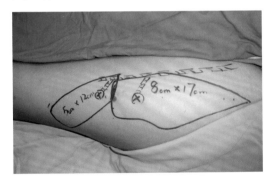

设计游离股前外侧双叶皮瓣

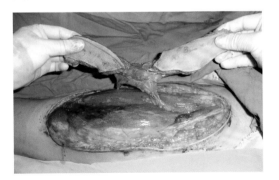

掀起分叶皮瓣

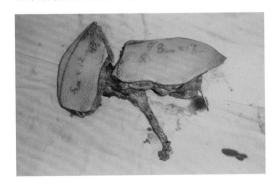

游离皮瓣

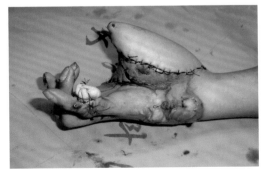

皮瓣旋转后覆盖拇指创面

2

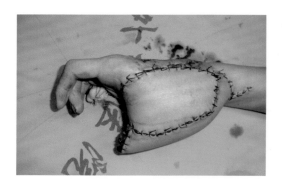

皮瓣旋转后覆盖虎口创面

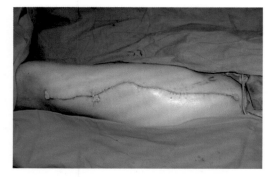

供区直接缝合

（糜菁熠）

方法 12-7：游离超薄双叶穿支蒂股前外侧皮瓣

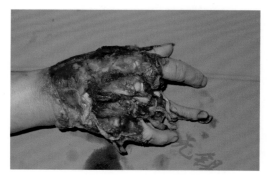

右手背软组织大面积缺损

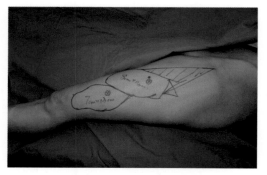

设计游离超薄双叶穿支蒂股前外侧皮瓣

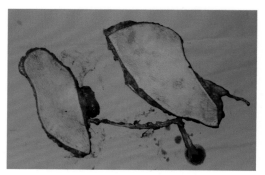

切取皮瓣

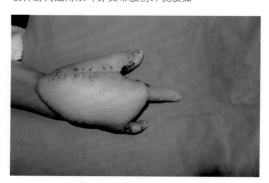

术后 1 个月手部背侧观

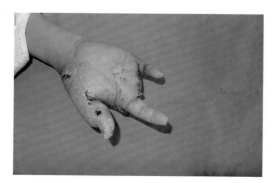

术后 1 个月手部掌侧观

（糜菁熠）

方法 12-8：游离超薄股前外侧 KISS 皮瓣

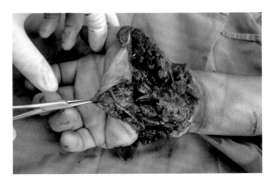

右手机器热压伤，入院后行清创负压引流术

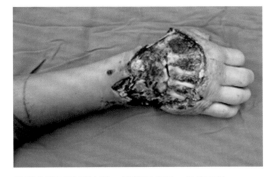

掌背皮肤及肌腱缺损，关节囊破坏，骨质变性

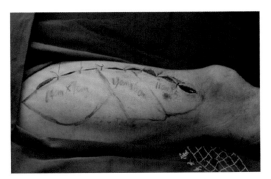

术中 KISS 皮瓣设计

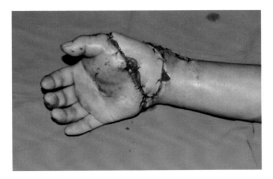

皮瓣术后即刻掌侧外观

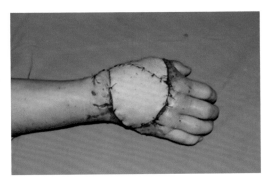

术后即刻背侧外观

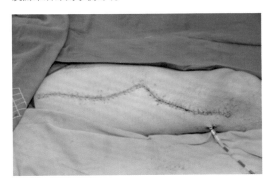

术后供区直接缝合

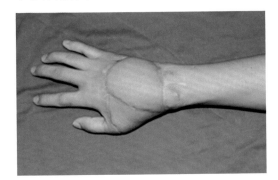

术后 3 年皮瓣外观

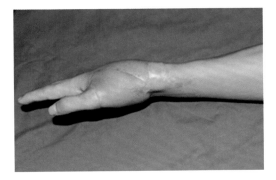

术后 3 年侧位观，皮瓣无臃肿

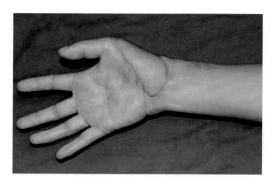

术后 3 年掌侧外观，鱼际处无凹陷

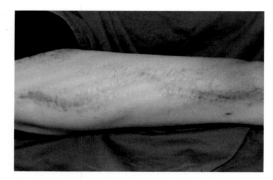

术后 3 年供区仅见线性瘢痕

（唐修俊）

方法 13　游离股薄肌肌皮瓣转移术

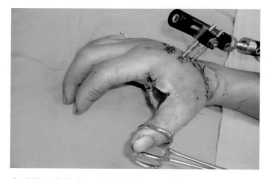

右手挤压伤致虎口内在肌缺损，形成空腔

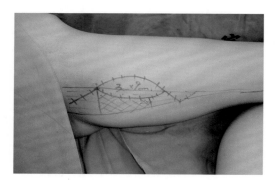

设计游离股薄肌皮瓣

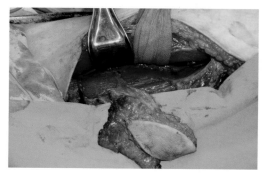

游离皮瓣

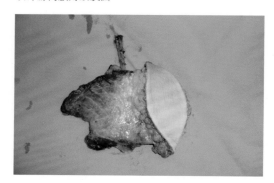

皮瓣切取

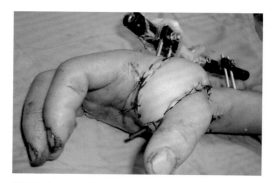

肌瓣填塞空腔，皮瓣覆盖创面，防止二期虎口挛缩

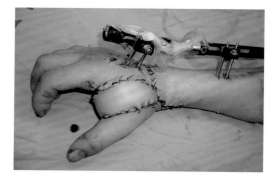

肌瓣填塞空腔，皮瓣覆盖创面，防止二期虎口挛缩

（糜菁熠）

方法 14 四级组合移植再造手

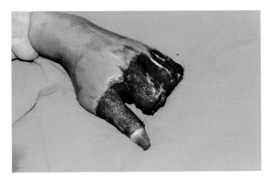

左手 1 ~ 5 指脱套伤背侧观

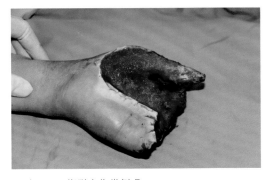

左手 1 ~ 5 指脱套伤掌侧观

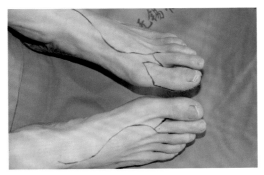

设计游离左踇趾甲瓣、双侧第二足趾游离移植

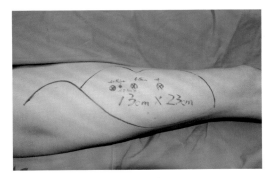

设计游离股前外侧皮瓣游离移植

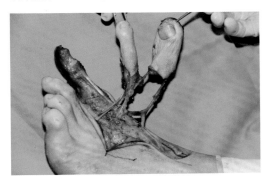

游离左踇趾甲瓣、第二足趾游离

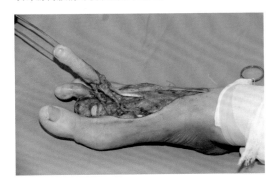

游离右足第二趾

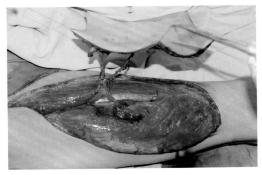

游离右侧股前外侧皮瓣

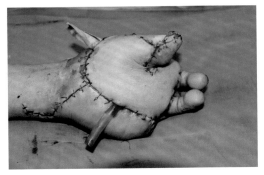

一期组合移植再造拇指及中环指

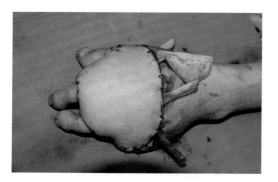

一期组合移植再造拇指及中环指

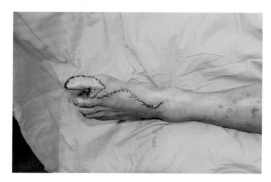

左足供区植皮

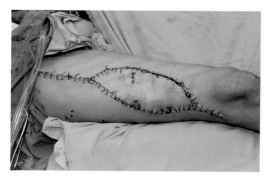

右大腿供区直接缝合

（糜菁熠）

方法 15　五级组合移植再造手

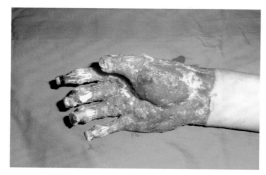

全手脱套软组织挫灭，拇指末节毁损，2～5指末节
坏死缺损（掌侧观）

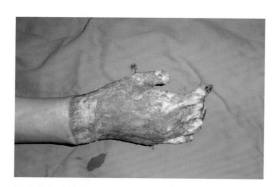

指背伸肌腱挫伤、外露（背侧观）

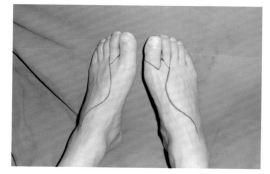

设计右足跗甲瓣及第二足趾，左足第二足趾切取背侧
切口

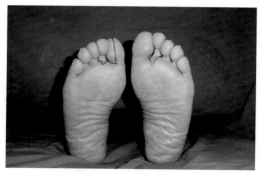

右足跗甲瓣和左足第二足趾跖侧切口设计

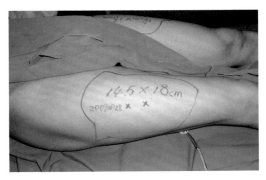

右侧旋股外侧动脉降支穿支定位及股前外侧皮瓣切口设计

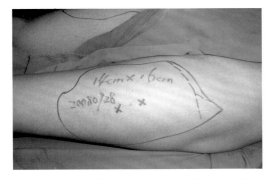

左侧旋股外侧动脉降支穿支定位及股前外侧皮瓣切口设计

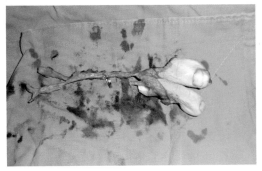

右足一蒂双组织游离完成，以足背动脉－跖背动脉－趾固有动脉为供血，大隐静脉－足背静脉－趾背静脉为引流

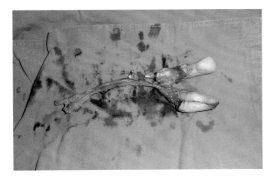

拇趾甲瓣为改良设计，保留在供区的三角形皮瓣位于跖内侧

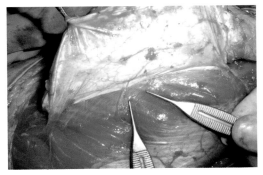

右侧旋股外侧动脉降支2支主穿支均较纤细

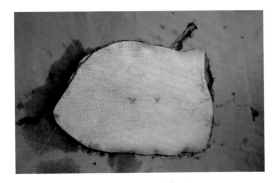

携带3个穿支后切取右股前外侧皮瓣

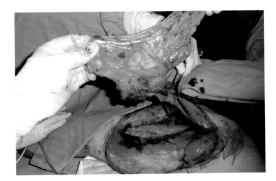

左侧穿支纤细，携带部分股外侧肌袖

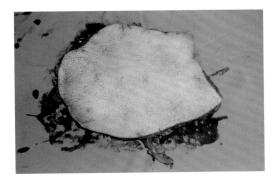

左侧股前外侧皮瓣切取完成

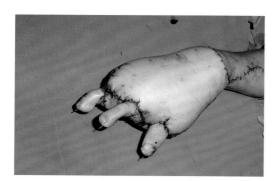

一期组合移植完成背面观

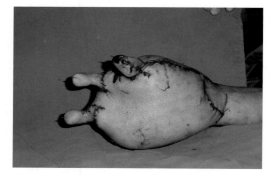

一期组合移植完成掌侧观

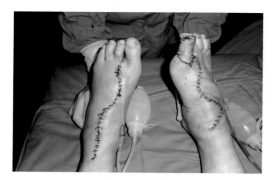

双足供区处理，右足拇趾保留全长，厚中厚皮片移植
覆盖创面

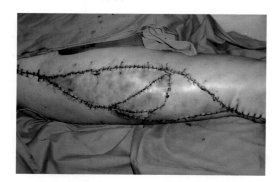

右侧皮瓣供区植皮

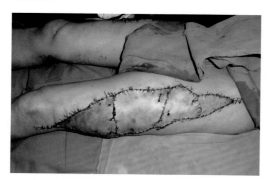

左侧皮瓣供区植皮

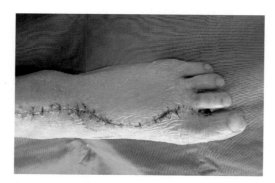

术后 20 天左足供区

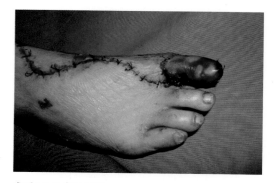

术后 20 天右足供区

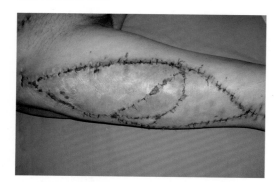

术后 20 天右侧大腿供区

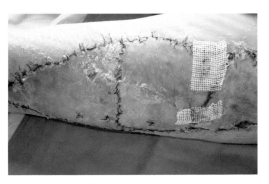

术后 20 天左侧大腿供区

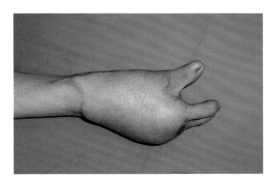

术后 14 个月随访，手功能位

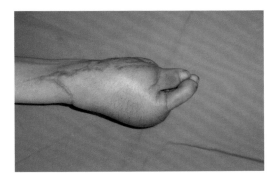

3 指侧方对捏

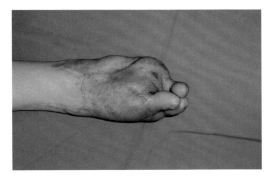

3 指指尖对捏

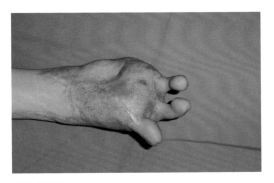

手部掌面观

（糜菁熠）

2

第二节　前臂

方法 1　游离股薄肌肌皮瓣转移术

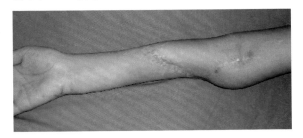

前臂屈肌群及软组织缺损，尺血管缺损

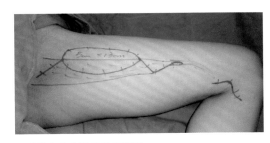

设计带穿支皮瓣的股薄肌瓣

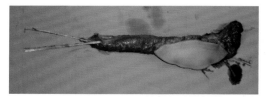

携带神经、血管的肌皮瓣完全游离

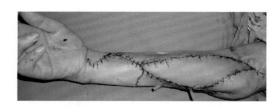

股薄肌肌腱远端与屈拇屈指肌编织缝合，近段与屈肌起点编织后，血管与尺动静脉吻合

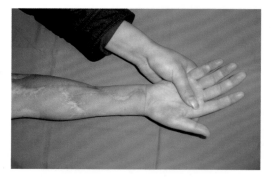

术后 10 个月随访，1～5 指可完全主动伸直

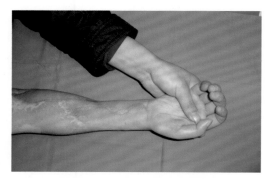

术后 10 个月随访，1～5 指可部分屈曲

（糜菁熠）

方法 2　游离股前外侧皮瓣移植术

方法 2-1：游离股前外侧皮瓣移植术

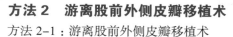

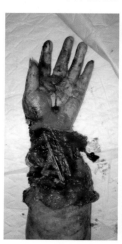

左前臂开放性骨折掌背侧观

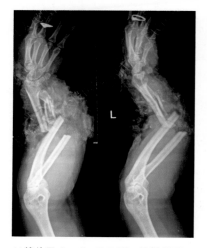

X 线片示 Gustilo Ⅲ B 型，骨折类型 AO C 型

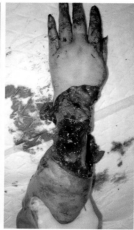

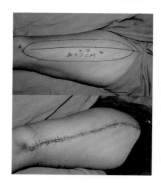

设计股前外侧超大皮瓣，皮瓣面积 30cm×7cm

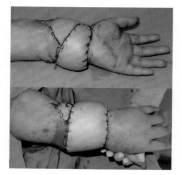

游离皮瓣包绕覆盖腕部创面

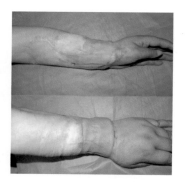

皮瓣成活后整形术后 1 年受区外观

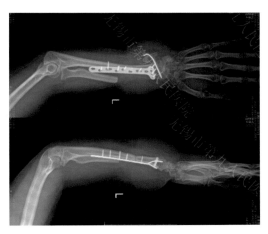

远端桡骨与近端尺骨固定术后 1 年 X 线片

（芮永军）

方法 2-2：游离股前外侧皮瓣移植术 - 远端分叶

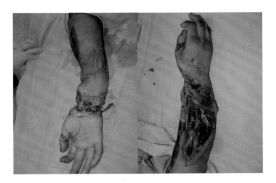

右上肢骨折伴腕部节段性毁损掌背侧观

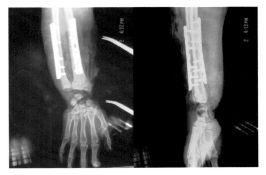

术中 X 线片示前臂尺桡骨骨折固定后下尺桡对位良好

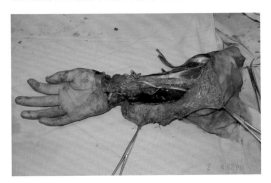

受区再次彻底清创

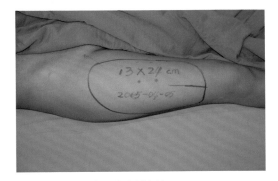

设计远端分叶游离股前外侧皮瓣

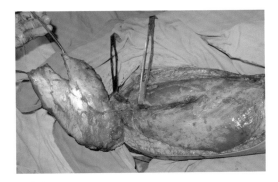

游离皮瓣

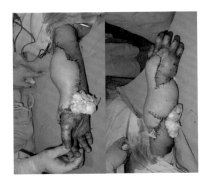

游离皮瓣术后观

137

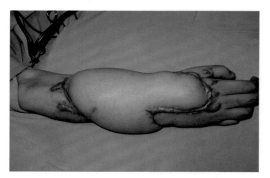

术后 6 个月背侧观

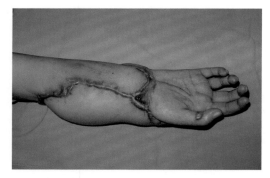

术后 6 个月掌侧观

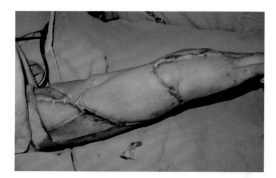

皮瓣吸脂整形术后

（縻菁熠）

方法 2-3：游离股前外侧皮瓣移植术

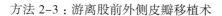

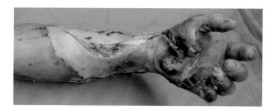

左上肢环形电烧伤

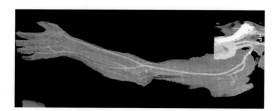

尺动脉栓塞

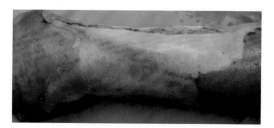

左上肢环形电烧伤背侧清创前

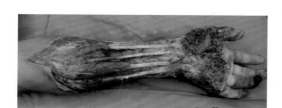

左上肢环形电烧伤掌侧清创后

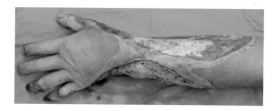

左上肢环形电烧伤背侧清创后

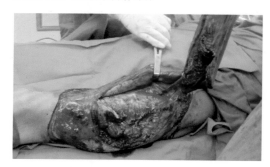

皮瓣血管吻合完毕

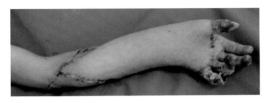

术后随访

（张丕红）

方法 3　游离背阔肌肌皮瓣移植术

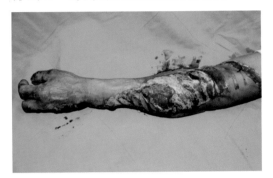

左肘关节及以远尺侧缺损背侧观

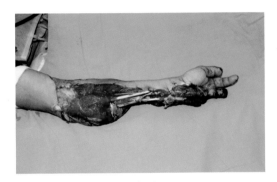

左肘关节及以远尺侧缺损掌侧观

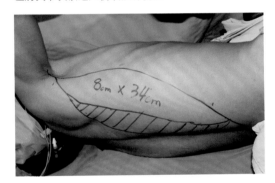

设计游离背阔肌皮瓣修复

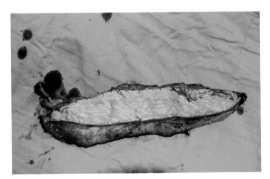

皮瓣游离

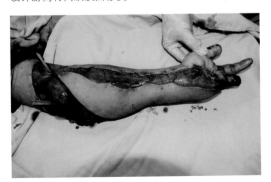

游离肌皮瓣覆盖创面，肌肉表面断层植皮

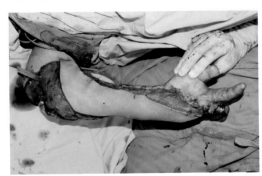

游离肌皮瓣覆盖创面，肌肉表面断层植皮

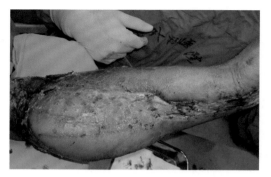

术后 12 天皮瓣成活，植皮少部分坏死予以切痂再次植皮

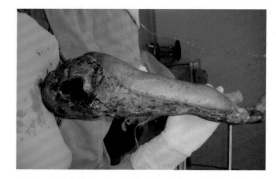

术后 12 天皮瓣成活，植皮少部分坏死予以切痂再次植皮

（糜菁熠）

方法 4　游离腓骨嵌合皮瓣及股前外侧皮瓣组合移植术

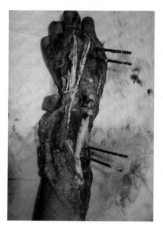

左前臂中段、远段毁损伤

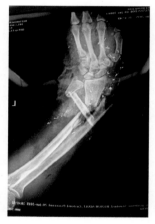

X 线片

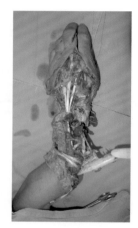

清创

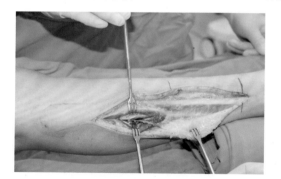

游离腓骨嵌合皮瓣切取中，游离腓动脉皮穿支

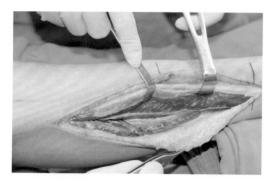

显露腓骨肌骨附着部

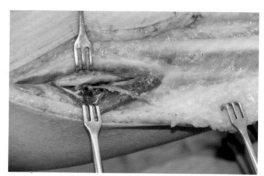

游离腓动脉皮穿支

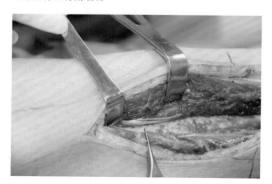

显露并保护腓深神经

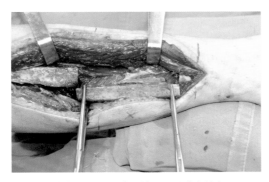

远、近端截断腓骨后向外翻转，显露腓血管主干

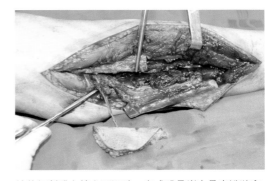

结扎切断腓血管主干远端，完成腓骨嵌合骨皮瓣游离

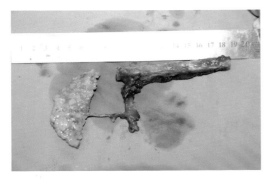

游离腓骨嵌合骨皮瓣

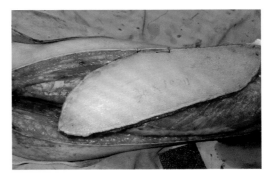

游离股前外侧皮瓣

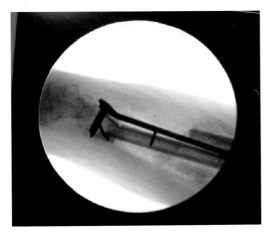

术中 DR 证实腓骨桥接桡骨缺损并对位对线良好

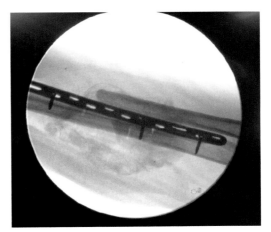

术中 DR 证实腓骨桥接桡骨缺损并对位对线良好

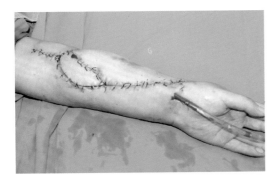

游离皮瓣术后观

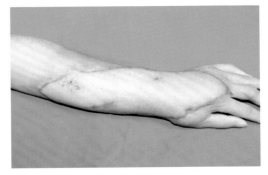

术后半年观

（糜菁熠）

第三节　肘

方法 1　腹部皮瓣转移术

方法 1-1：腹部皮瓣转移术

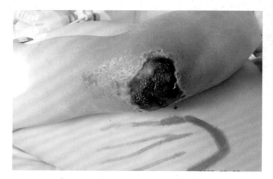

右肘深度烧伤

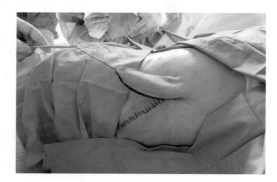

腹部皮瓣切取

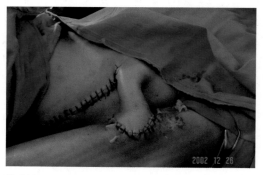

带蒂转移肘部

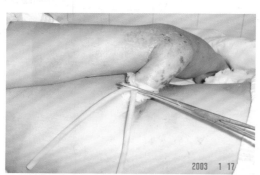

21 天后断蒂试验

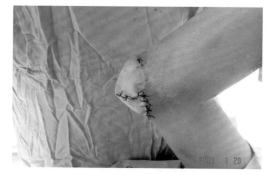

断蒂后 3 天

（贲道锋　肖仕初　路 卫）

方法 1-2：腹部皮瓣转移术

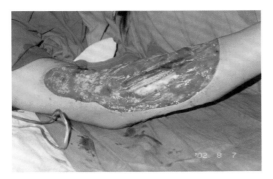

右前臂热压伤，切痂后骨外露

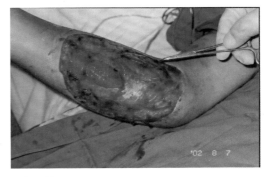

切痂后创面

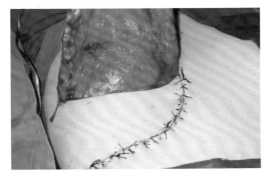

腹部皮瓣切取

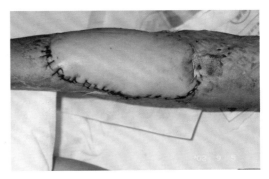

前臂腹部皮瓣断蒂术后

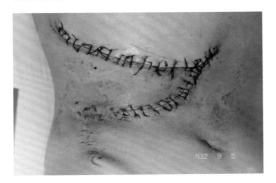

断蒂后腹部供区

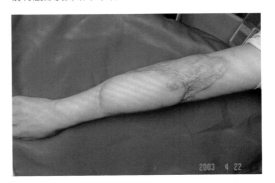

8 个月后背侧面观

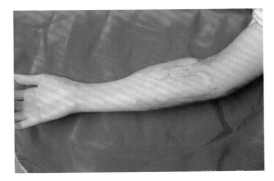

8 个月后掌侧面观

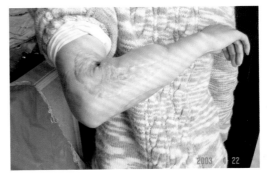

功能良好

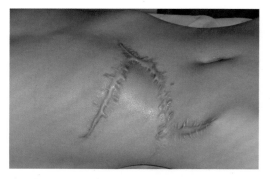

腹壁皮瓣转移前臂 8 个月后腹壁供区

（贾道锋　陈旭林）

方法 1-3：腹部皮瓣转移术

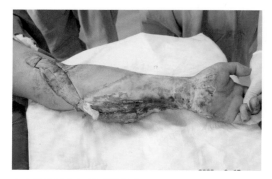

左上肢热压伤切开减张术后

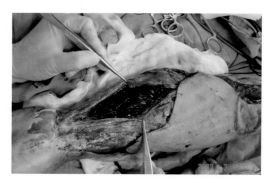

前臂清创中

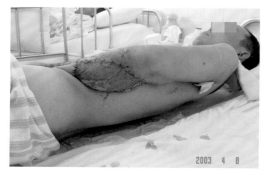

腹部皮瓣转移术后 3 周

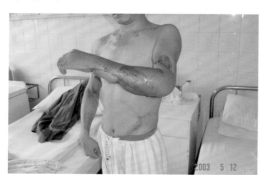
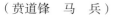

前臂腹部皮瓣断蒂术后 1 个月

（贾道锋　马　兵）

方法 2　上臂外侧皮瓣转移术

方法 2：上臂外侧皮瓣转移术

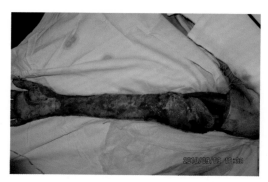

右上肢深度火焰烧伤切痂术中皮瓣形成中

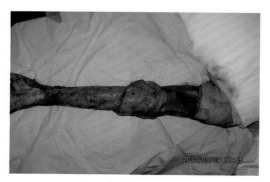

皮瓣形成

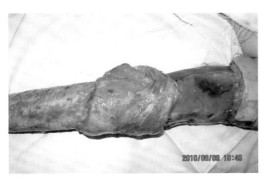

皮瓣覆盖肘关节表面

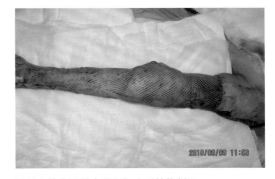

网状自体皮覆盖皮瓣和切痂后其他创面

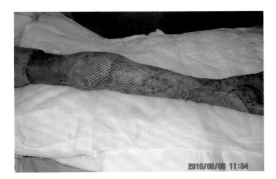

术毕

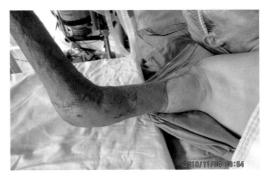

术后 8 周

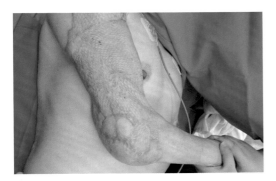

术后 4 年

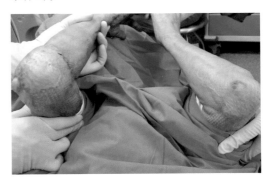

双上肢肘关节功能可。覆盖皮瓣右上肢肘关节从未出现破溃，未覆盖皮瓣仅网状植皮的左上肢肘关节处有反复破溃

（贲道锋　马　兵）

方法 3　上臂内侧皮瓣转移术

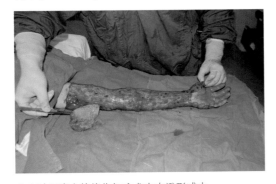

左上肢深度火焰烧伤切痂术中皮瓣形成中

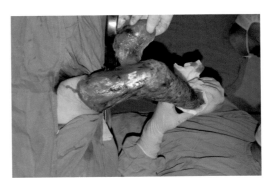

皮瓣形成

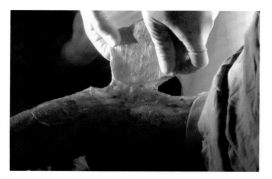

皮瓣蒂部

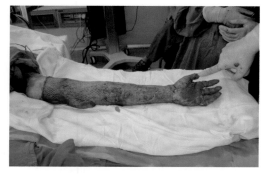

网状自体皮覆盖皮瓣和切痂后其他创面

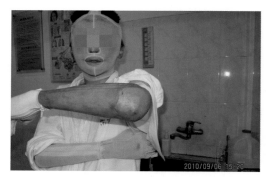

术后 6 周左肘关节功能良好

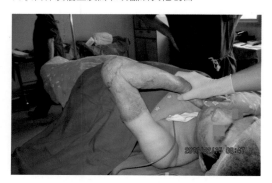

术后 7 个月

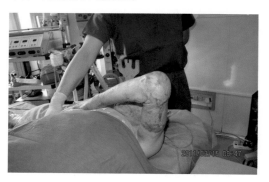

术后 7 个月

（贾道锋　胡晓燕）

方法 4　前臂桡侧筋膜蒂皮瓣移植术

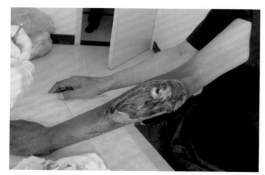

2010 年 4 月青海玉树地震时，患者被倒塌房屋压倒，左肘左前臂被压在电炉上 20 分钟，造成深度烧伤，伤后近两个月，肘关节外露

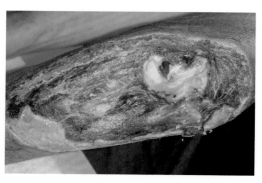

左肘关节局部观

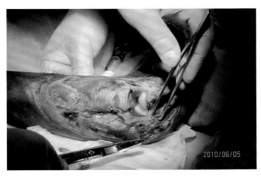

患者全身多种疾病原因，只能局麻下行清创，
皮瓣转移术，清创中

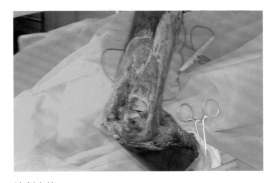

清创完毕

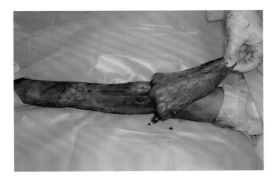

左上肢前臂桡侧筋膜蒂皮瓣切取中

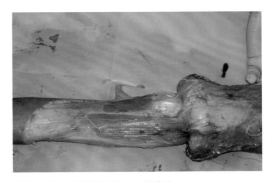

皮瓣形成，可见筋膜层次血供基础

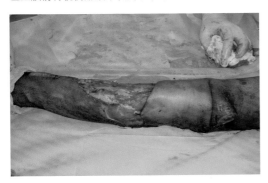

皮瓣转移覆盖关节和骨性结构

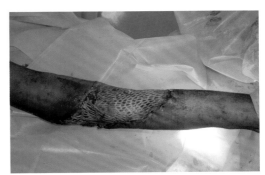

网状自体皮覆盖剩余创面

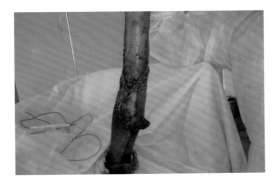

术毕

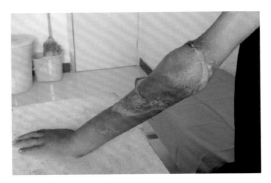

术后 1 个月

（贲道锋　杨俊平）

方法5　背阔肌肌皮瓣移植术

方法5-1：背阔肌肌皮瓣移植术

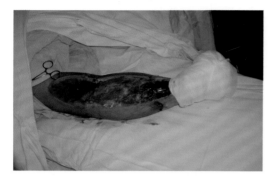

右前臂电烧伤后筋膜间隙综合征，行切开减张术后

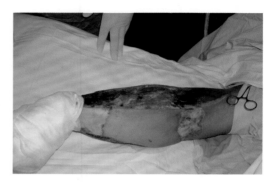

创面深，坏死组织多

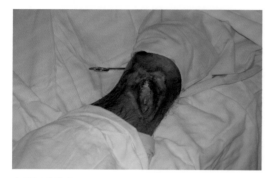

右肘深度烧伤

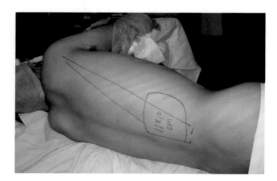

设计背阔肌肌皮瓣

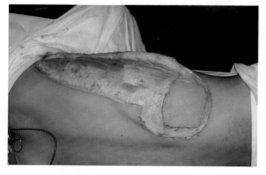

背阔肌肌皮瓣切取中

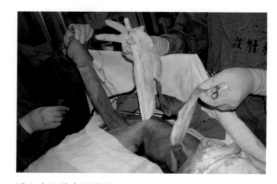

建立右上臂皮下隧道

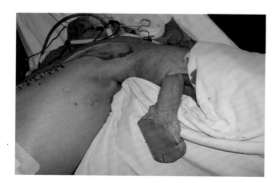

将肌皮瓣经皮下隧道转移到右肘

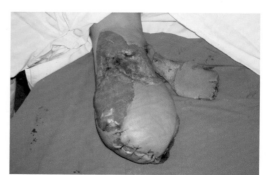

右肘受区血管肌腱裸露

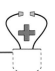

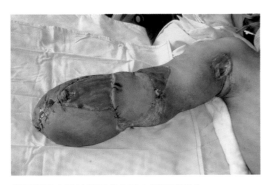

背阔肌肌皮瓣转移覆盖右肘内侧重要结构

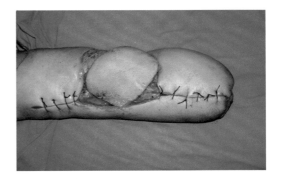

皮瓣覆盖完毕

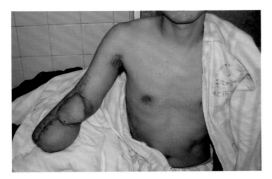

皮瓣转移术后 1 个半月

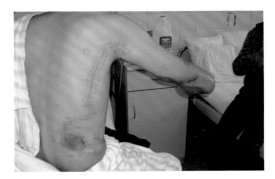

术后 1 个半月供瓣区观

（贲道锋　程大胜）

方法 5-2：背阔肌肌皮瓣移植术

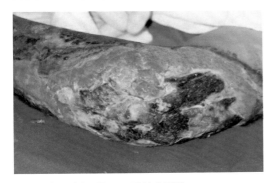

电烧伤右上肢广泛坏死，肘关节暴露

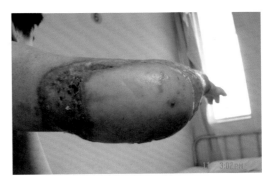

背阔肌肌皮瓣转移术后

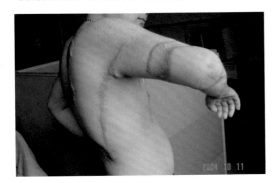

随访

（贲道锋　路　卫）

第四节 上臂

方法 1 背阔肌肌皮瓣移植术

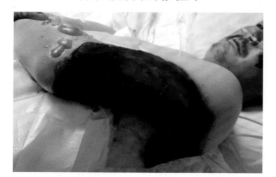

上臂严重毁损伤

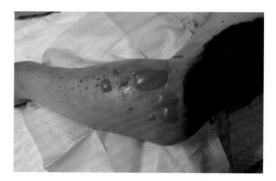

上臂严重毁损伤

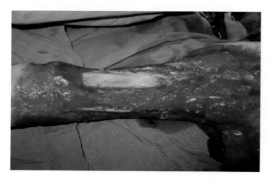

清创后

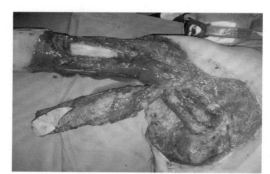

肌皮瓣形成

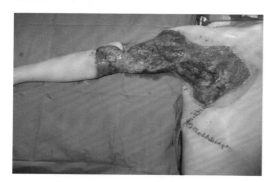

肌皮瓣覆盖骨外露部位

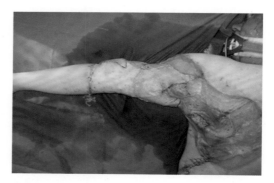

其他创面游离植皮

（官　浩）

方法2　上臂再植+背阔肌肌皮瓣移植术

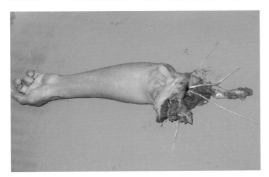

左上臂撕脱离断伤远端创面

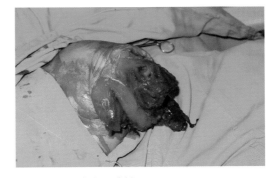

左上臂撕脱离断伤近端创面

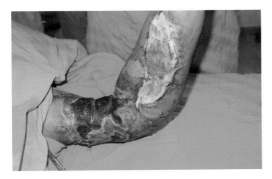

断肢回植术后上臂、肘部及前臂部分内侧皮肤坏死

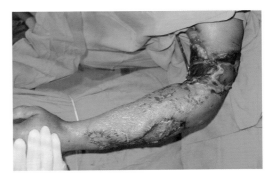

断肢回植术后肘前部分皮肤坏死

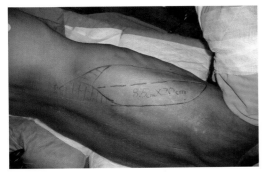

设计带蒂背阔肌皮瓣转位

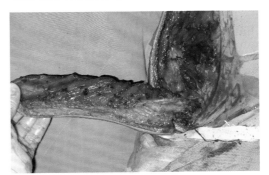

掀起皮瓣

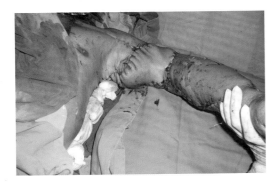

皮瓣转移覆盖创面

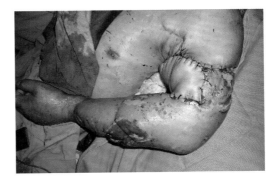

术后外观

（糜菁熠）

方法3　游离股薄肌肌皮瓣移植术

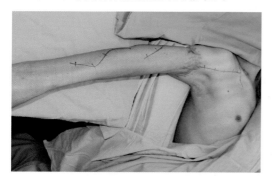

全臂丛损伤，屈肘伸指障碍

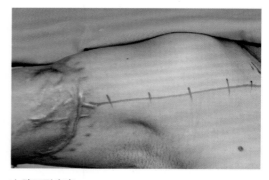

上臂环形瘢痕

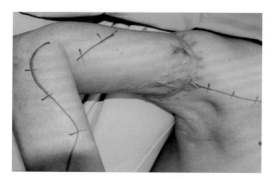

手术设计

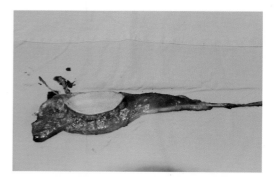

游离股薄肌肌皮瓣

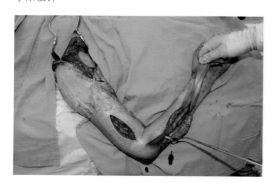

游离股薄肌皮瓣重建屈肘及手指背伸功能

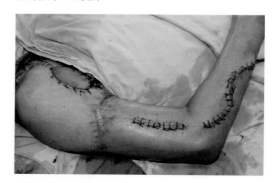

游离皮瓣术后观

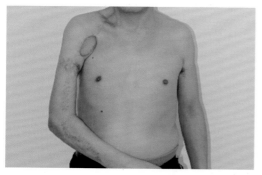

术后半年

（糜菁熠）

第五节 腋窝

方法 1 病灶切除缝合术

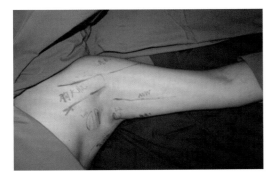

黑色素瘤术后腋窝淋巴结转移

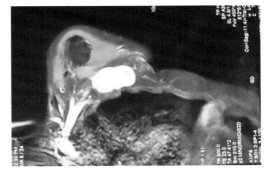

影像资料

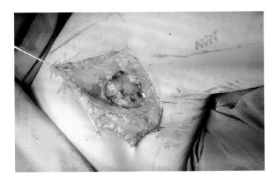

包块显露

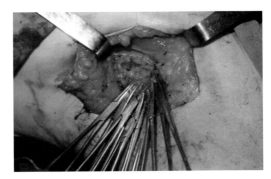

集束结扎

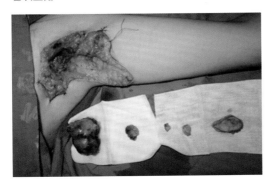

淋巴结及原位灶切除

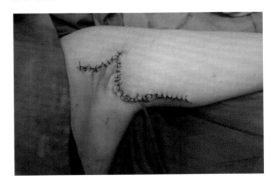

逐层缝合切口

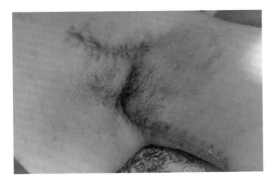

术后 1 个月

（官 浩）

方法2　病灶切除+自体网状中厚皮移植术

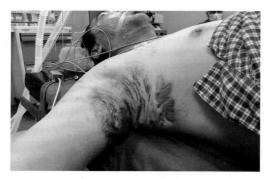

双侧腋窝毛囊闭锁三联症，右侧腋窝

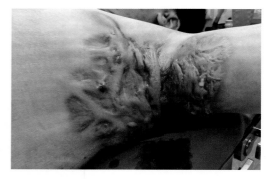

左侧腋窝

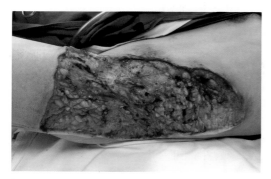

右侧腋窝病灶广泛切除后

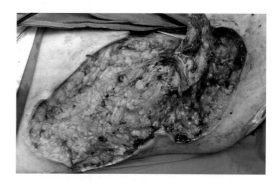

左侧腋窝病灶扩大切除后

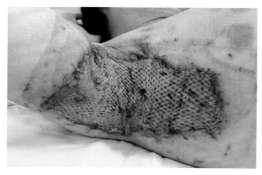

右侧腋窝网状植皮后10天

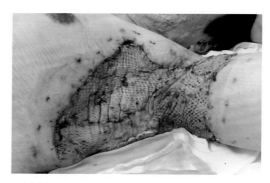

左侧腋窝网状植皮后10天

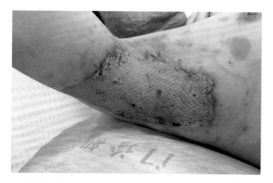

术后20天

（贲道锋　程大胜）

方法 3 瘢痕松解五瓣成形术

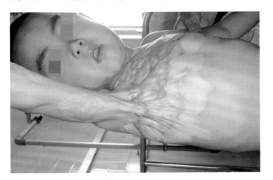

右侧腋窝烧伤后瘢痕增生

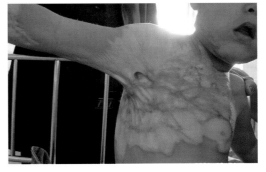

腋窝瘢痕前方观

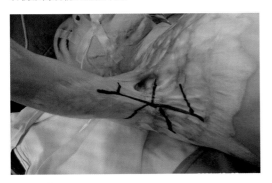

皮瓣设计

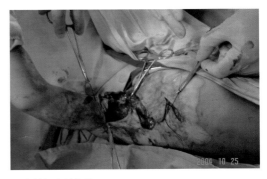

瘢痕松解皮瓣切除

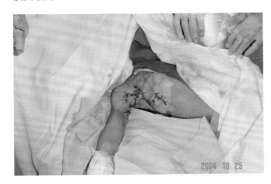

术毕

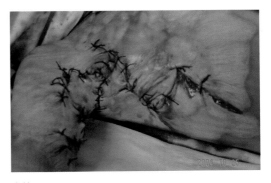

术毕

（贲道锋　路　卫）

方法 4 侧胸皮瓣转移术

方法 4-1：侧胸皮瓣转移术

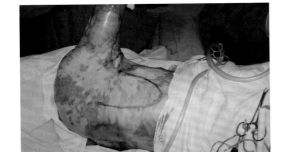

大面积烧伤后腋窝瘢痕增生右肩外展功能受限

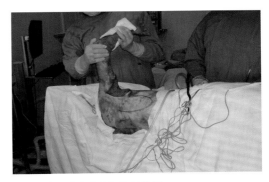

皮瓣设计，腋窝瘢痕切除并松解

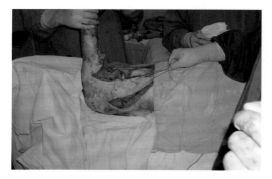

皮瓣切取完毕

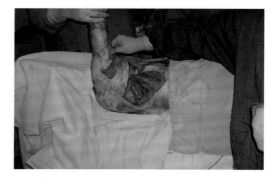

皮瓣转移完毕

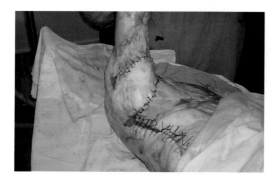

术毕

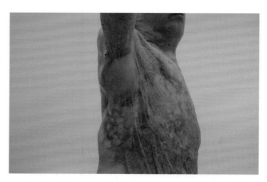

术后 3 年随访

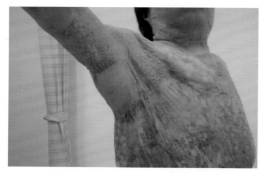

术后 3 年随访

（贲道锋　程大胜）

方法 4-2：侧胸皮瓣转移术

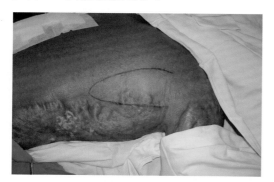

大面积烧伤后腋窝瘢痕增生右肩外展功能受限，皮瓣
设计

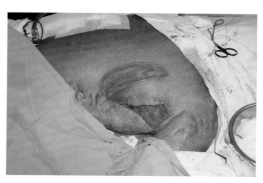

腋窝瘢痕切除并松解，皮瓣切取

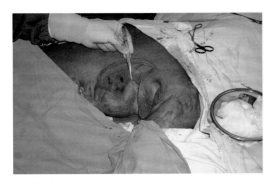

皮瓣转移

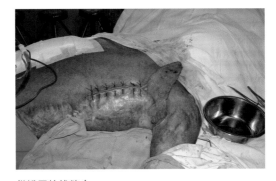

供瓣区拉拢缝合

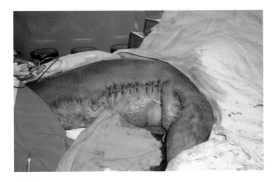

术毕

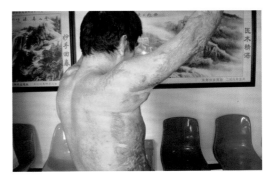

皮瓣转移术后 7 个月

（贲道锋 王光毅）

方法 5 双蒂皮瓣转移术

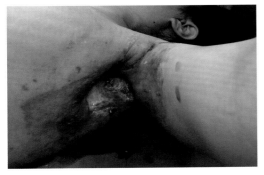

左腋窝肿瘤切除并放疗，局部肿瘤复发半年

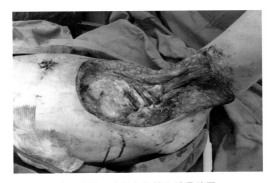

扩大切除腋窝病灶，腋窝大血管和肋骨外露

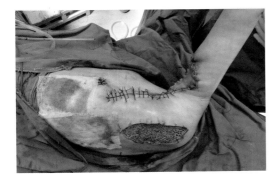

双蒂瓣转移覆盖腋窝重要结构

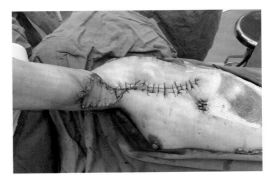

术毕

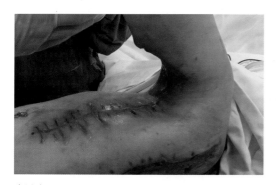

皮瓣术后 2 周

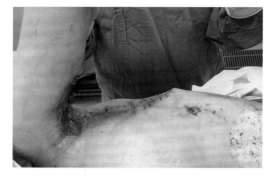

皮瓣术后 2 周少许残余创面植皮

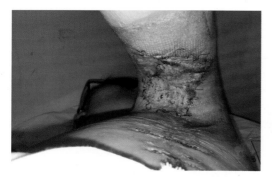

皮瓣术后 1 个月

（贲道锋　马　兵）

方法 6　肋间皮瓣转移术

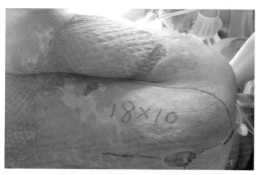

大面积烧伤左侧腋窝瘢痕挛缩影响功能，设计肋间皮瓣

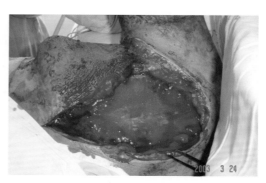

腋窝瘢痕切除后皮瓣切取并转移

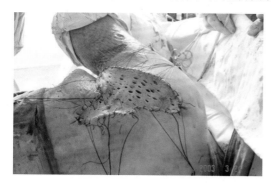

皮瓣供区游离植皮

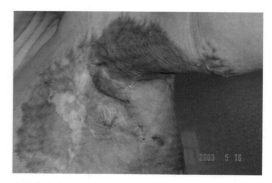

皮瓣转移术后 7 周

（贲道锋　肖仕初）

第六节　上肢

方法 1　右上肢错构瘤切除缝合术

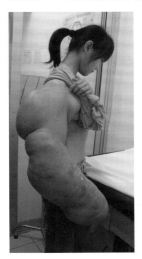
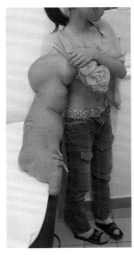

术前　　　　　　　　　术前

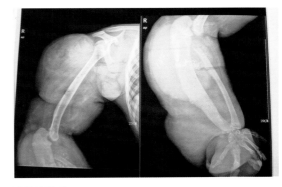

影像学所见

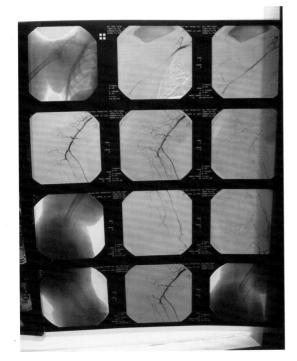

影像学所见

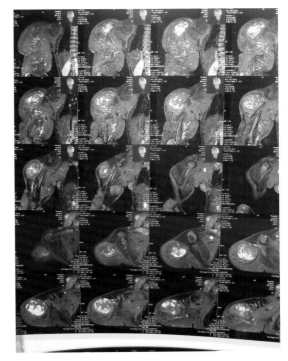

CT 所见

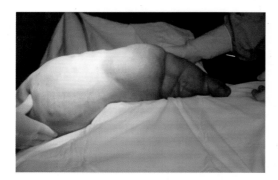

术前

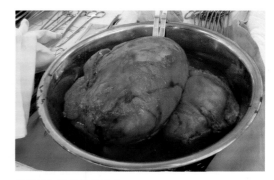

从前臂切下的部分肿瘤

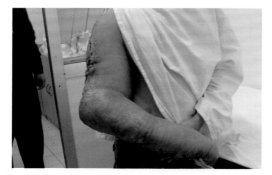

术后3周

（贲道锋　孙　伟）

方法2：上肢撕脱伤血管吻合自体皮移植术

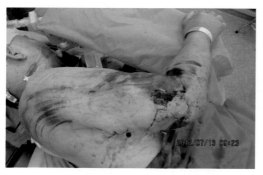

第一次手术术前

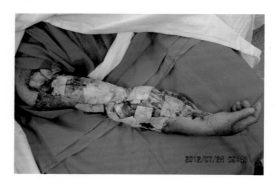

第二次手术术前

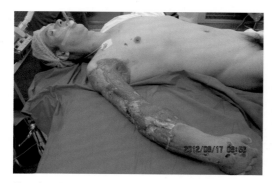

第三次手术术前

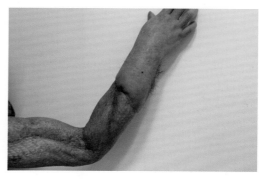

7年后随访右上肢肘关节部分活动受限，右手腕右手指伸直爬墙可

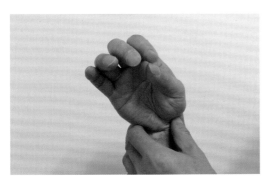

7 年后运动感觉可，但手腕背伸功能受限

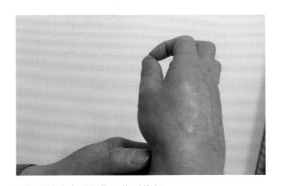

7 年后随访右手拇指示指对指好

（贾道锋 王光毅 陈郑礼）

方法 3 上肢大范围皮肤软组织缺损背阔肌肌皮瓣转移术

方法 3-1：上肢开放性骨折软组织撕脱毁损伤游离背阔肌肌皮瓣转移术

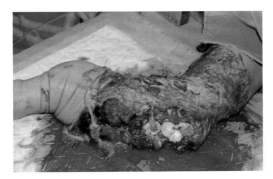

双上肢严重毁损伤，右上肢所见

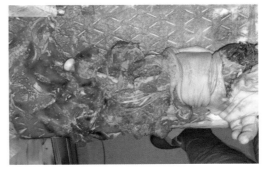

双上肢严重毁损伤，左上肢所见

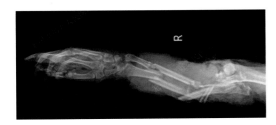

X 线片

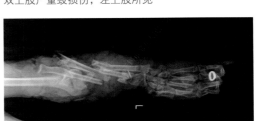

X 线片

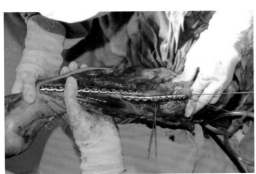

右侧钢板内固定

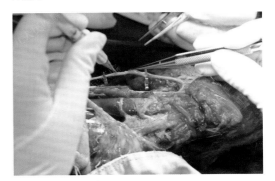

右侧血管吻合

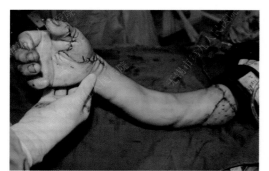

右侧撕脱皮肤回植

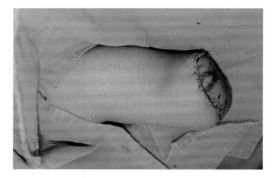

一期处理：生命体征不稳，左侧予以截肢

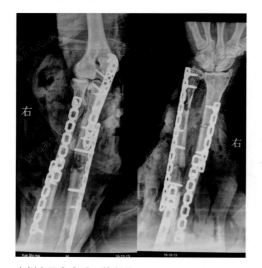

右侧内固定术后 X 线所见

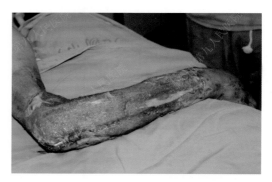

术后 20 天，撕脱回植皮肤坏死，肘后钢板外露，前臂遗留大面积创面，外侧观

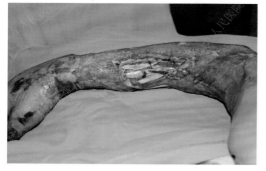

术后 20 天，撕脱回植皮肤坏死，前臂遗留大面积创面，肌腱裸露，内侧观

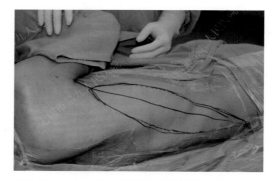

设计 40cm×8cm 背阔肌皮瓣覆盖肘后，其余创面二期植皮

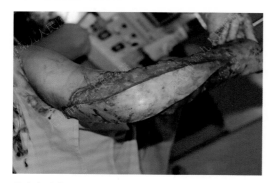

游离皮瓣术后观

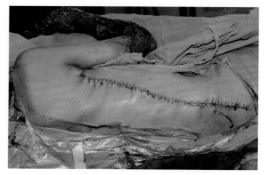

供区直接缝合

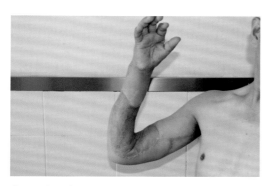

术后 8 个月外观及功能

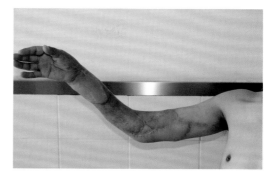

术后 8 个月外观及功能

（芮永军）

方法 3-2：上肢大面积撕脱伤游离背阔肌肌皮瓣转移术

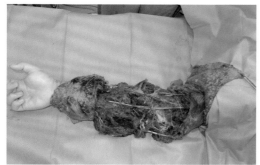

右上肢大面积皮肤逆行撕脱

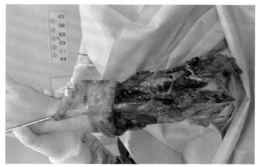

右上肢大面积皮肤逆行撕脱

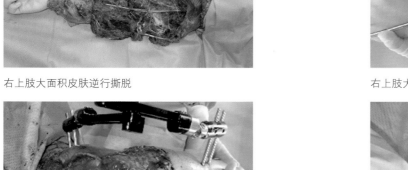

肘关节脱位

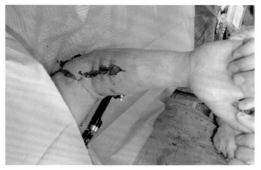

一期手术：清创，修补肌肉肌腱神经，撕脱皮肤原位回植

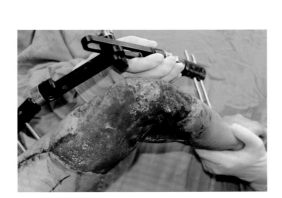

二期手术：术后 20 天，撕脱回植皮肤坏死，遗留大面积创面

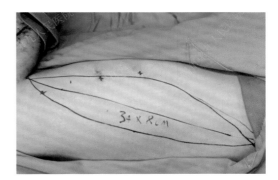

设计 34cm×8cm 背阔肌皮瓣覆盖肘后，其余创面二期植皮

2

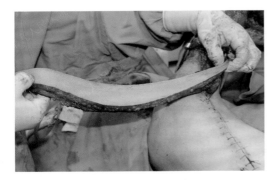

游离皮瓣

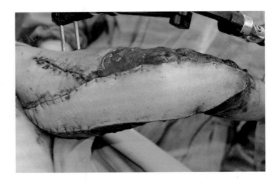

肌皮瓣完全覆盖创面

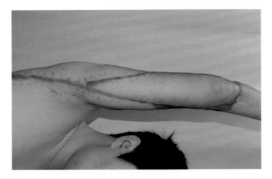

术后 8 个月外观及功能

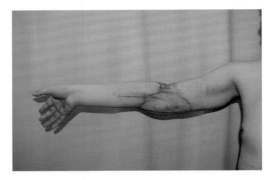

术后 8 个月外观及功能

（芮永军）

方法 3-3：右肘右上臂电烧伤岛状背阔肌肌皮瓣转移术

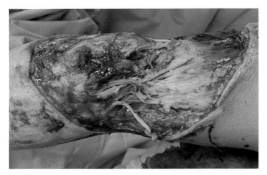

右肘电烧伤组织坏死，血管肌腱外露

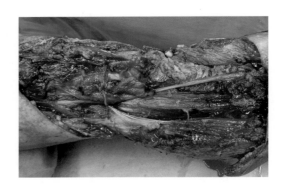

清创后基底所见

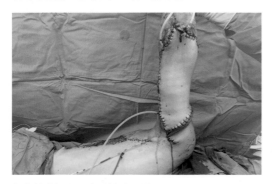

行岛状背阔肌肌皮瓣转移覆盖

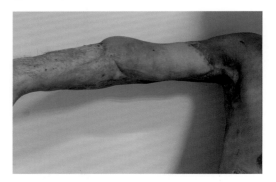

术后随访

（张丕红）

方法 4　巨大黑毛痣切除真皮支架植入自体超薄皮片移植术

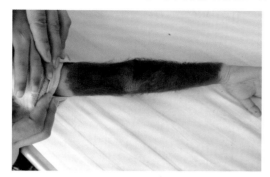

5 岁女童，右上肢巨大黑毛痣

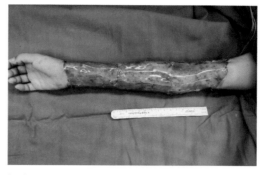

切除后覆盖人工真皮支架

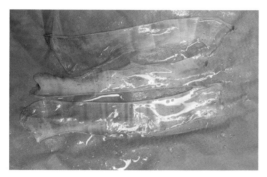

真皮支架移植后 3 周，行后躯干取超薄皮 +
右上肢植皮 + 负压留置术

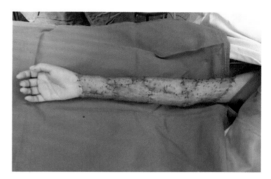

植皮术后 10 天

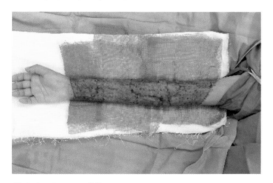

植皮术后 10 天受皮区

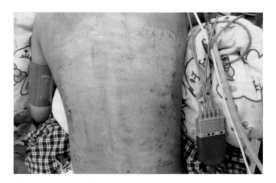

植皮术后 10 天供皮区

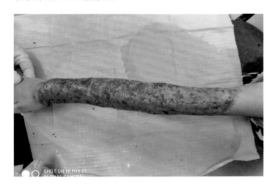

植皮术后 16 天

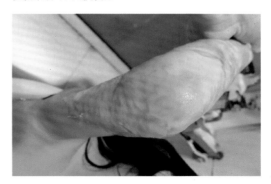

9 个月后随访肘关节功能好

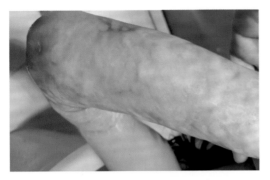

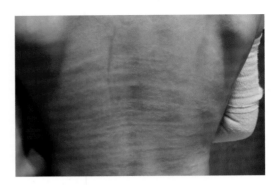

9 个月后随访植皮区平整，未见明显瘢痕增生

9 个月后随访供皮区未见明显瘢痕增生

（唐洪泰　胡晓燕）

方法 5　右肱骨肩胛骨骨水泥假体一期植入 + 背阔肌肌皮瓣和股前外侧皮瓣移植 + 模块化组装 3D 打印假体二期植入术

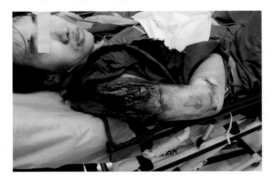

热钢板挤压致右上臂皮肤软组织毁损伤 2 小时

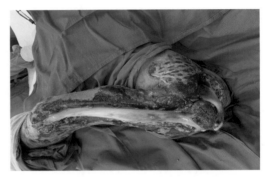

急诊清创去除明确坏死组织，尽可能保留间生态组织

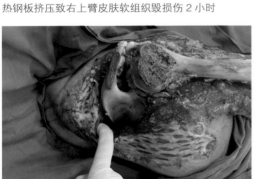

NPWT 技术暂时性封闭创面，促进肉芽组织增生；右大腿取皮网状皮移植缩小创面

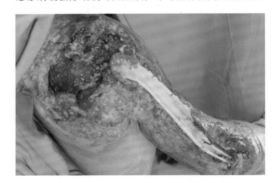

自体骨组织无法继续保留和重建，去除右肱骨肩胛骨等骨组织

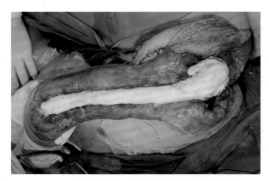

彻底清创后植入右肱骨万古霉素骨水泥假体

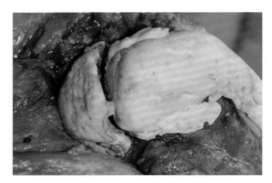

彻底清创后植入肩胛骨万古霉素骨水泥假体

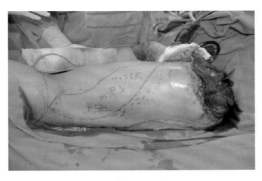

设计切取 33cm×9cm 背阔肌肌皮瓣

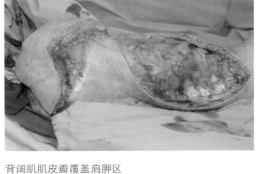

背阔肌肌皮瓣覆盖肩胛区

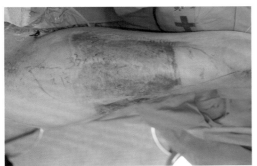

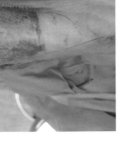

设计股前外侧皮瓣

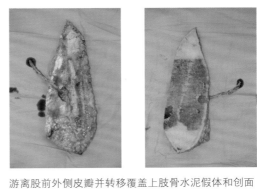

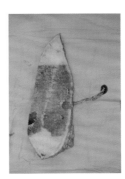

游离股前外侧皮瓣并转移覆盖上肢骨水泥假体和创面

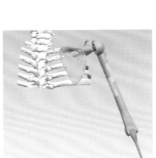

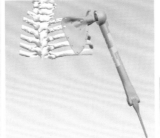

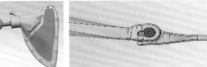

4 个月后，根据健侧肢体 CT 三维重建结果设计截骨部位和患侧假体位置、形状和大小；应用 3D 打印技术制作假体

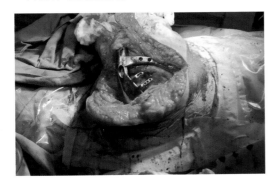

定制的假体单元以模块化形式组装，实现假体的二期
植入

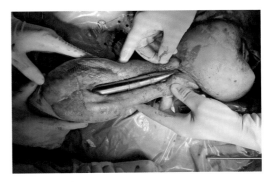

全肱骨假体植入

2

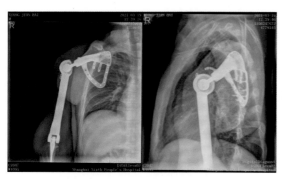

术后 X 线示假体肩关节及肘关节对位良好

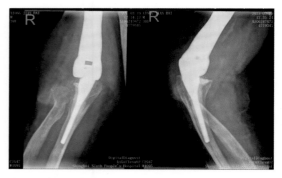

术后 X 线示假体肘关节对位良好

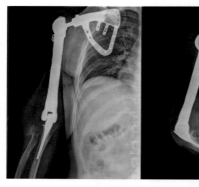

术后 X 线示假体肩关节及肘关节对位良好

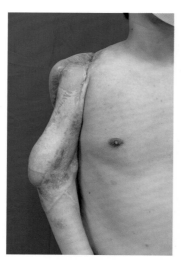

患者可实现右上肢屈肘、伸肘功能，和肩关节部分外展功能，正面观

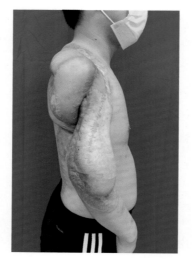

患者可实现右上肢屈肘、伸肘功能，和肩关节部分外展功能，侧面观

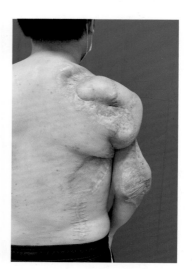

患者可实现右上肢屈肘、伸肘功能，和肩关节部分外展功能，后面观

（文　根　王雪欣）

方法 6 桡神经松解 + 拇指对掌功能重建 + 拇指外伸功能重建术

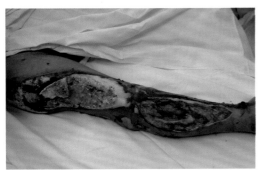

男性患者，右上肢热压伤 + 轧伤 + 右肱骨、尺骨骨折 + 右臂丛损伤；当地医院右前臂切开减张 + 尺骨骨折内固定 + 负压引流术；伤后 1 周转入我院，入院时右上肢外侧面观

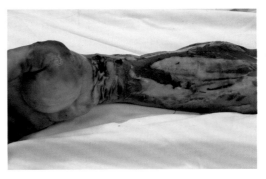

入院时右上肢内侧面观

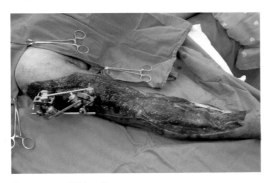

伤后 2 周，外侧面观

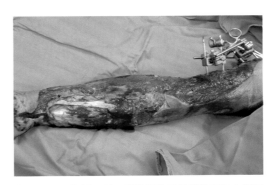

伤后 2 周，内侧面观。我院行肱骨骨折外固定支架固定 + 右上肢切开减张术，多次清创植皮术；伤后 1 个多月创面基本愈合

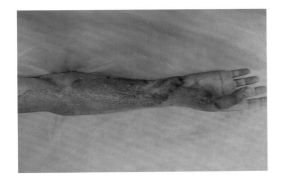

伤后 7 个月右上肢无创面，但神经、软组织损伤，同时上肢瘢痕增生致桡神经受压，右手腕背伸功能障碍，因拇短展肌和拇指对掌肌肌腹坏死丧失，不能对掌，因拇长伸肌肌腹坏死至右手拇指不能背伸，桡神经松解术术前

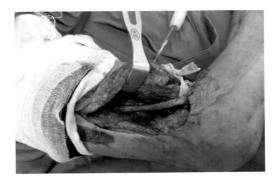

伤后 7 个月行右上肢桡神经探查松解术：沿右肘关节上下桡神经走形区切开，分离皮下软组织及瘢痕组织，见右肘关节上 1/2 桡神经与瘢痕组织粘连水肿严重，血管钳仔细分离后，地塞米松微量注射，保护膜外包。右肘关节下 1/2 桡神经与瘢痕组织轻度粘连，血管钳仔细分离后，保护膜外包

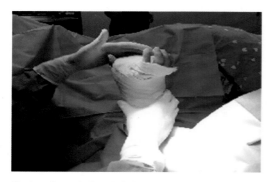

伤后11个月，行右手指浅指深屈肌腱–拇长伸肌腱吻合，拇指对掌功能重建术。腕部掌侧"L"形切口，暴露腕部指浅屈肌指深屈肌群见粘连严重，逐个分离松解探查，最后分离挑选出中指指浅指深屈肌（活动度可），中指根部离断腕部切口拽出，背侧暴露拇长伸肌，尺侧腕屈肌为滑车指浅屈肌绕行皮下隧道穿行，与拇长伸肌3-0涤纶线吻合固定，石膏托固定（右前臂旋前、右腕关节掌屈、右手各指屈曲，掌心纱布填塞）

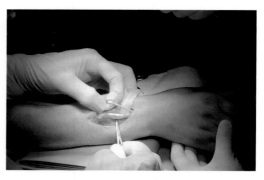

伤后17个月行右手桡侧腕伸肌腱、拇长伸肌腱吻合，右手拇指外伸功能重建术；右腕部掌侧纵向切口，长约6cm，切口皮肤，皮下组织暴露腕部肌腱，分离出拇长伸肌肌腱，挑出后适度拽拉见活动度良好，强度可

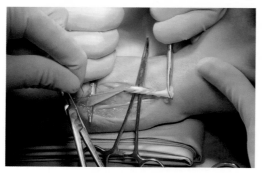

向外侧寻及动力肌腱–桡侧腕伸肌肌腱，分离至接近止点后切断，拇指保持最大外伸位，腕关节背伸位

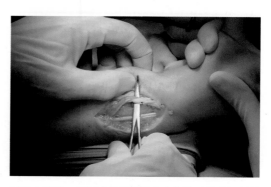

将动力肌腱–桡侧腕伸肌肌腱向内侧拉至前述拇长伸肌肌腱，互相缠绕褥式缝合。保持拇指外伸、腕关节背伸位

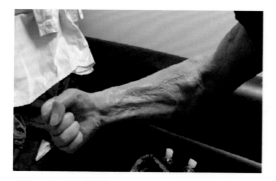

伤后2年，右手感觉完全恢复。右肘屈伸自如。右手腕背伸和屈曲功能大部分恢复。右手拇指对指，右手拇指外伸，右手其他诸指活动大部分恢复，图示右手对指后握拳

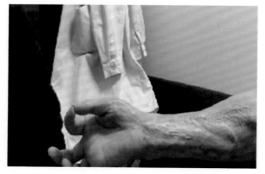

伤后2年，右手拇指对指

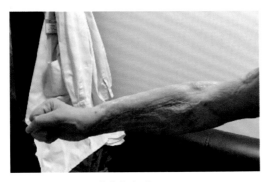

伤后 2 年，右手腕背伸能达到 35°

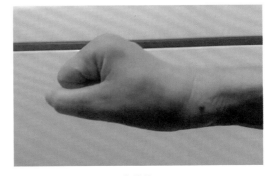

术后 5 年随访，右手腕背伸约 35°

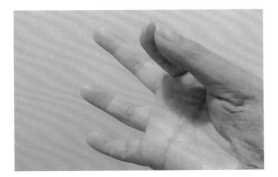

拇指示指对指

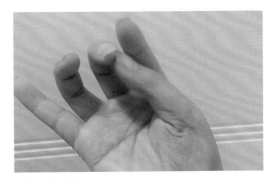

拇指中指对指

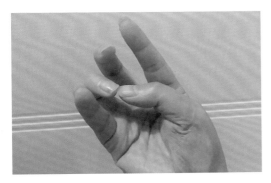

拇指环指对指

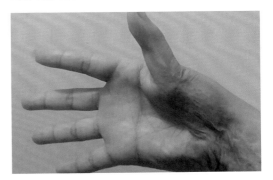

拇指背伸功能好

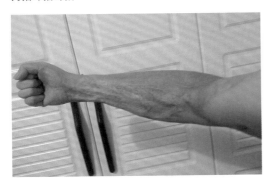

拇指背伸功能好

（贾道锋 程大胜 徐达园 刘晓彬 沈 拓）

2

第三章　躯干

第一节　肩部

方法 1　背阔肌肌皮瓣转移术

方法 1-1：背阔肌肌皮瓣转移术

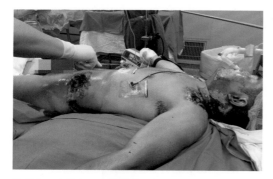

电烧伤，左肩入口，腹部出口

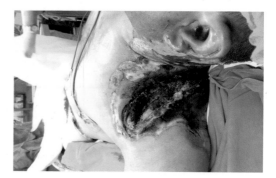

左肩

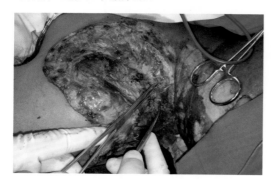

左肩清创见三角肌大部分毁损坏死肩关节外露

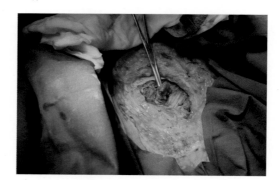

腹壁清创后见部分肠管坏死

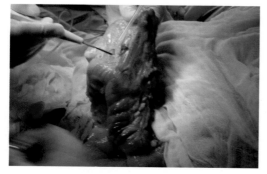

拉出坏死的肠管和肠系膜

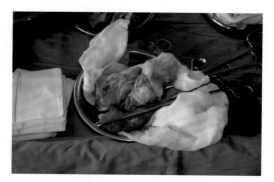

切除部分肠管和系膜

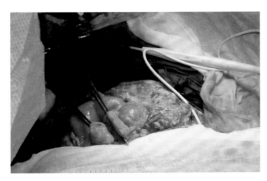

肠管准备端端吻合

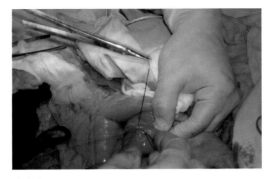

吻合中

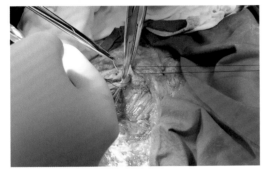

腹壁拉拢分层缝合，局部皮瓣覆盖

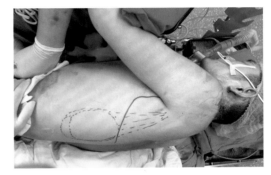

设计以胸背动静脉和胸背神经为蒂的背阔肌肌皮瓣

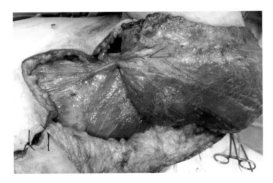

肌皮瓣血管蒂显露

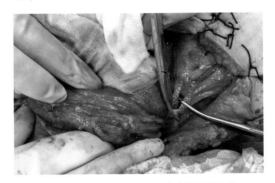

切断限制肌皮瓣转移的前锯肌血管和旋肩胛血管

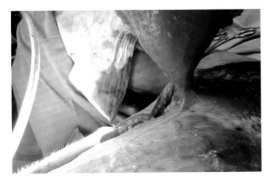

形成仅保留肩胛下 – 胸背血管、胸背神经为蒂的背阔肌肌皮瓣

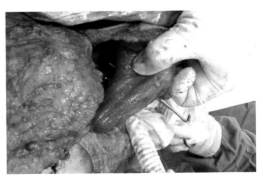

选择经腋后移位，将肌皮瓣先经大圆肌下缘转向前，然后通过三边孔转移到肩部

3

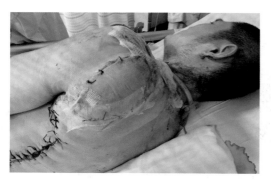

将背阔肌肌皮瓣转移倒置于原三角肌处，按三角肌正
常起止点缝合固定

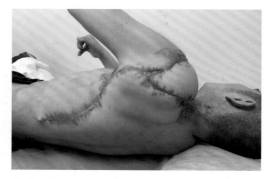

术后3周

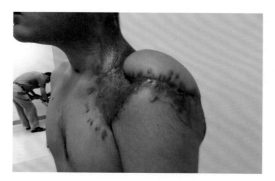

术后3个月，创面覆盖肩关节外展功能部分恢复

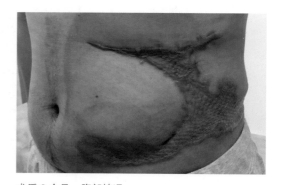

术后3个月，腹部情况

（贡道锋　胡晓燕）

方法1-2：背阔肌肌皮瓣转移术

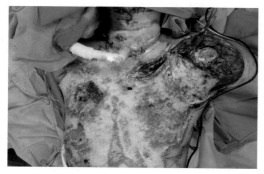

电烧伤左肩关节腔外露

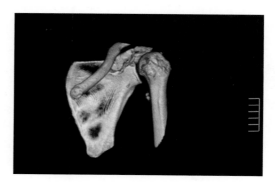

影像学所见

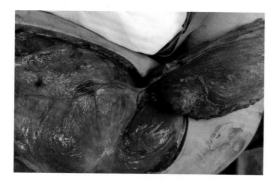

切取岛状背阔肌肌皮瓣

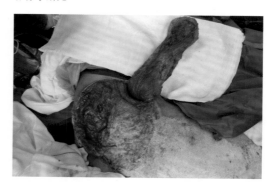

经腋前移位覆盖创面

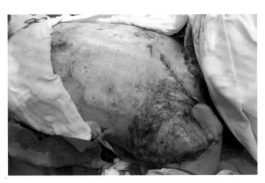

肌皮瓣转移完毕

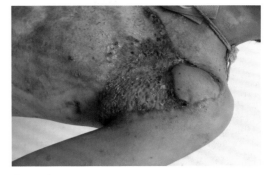

术后 2 个月

（贲道锋　程大胜）

方法 1-3：背阔肌肌皮瓣转移术

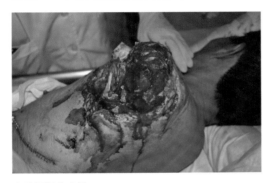

上肢毁损伤术前

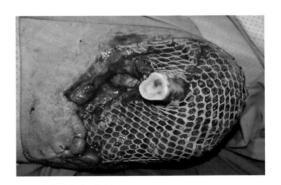

拉网植皮修复部分创面

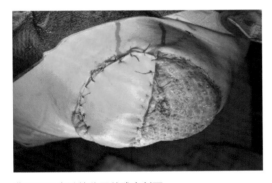

背阔肌肌皮瓣转移覆盖残余创面

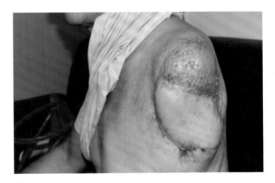

术后随访

（毕宏达）

方法 2　背阔肌肌瓣转移术

方法 2-1：背阔肌肌瓣转移术（形态再造和功能修复）

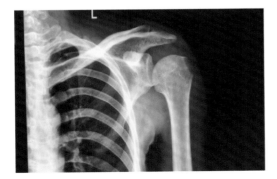

患者术前影像所见肩关节严重脱位，肱骨头有缺损

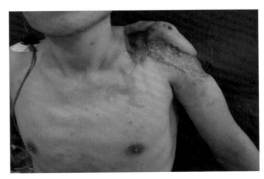

患者外伤后三角肌严重毁损形态异常，肩关节外展通过躯干倾斜实现，功能障碍

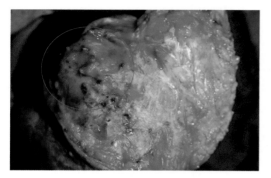

术中见肱骨头脱出关节盂，肱骨头被咬骨钳咬过痕迹不平整。三角肌被离断作为肌皮瓣覆盖受损和脱位的肱骨头

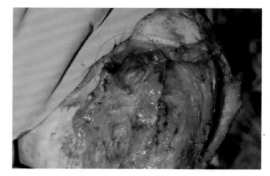

术中对受损的肱骨头进行打磨光滑后，肩关节予以手法复位

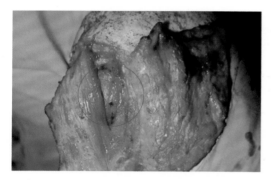

将残余的后侧三角肌肉起点移位，恢复肩关节囊的完整性

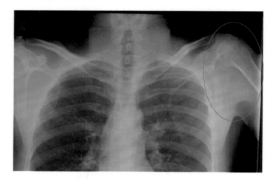

第一次手术后肩关节影像所见

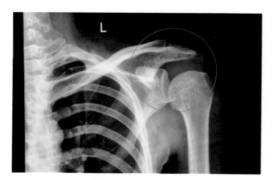

术前肩关节影像所见

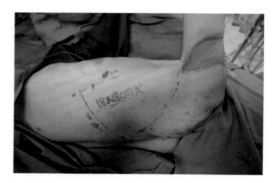

设计背阔肌肌瓣

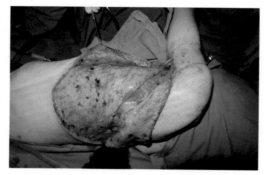

显露背阔肌

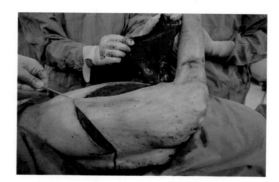

游离和切断背阔肌瓣起、止点，背部皮肤原位缝合

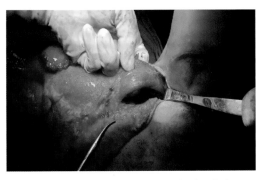

保留神经血管蒂的背阔肌肌瓣移位，穿过三边孔

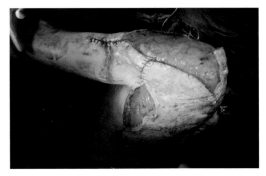

将背阔肌瓣止点附力到三角肌起点，起点附力到三角肌止点，重建三角肌

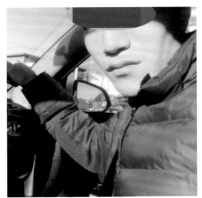

术后随访三角肌部分功能恢复，外展达45°左右，肩关节活动自如，能够满足基本生活

（官　浩）

方法 2-2：背阔肌肌瓣转移术

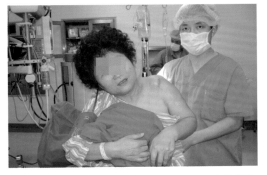

左肩肿瘤切除术后左肩外展功能障碍，人工关节外露

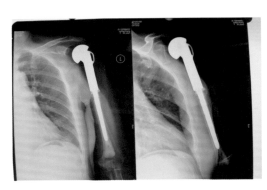

影像学所见

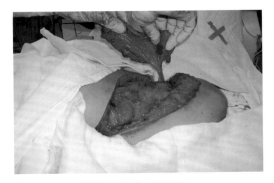

切取仅保留血管蒂的岛状背阔肌肌瓣

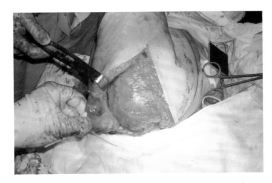

肌瓣转移覆盖人工关节，按三角肌起止点缝合固定

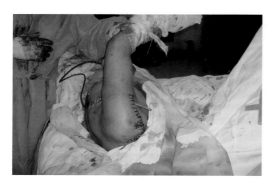

术毕

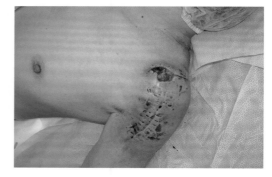

术后2周

（贾道锋　孙　伟）

方法 2-3：背阔肌肌瓣转移术

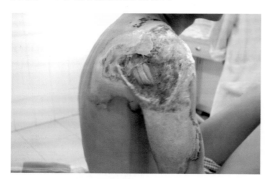

电烧伤右肩外侧组织坏死

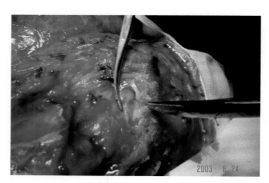

清创后见肩关节腔外露

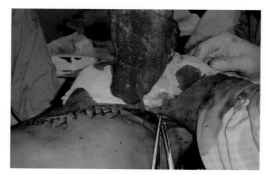

切取仅保留蒂部的岛状背阔肌肌瓣

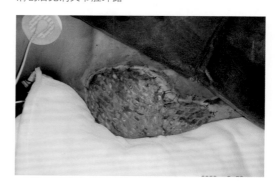

肌瓣转移覆盖关节腔表面，肌瓣表面网状植皮

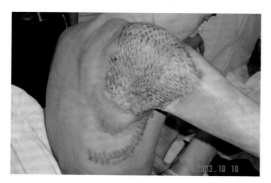

术后1个半月

（贾道锋　金晓明）

第二节　前躯干

方法 1　乳腺癌切除 + 自体皮移植术

方法 1-1：乳腺癌切除＋自体皮移植术

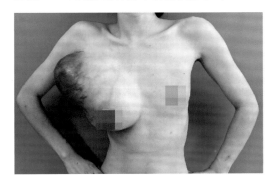

巨大乳腺癌术前（正位观）

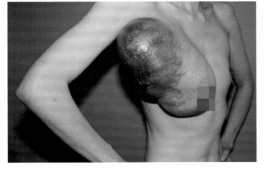

术前（斜位观）

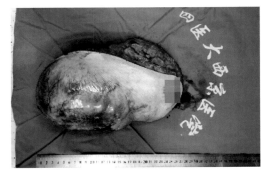

切除的病灶

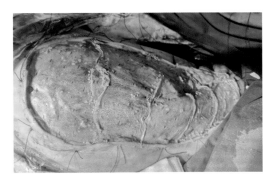

创面游离植皮

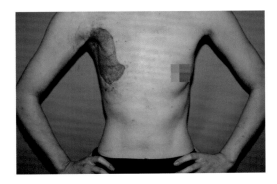

术后随访（正位观）

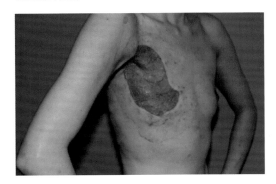

术后随访（斜位观）

（韩　夫）

方法 1–2：乳腺癌切除＋自体皮移植术

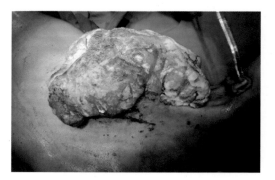

巨大乳腺癌术前

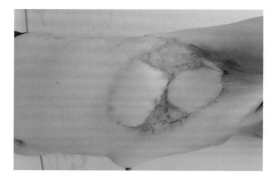

术中

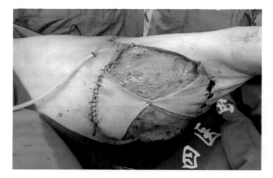

术中皮瓣形成，其他创面游离植皮

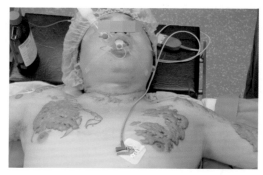

术后 3 个月

（官　浩）

方法 2　瘢痕切除真皮支架植入术 + 自体皮移植术

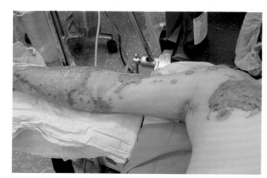

全身多处瘢痕疙瘩行瘢痕疙瘩切除，真皮支架植入术，术前前胸情况

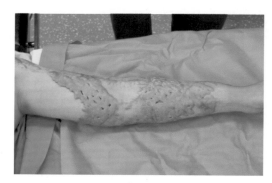

术前左上肢

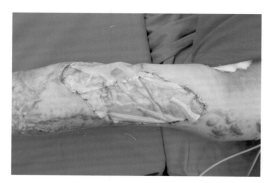

术前右上肢

左上肢真皮支架植入

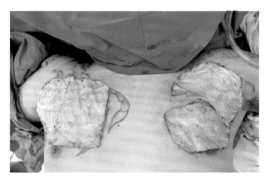

前躯干真皮支架植入

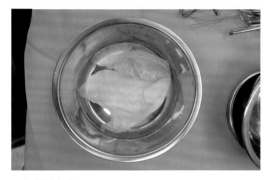

取超薄的表皮

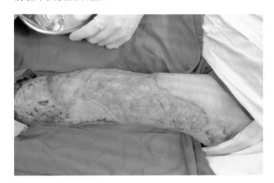

超薄自体表皮覆盖真皮支架上

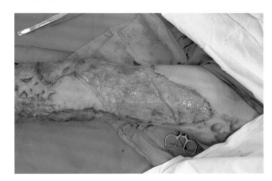

自体表皮移植完毕

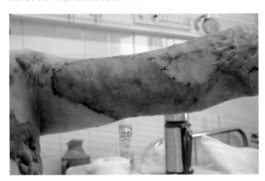

左上肢超薄自体表皮移植后7天

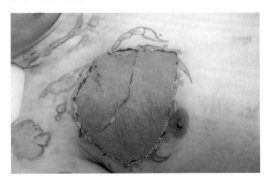

前躯干超薄自体表皮移植后4周

3

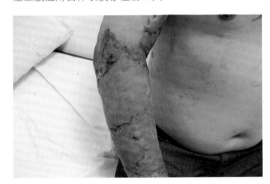

右上肢超薄自体表皮移植后4周

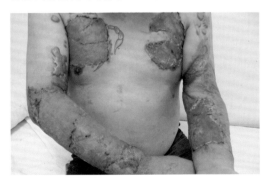

超薄自体表皮移植后4周。术后半年电话随访，所有瘢痕疙瘩切除真皮支架植入超薄自体皮移植区域均未见明显瘢痕增生，尤其是痒痛明显改善，但植皮区都有不同程度收缩，尤以左上臂明显

（贾道锋）

方法 3　局部皮瓣转移术

方法 3-1：清创后局部皮瓣转移术

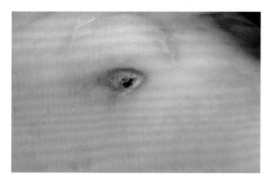

起搏器植入术后皮肤破溃，起搏器外露

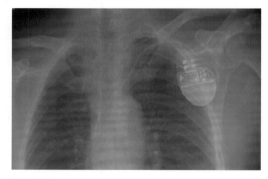

影像资料

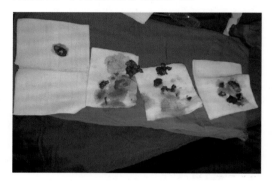

彻底清创

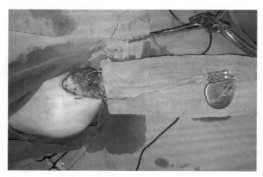

起搏器充分消毒

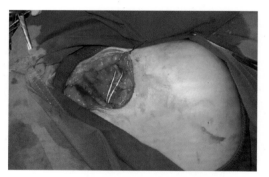

胸大肌下重构囊袋，将起搏器植入肌肉囊袋中

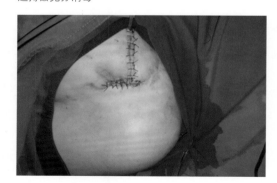

"T"形缝合皮肤切口

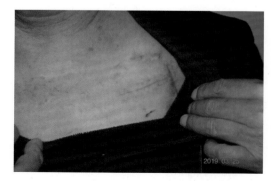

术后 3 个月（局部）

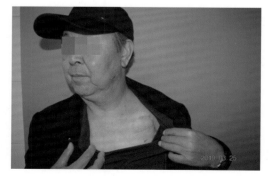

术后 3 个月

（官　浩）

方法 3-2：清创后局部皮瓣转移术

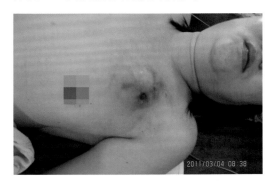

透过一层薄薄的皮肤可见起搏器即将外露

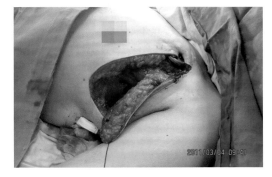

切开后将起搏器周围囊性结构切除，切取局部皮瓣

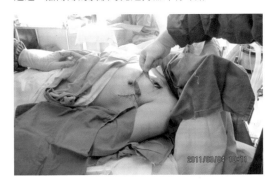

皮瓣形成满足填塞起搏器周围空腔的需要

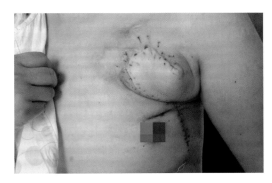

术后 3 周

（贲道锋）

方法 3-3：清创后局部皮瓣转移术

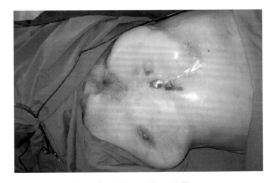

3D 打印人工胸骨术后外露，纵隔暴露

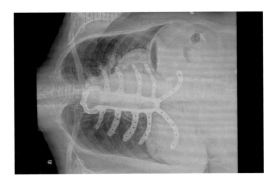

影像资料

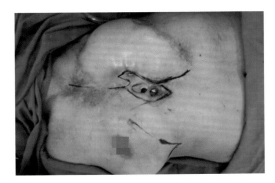

术前设计

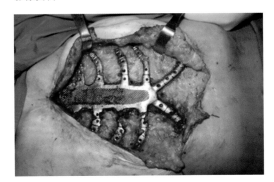

术中显露

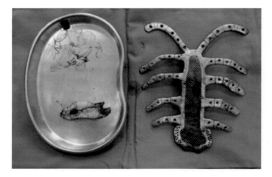

人工胸骨及异物取出

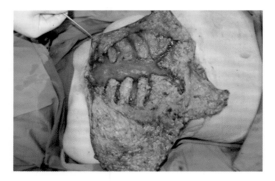

彻底清创

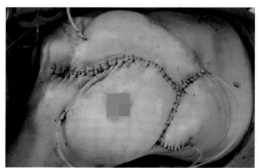

局部皮瓣覆盖创面

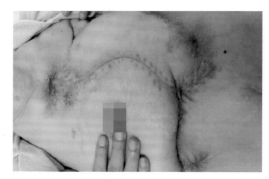

术后 6 个月

（官　浩）

方法 3-4：清创后局部皮瓣转移术（乳腺部位缺损修复）

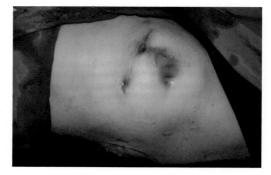

左侧浆液性乳腺炎

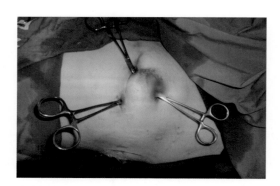

术中探查窦道

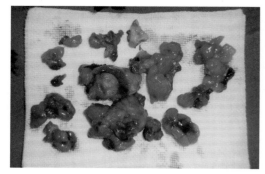

术中清除的坏死乳腺组织

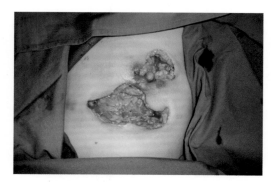

清创后创面

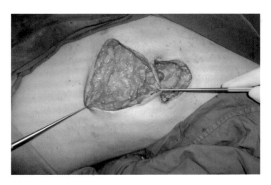

经负压灌洗后一周创面

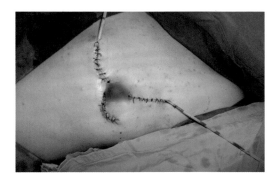

术中缝合即刻

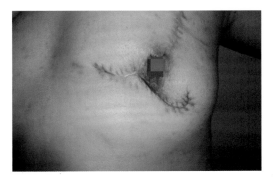

术后 5 个月随访

（官　浩）

方法 3-5：清创后局部皮瓣＋皮肤软组织扩增转移术

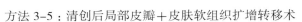

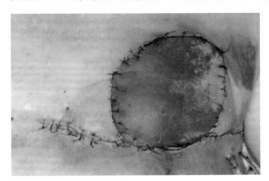

肌皮瓣转移术后 5 天出现部分坏死缺血

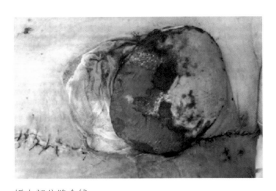

拆去部分缝合线

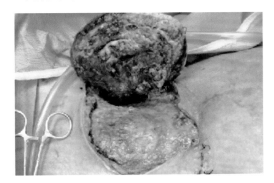

掀起皮瓣，清除血块

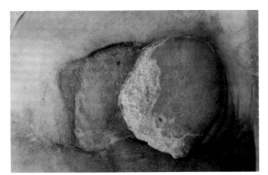

经多次扩创术后创面新鲜，创面大小约 5cm×7cm

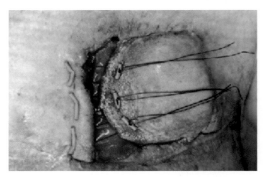

采用皮肤软组织缓慢扩增术后，第1次术后可见创面明显缩小

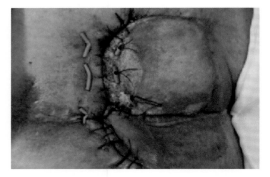

5天后行第2次皮肤软组织扩增术后，创面基本封闭

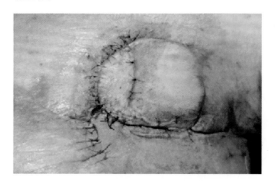

皮瓣表面创面行刃厚皮移植，完全封闭创面

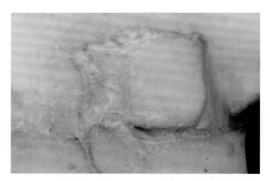

术后9个月随访，可见皮瓣成活良好，皮肤移植部位轻度瘢痕增生

（纪世召　王光毅　陈甜胜）

方法3-6：清创后局部皮瓣转移术

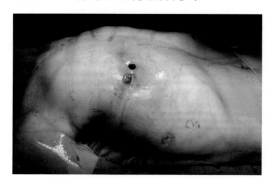

男性右乳肿瘤切除放射治疗后形成空腔

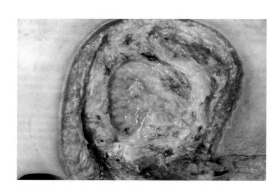

打开薄层表面皮肤清创后见空腔底部为胸膜组织

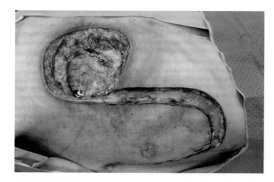

切取局部皮瓣

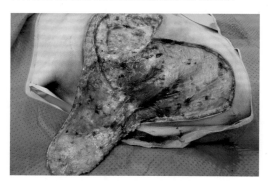

皮瓣形成

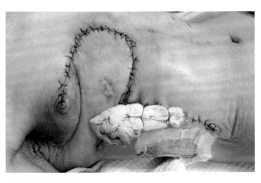

肌皮瓣转移完毕

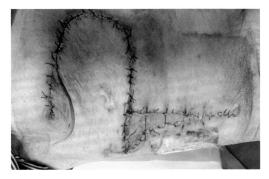

术后2周

（贲道锋）

方法4 减张缝合术

方法4-1：减张缝合术

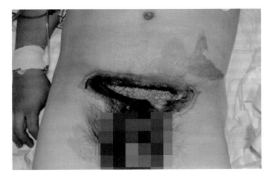

下腹部电烧伤术前

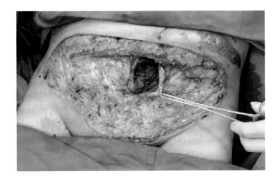

清创术中见腹直肌部分坏死

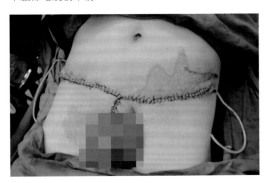

术后

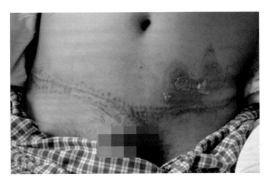

随访

（张丕红）

方法4-2：减张缝合术

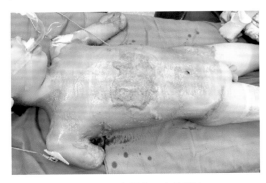

儿童电烧伤后前躯干瘢痕增生，术前所见

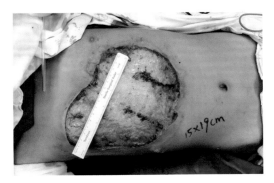

术中切除瘢痕后形成15cm×19cm大小创面

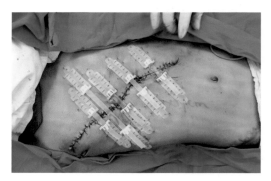

减张缝合术后即刻

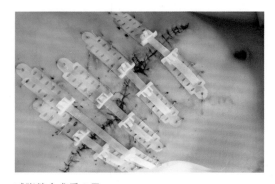

减张缝合术后2天

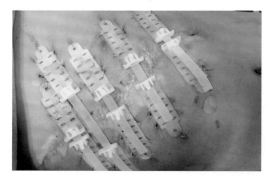

术后2周随访

（贲道锋）

方法 4-3：减张缝合术

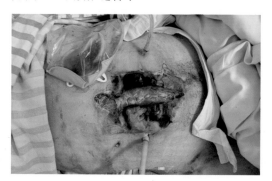

阑尾炎穿孔／坏疽致腹膜炎，腹壁全层坏死

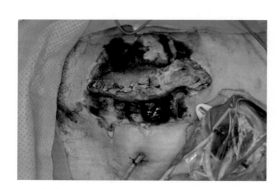

转入我科时腹壁大片坏死，创周炎明显

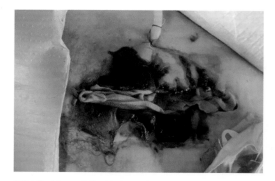

拆开腹壁切口见腹壁组织大片液化坏死

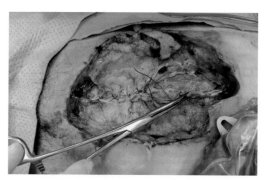

清创后腹壁形成 18cm×16cm 缺损，因脏层腹膜坏死大网膜和肠管外露

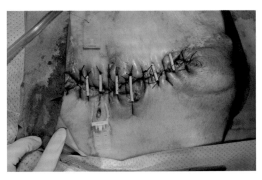

入院后 1 周用 10 号线减张缝合，使用牵拉缝合减张器减轻切口张力

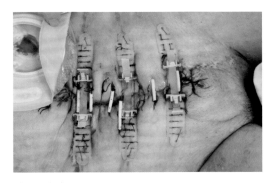

减张缝合术后 2 周

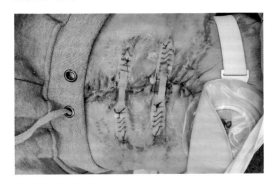

减张缝合术后 3 周

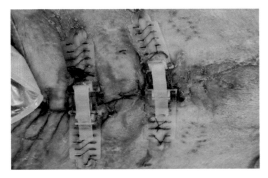

减张缝合术后 4 周

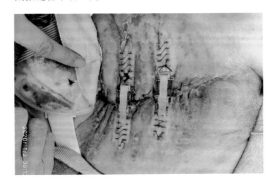

减张缝合术后 1 个半月

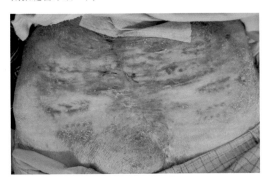

减张缝合术后 2 个月

（贲道锋）

方法 4-4：减张缝合术

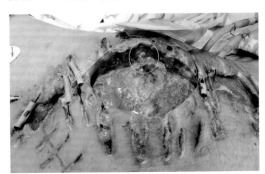

外院转入时：患者肠癌肝转移行肠肝切除术后出现肠吻合口瘘，再行结肠造口术后，腹部切口裂开，腹腔开放肠管裸露

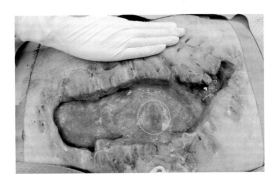

入院后 10 天，已多次行清创术

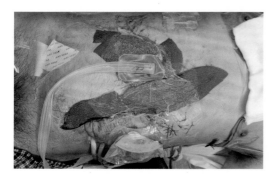

入院后 10 天，减张缝合缩小腹部创面

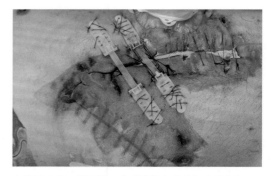

入院后 2 周，拟行第 2 次减张缝合完全闭合腹部切口，去除第 1 次减张缝合线下的预防缝合线切割肠管的油纱布，见一小破口

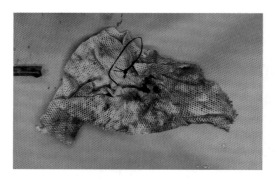

油纱条上有少量肠液样分泌物

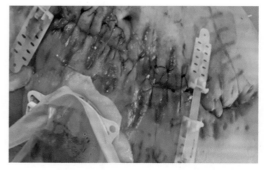

入院后 3 周发现肠管有一个小破口，肠液随呼吸起伏并浸泡整个切口

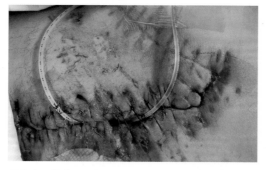

禁食少量饮水，局部用吸痰管滴水冲洗局部肠管破溃处，1000 ～ 3000ml/d，吸痰管负压吸走冲洗液；保证营养，静脉营养大袋

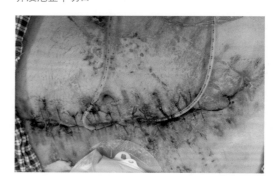

入院后 25 天口服亚甲蓝在腹部伤口处仍有蓝色渗液

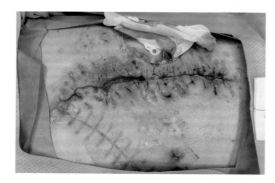

拆去缝合线和冲洗管

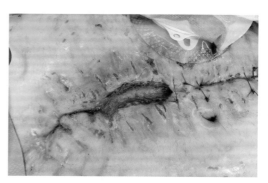

切除内翻生长的表皮

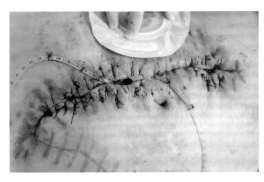

更换新的缝合线和冲洗管

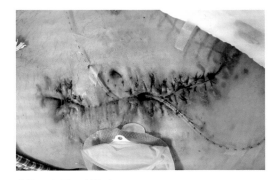

住院 1 个月，出院时

（贲道锋　陈郑礼）

方法 4-5：减张缝合术

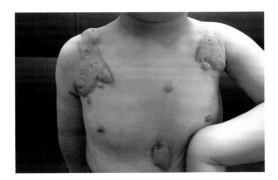

前躯干多处瘢痕增生

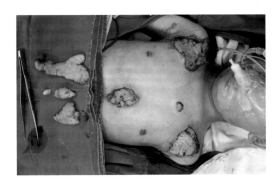

切除瘢痕

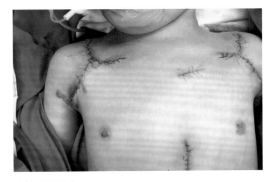

直接减张缝合

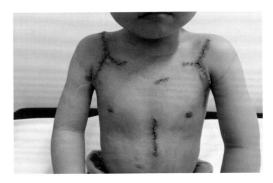

第一次术后 2 周

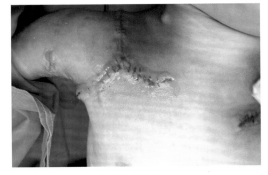

拆线时行二氧化碳点阵激光治疗

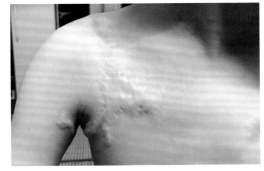

第 1 次瘢痕切除缝合点阵激光治疗术后 2 年切口变宽，瘢痕质软

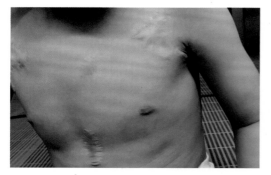

第 1 次术后两年，第 2 次手术前

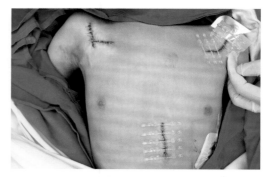

第 2 次手术，切除切口瘢痕后直接缝合、zip 减张器减张

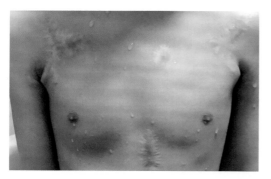

第 2 次术后半年

（贲道锋）

方法 5　胸廓内动脉穿支皮瓣转移术

方法 5-1：胸廓内动脉穿支皮瓣转移术

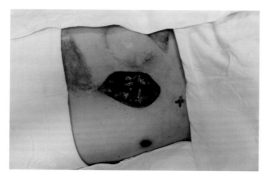

男，55 岁，胸部肿瘤切除术后胸骨外露

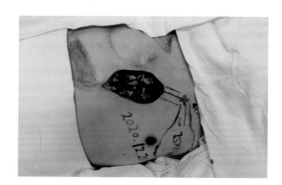

胸廓内动脉穿支皮瓣设计

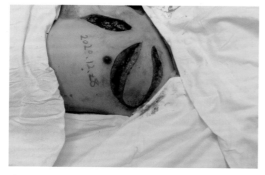

胸廓内动脉穿支皮瓣切取

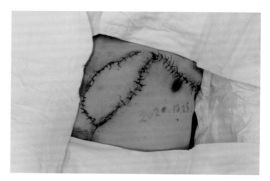

胸廓内穿支皮瓣转移

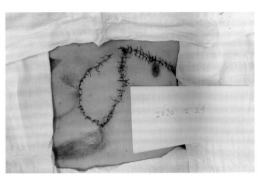

术后 1 天外形

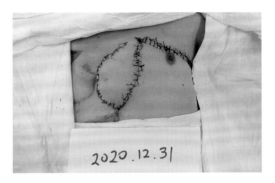

术后 3 天外形

（窦　懿　郑捷新　刘　琰）

方法 5-2：胸廓内动脉穿支皮瓣转移术

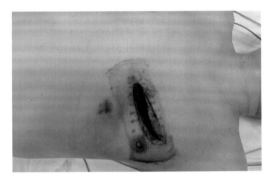

男，32 岁，胸部钛板外露

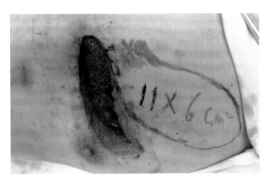

胸廓内动脉穿支皮瓣设计

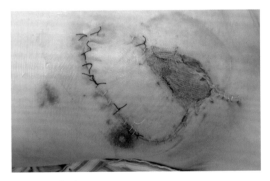

术后 4 天外形

（窦　懿　郑捷新　张　勤）

方法 6　腹部下动脉穿支皮瓣 + 肋间皮瓣转移术

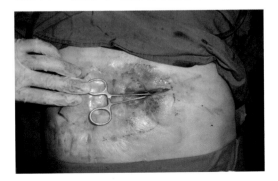

上腹部瘢痕伴慢性窦道

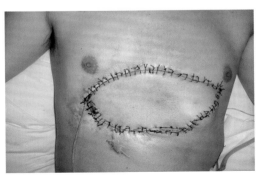

瘢痕切除、窦道清除后设计左侧腹壁下动脉穿支皮瓣，
经皮下隧道转移修复创面

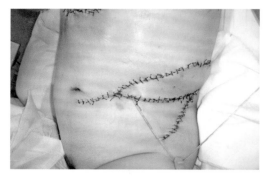

皮瓣供区设计肋间皮瓣转移修复

（韩军涛）

方法 7　胸大肌翻转修复术

方法 7-1：胸大肌翻转覆盖术

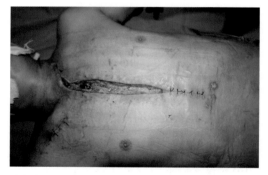

胸部术后切口不愈

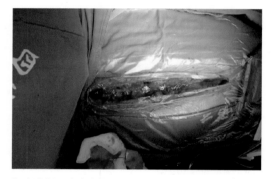

彻底清创，咬除胸骨

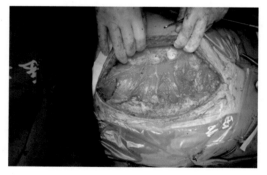

胸大肌翻转覆盖

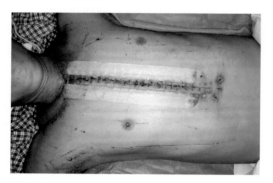

术后 1 周

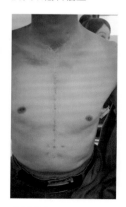

术后半年

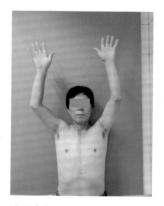

术后半年

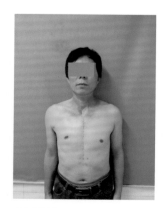

术后半年

（官　浩）

方法 7-2：胸大肌翻转覆盖术

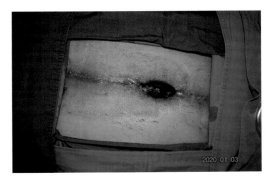

开胸术后创面愈合不良术前

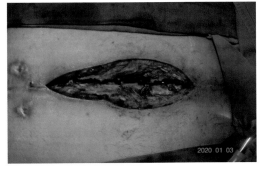

开胸术后创面愈合不良术中

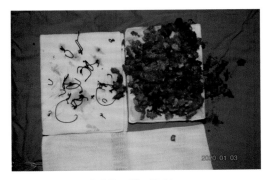

术中取出异物咬除胸骨，纵隔清创

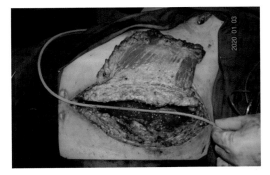

单侧胸大肌翻转术中

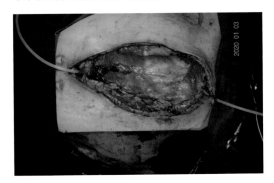

单侧胸大肌翻转术中

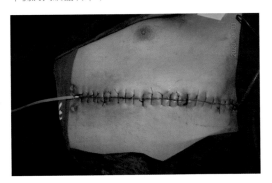

术中缝合后即刻

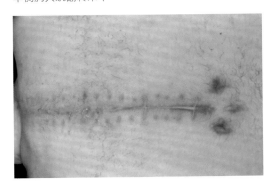

术后 6 个月随访

（官　浩）

方法 7-3：胸大肌翻转覆盖术

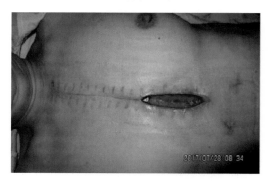

心脏移植术后胸骨固定钢板外露

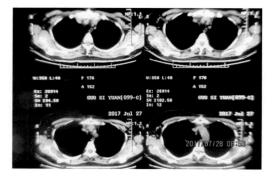

影像学所见

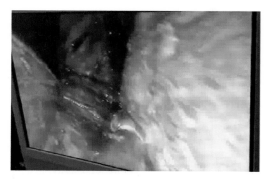

腔镜下单侧胸大肌翻转

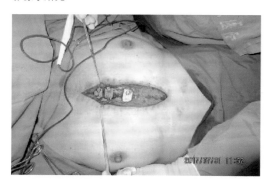

术中见胸骨裂开

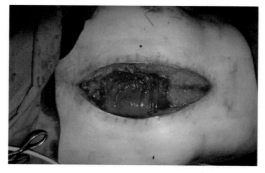

胸大肌肌瓣翻转覆盖

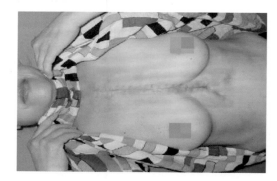

术后 1 年随访

（官　浩）

方法 7-4：胸大肌翻转覆盖术（乳腺部位缺损修复）

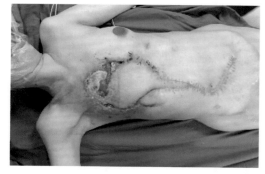

乳腺癌人工肋骨胸壁重建术后感染

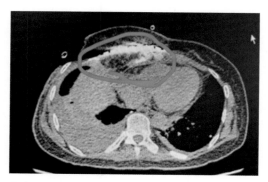

术前影像学所见

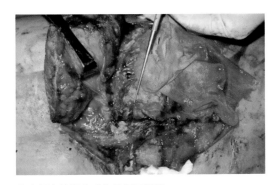

术中探查见部分感染及坏死组织

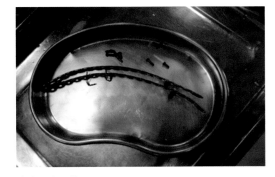

术中取出异物

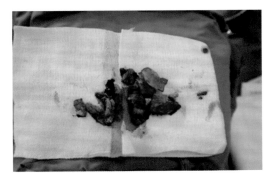

术中取出坏死组织

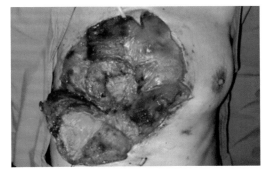

对侧胸大肌翻转修复

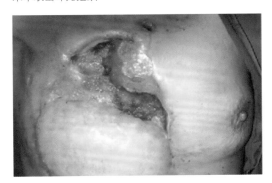

清创术后创面清洁，肉芽生长良好

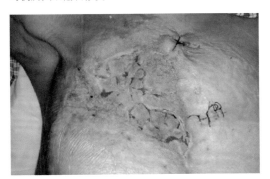

乳腺癌人工肋骨胸壁重建术后感染术后伤口检视

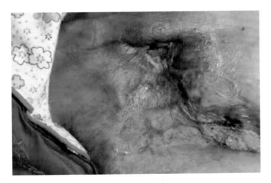

术后3个月随访

（官　浩）

3

方法 7-5：胸大肌翻转覆盖术

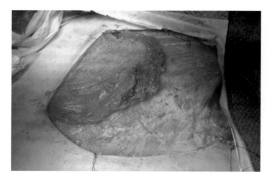

乳腺部位缺损

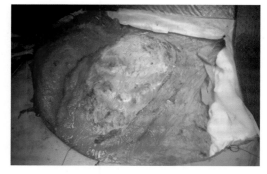

术中胸大肌翻转瓣覆盖乳腺部位缺损

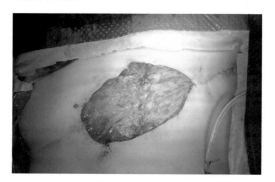

覆盖完毕

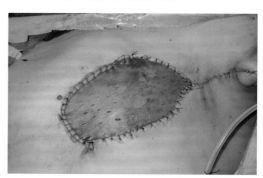

植皮

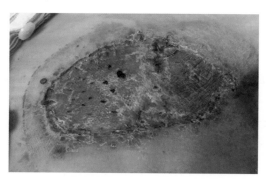

术后随访

（毕宏达）

方法 8　局部胸大肌游离对接覆盖术

方法 8-1：局部胸大肌游离对接覆盖术

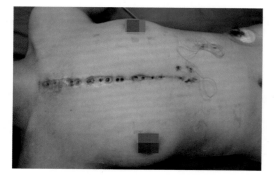

胸部术后切口不愈

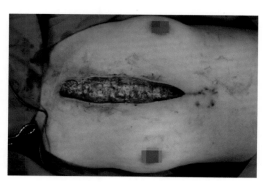

彻底清创

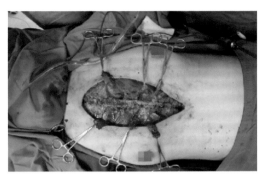

部分胸骨及固定线外露

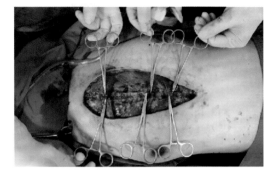

局部胸大肌游离，对接覆盖

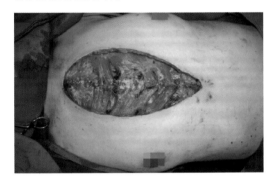

部分骨、固定线外露肌瓣覆盖后

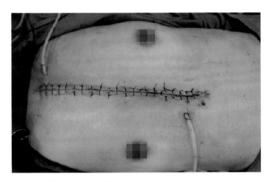

置引流管，逐层缝合切口

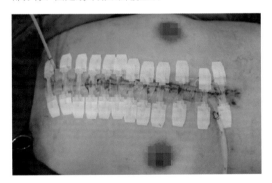

减张器保护切口

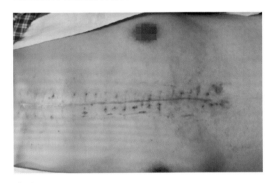

术后 3 周

（官　浩）

方法 8-2：局部胸大肌游离对接覆盖术

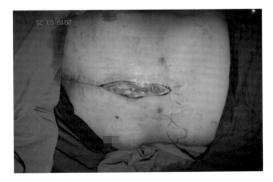

开胸术后创面愈合不良术前

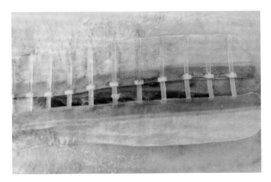

开胸术后创面愈合不良术前

3

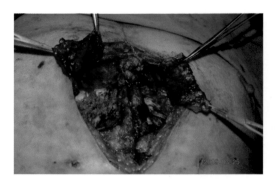

胸大肌对接术中

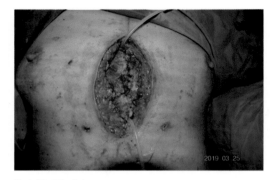

胸大肌对接术中

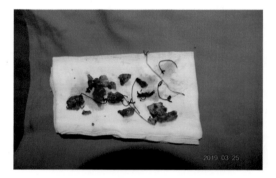

术中取出异物及坏死组织

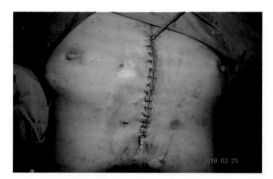

术中缝合后即刻

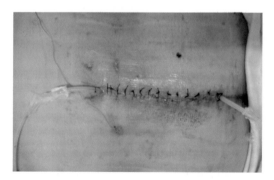

术后 2 天换药情况

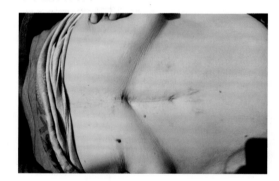

术后 11 个月随访

（官　浩）

方法 9　背阔肌肌皮瓣转移术

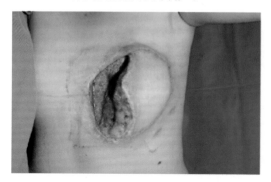

乳腺癌术后缺损

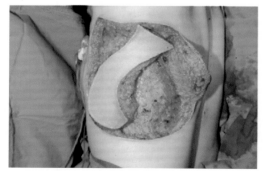

背阔肌切取中

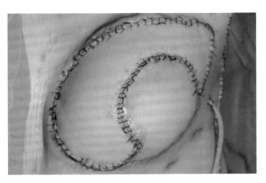

术后即刻

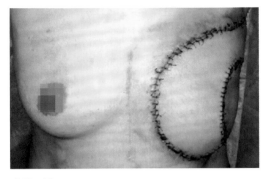

术后 1 周

（韩 夫）

方法 10 腹直肌肌皮瓣转移术

方法 10-1：瘢痕切除＋腹直肌岛状皮瓣转移术

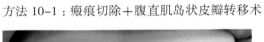

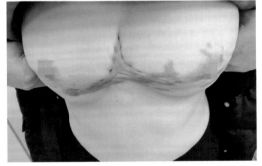

胸部瘢痕反复溃疡术前

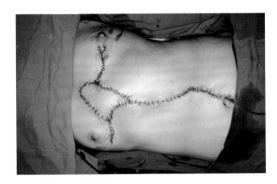

腹直肌岛状皮瓣修复

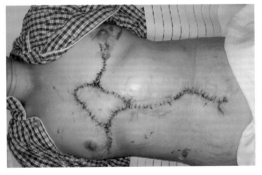

术后 1 周

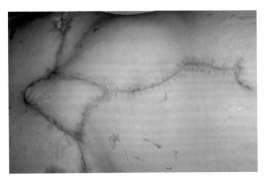

术后 1 个月

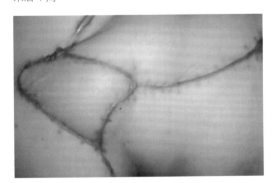

术后半年

（官 浩）

方法 10-2：双蒂腹直肌肌瓣拉拢缝合术

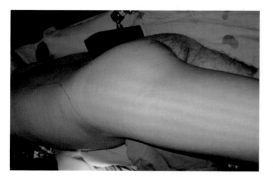

腰大肌脓肿继发左大腿、髂腹部、臀部高度红肿热痛，广泛软组织感染，患者处于感染性休克状态

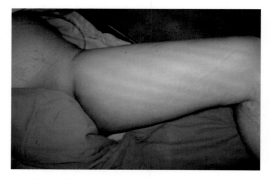

腰大肌脓肿继发左大腿、髂腹部、臀部高度红肿热痛，广泛软组织感染，患者处于感染性休克状态

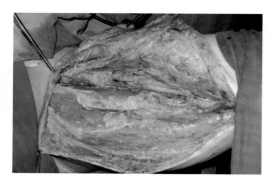

左大腿广泛软组织感染坏死

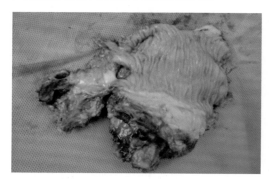

切除穿孔坏死液化肠段

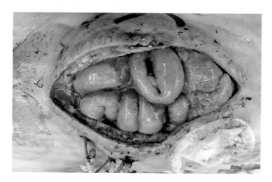

腹腔严重感染，肠外露

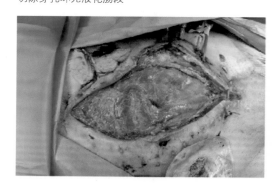

肠壁表面肉芽化，由于广泛瘢痕化，无法拉拢缝合

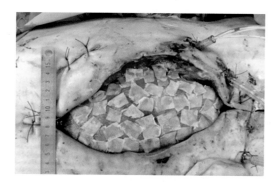

肠壁肉芽组织上移植邮票状自体刃厚皮

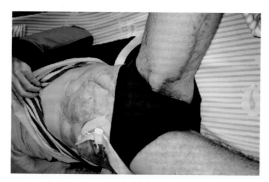

肠壁上植皮术后 1 年

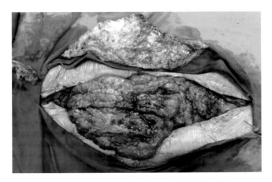

切除肠壁移植自体皮后腹壁缺损不能拉拢闭合

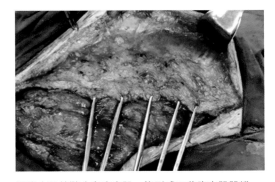

沿腹直肌前鞘分离腹直肌，拟形成双蒂腹直肌肌瓣

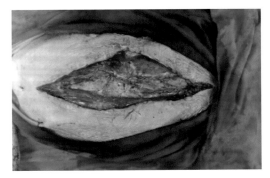

双侧腹直肌双蒂肌瓣拉拢缝合加强腹壁力量

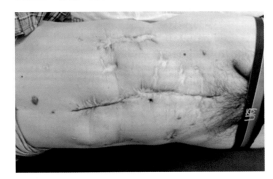

腹壁重建后 1 年

（赵耀华）

方法 10-3：腹直肌肌皮瓣转移术

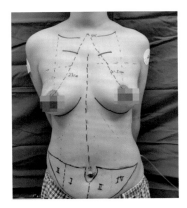

乳腺癌术前

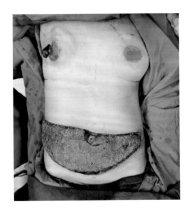

TRAM 修复术中

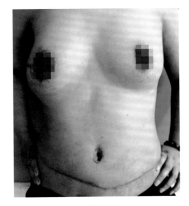

术后 3 个月（正位观）

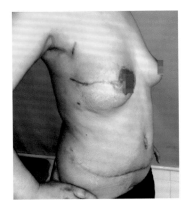

术后 3 个月（斜位观）

（韩　夫）

方法 10-4：胸大肌联合腹直肌翻转修复术

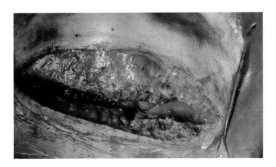

咬除胸骨后，纵隔彻底清创

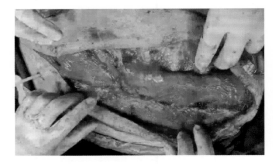

胸大肌翻转组织量不够，开放腹直肌前鞘，胸大肌联合腹直肌翻转覆盖创面

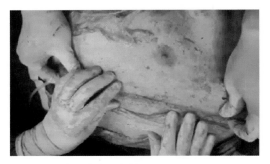

缝合充分游离的皮缘修复创面

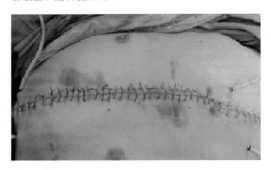

术后即刻

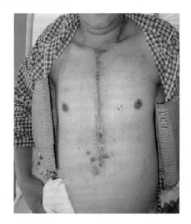

术后随访

（官　浩）

方法 11　脐旁皮瓣 + 腹直肌皮瓣转移术

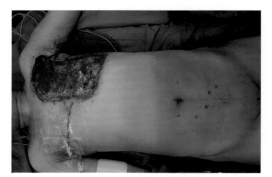

乳腺癌根治术后遗留巨大创面

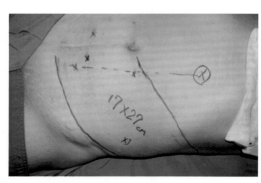

设计同侧腹直肌肌皮瓣

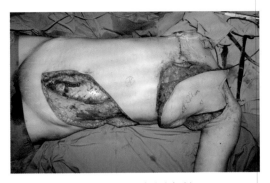

同侧腹直肌皮瓣经皮下隧道转移修复创面

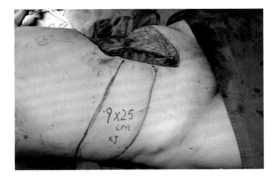

设计对侧脐旁皮瓣

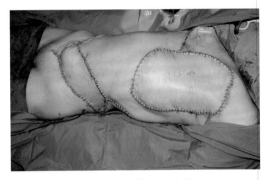

对侧脐旁皮瓣转移修复左侧供瓣区缺损

（韩军涛）

方法 12　股前外侧皮瓣转移术

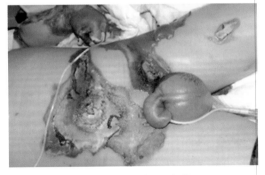

腹部电烧伤扩创，肠管节段性坏死术前

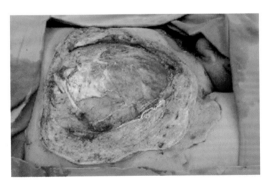

术中扩创

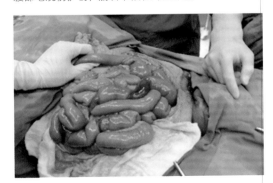

术中探查

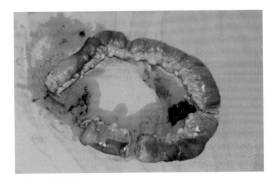

切除坏死肠段

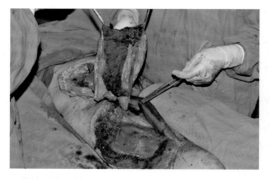

股前外侧皮瓣转移修复创面

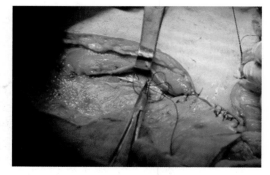

术中

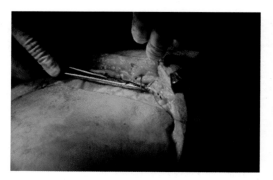

术中

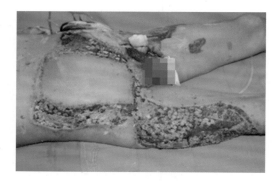

术后

（张丕红）

方法 13　游离腹壁下动脉穿支皮瓣转移术

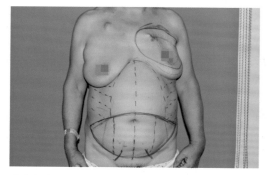

乳腺癌（腋窝转移癌）

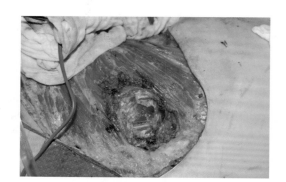

切除乳房，显露胸廓内血管

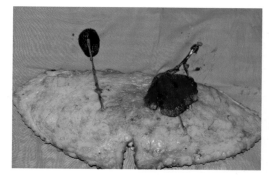

切取 DIEP

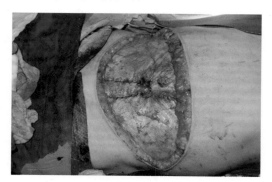

折叠前鞘

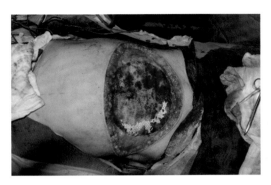

补片加强腹壁强度

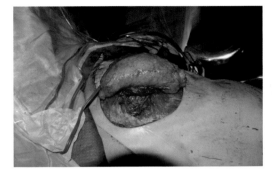

吻合血管（两动两静）

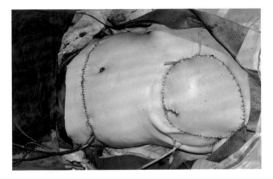

术后即刻

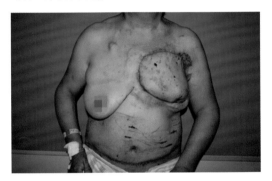

术后 2 周

（毕宏达）

方法 14　游离背阔肌肌皮瓣转移术

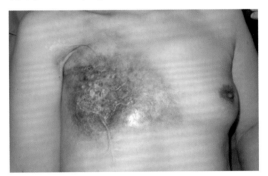

术前乳腺癌术后胸壁放射性溃疡

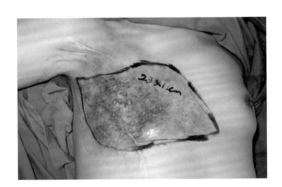

术中清创范围

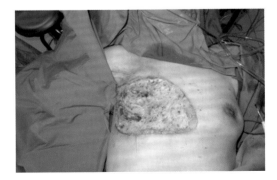

术中清创，去除坏死肋骨

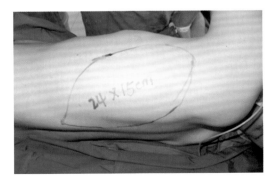

术中设计背阔肌游离肌皮瓣

3

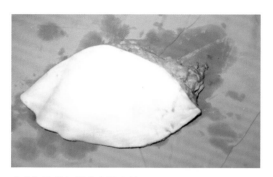

术中切取背阔肌游离肌皮瓣

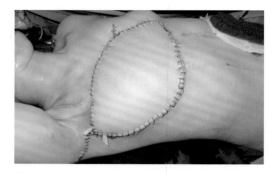

术后

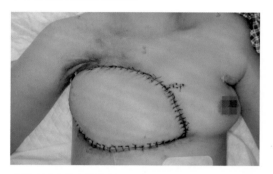

术后 1 周皮瓣血供良好

（官　浩）

第三节　侧胸壁

方法 1　局部皮瓣转移术

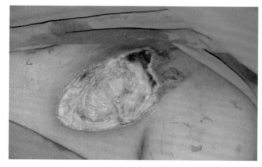

右腋后电烧伤创面

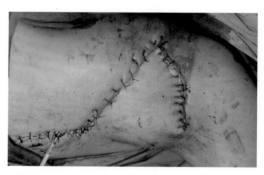

侧胸皮瓣修复术中

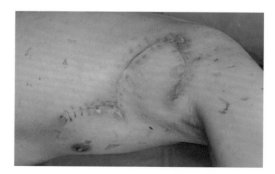

术后随访

（张丕红）

方法 2　皮肤软组织快速扩增术

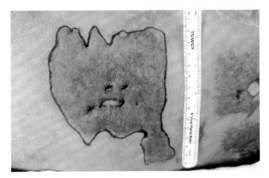

患者烧伤后侧胸部巨大瘢痕，术前照片

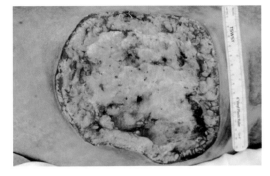

侧胸部巨大瘢痕切除后创面大小约 17cm×20cm

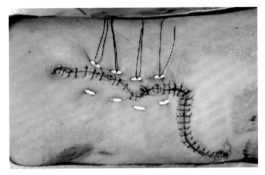

采用皮肤软组织快速扩增术，一次手术封闭创面

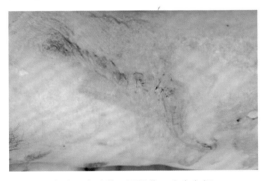

术后 2 周拆除所有缝线，可见伤口愈合良好

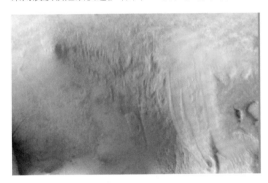

术后 6 个月随访，瘢痕切除部位平坦，未见明显瘢痕增生

（纪世召　佟希睿）

方法 3　双蒂皮瓣转移术

方法 3-1：双蒂皮瓣转移术

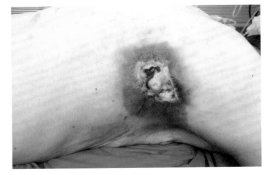

后侧胸壁恶性肿瘤术后复发

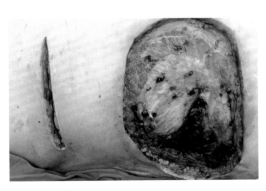

肿瘤切除术后

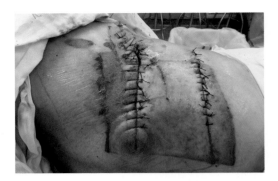

双蒂皮瓣转移覆盖术后 2 周

（贡道锋）

方法 3-2：双蒂皮瓣转移术

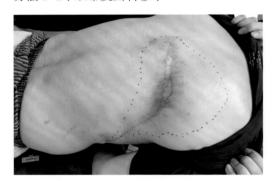

后侧胸壁恶性肿瘤术后复发，拟切除范围

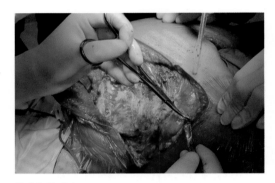

肿瘤切除术中

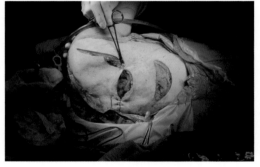

双蒂皮瓣形成中

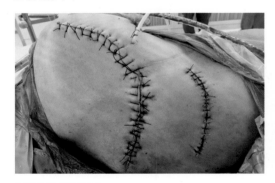

双蒂皮瓣转移完毕

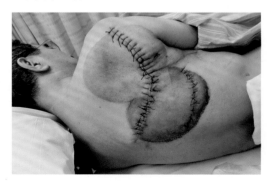

术后 5 天

（贡道锋　孙　伟）

方法 4　腹直肌肌皮瓣转移术

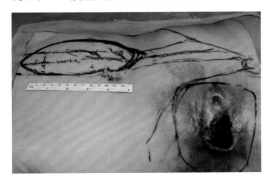

胸壁放射性溃疡

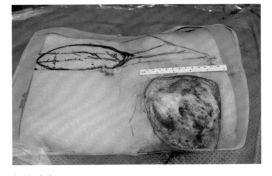

切除溃疡

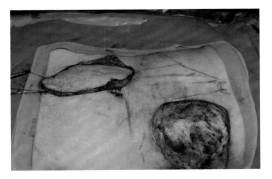

形成腹直肌肌皮瓣

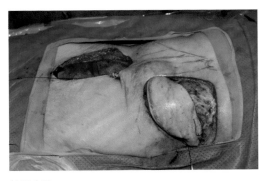

转移皮瓣

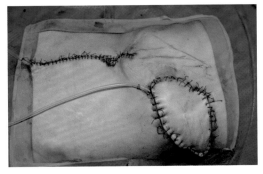

术后即刻

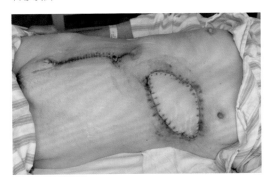

术后 2 周

（毕宏达）

方法 5　背阔肌肌皮瓣转移术

方法 5-1：背阔肌肌皮瓣转移术

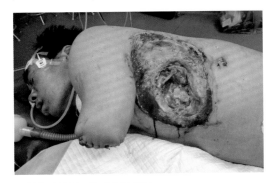

术前心肺外露，胸壁严重毁损

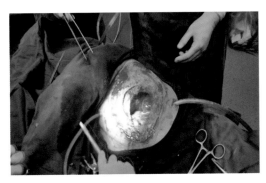

术中清创

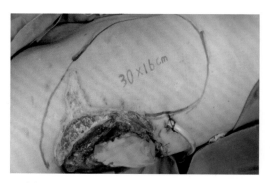

设计皮瓣

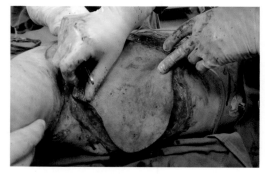

转移皮瓣覆盖创面

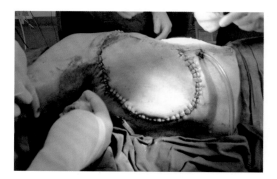

术后即刻

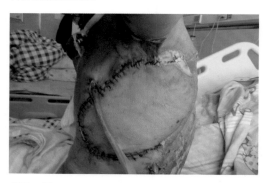

术后 1 周

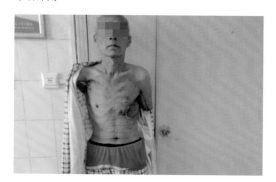

术后 1 个月随访

（官　浩）

方法 5-2：背阔肌肌皮瓣转移术

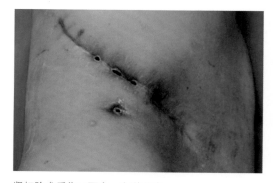

肾切除术后伤口不愈、窦道形成

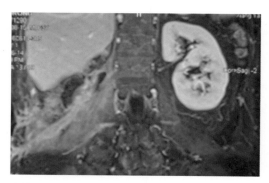

术前影像学所见

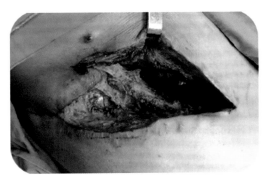

术中探查

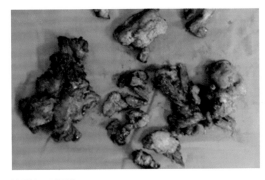

清除坏死组织

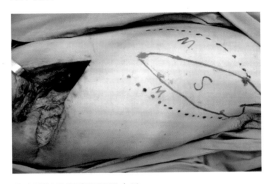

术中设计逆行背阔肌肌皮瓣

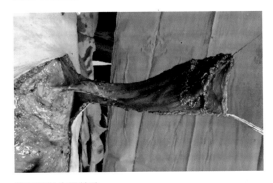

背阔肌肌皮瓣转移

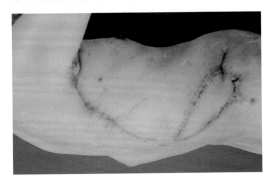

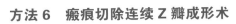

术后

（张丕红）

方法 6 瘢痕切除连续 Z 瓣成形术

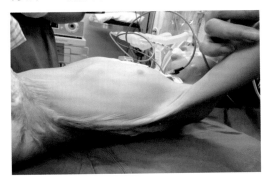

儿童身体左侧条索状瘢痕增生

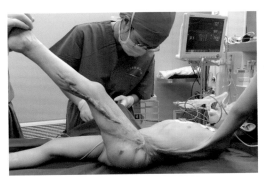

儿童身体左侧条索状瘢痕增生

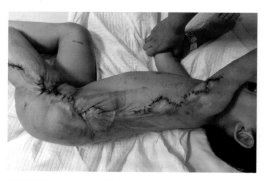

瘢痕切除连续 Z 瓣成形术

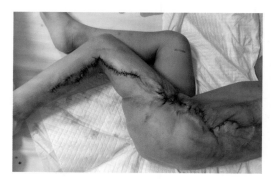

瘢痕切除连续 Z 瓣成形术

（贾道锋）

第四节　背部

方法 1　清创植皮术

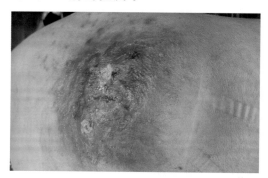

早期创面

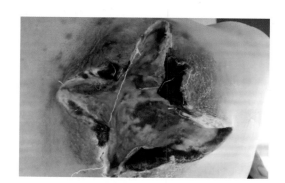

术前

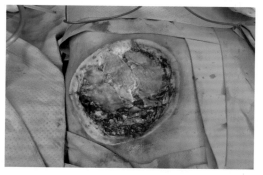

清创植皮覆盖创面

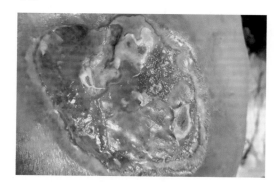

术后换药所见

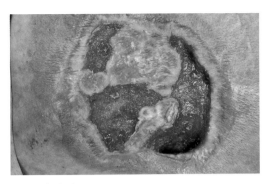

部分植皮成活

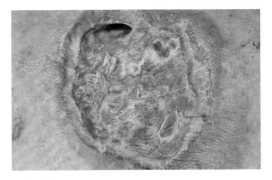

再次植皮

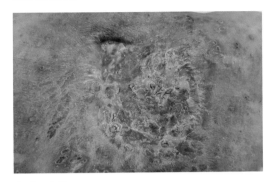

术后 1 个月

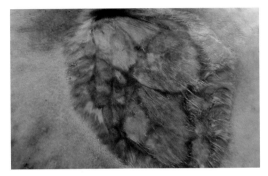

术后 3 个月

（贡道锋　陈郑礼）

方法 2　减张缝合术

方法 2-1：减张缝合术

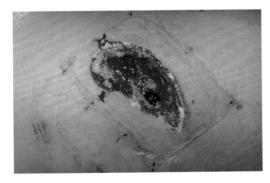

背部爆震伤术前

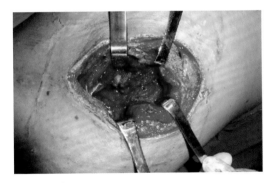

第一次术中

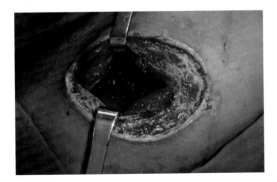

第二次术中

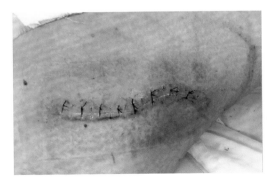

第二次手术术后 1 周

（官　浩）

方法 2-2：减张缝合术

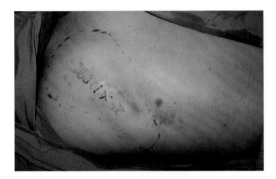

背部巨大血管瘤

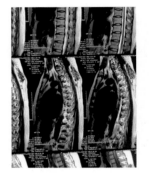

核磁共振提示血管瘤位于肩胛骨前后

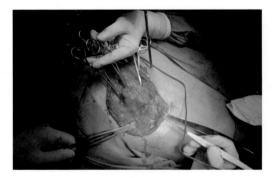

术中切除肩胛骨前巨大血管瘤体

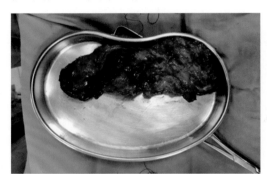

术中

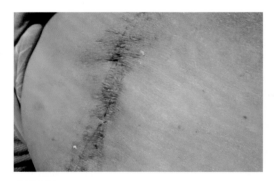

术后 3 周

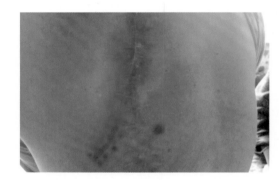

术后 5 个月随访

（官　浩）

方法 3　皮肤软组织扩增技术

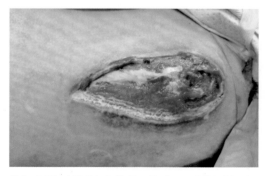

外伤后背部皮肤软组织缺损，骨质、肌腱外露创面大
小约 5cm×11cm

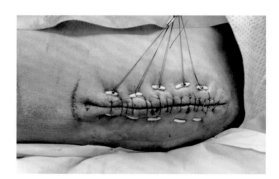

术中采用皮肤软组织快速扩增技术，一次封闭创面

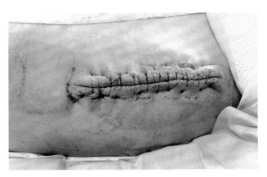

术后 5 天，伤口愈合良好，拆除扩增设备

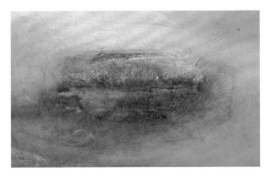

术后 1 个月随访，伤口愈合良好，未见明显瘢痕增生

（纪世召　李林辉）

方法 4　O-Z 皮瓣转移术

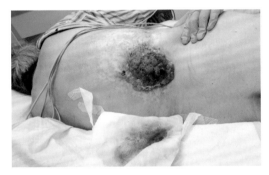

女，90 岁，后躯干巨大瘢痕溃疡合并鳞癌。患者 20 岁时躯干灼伤后瘢痕形成，80 岁时形成瘢痕溃疡，长期换药难愈合，近期创面新生物突出体表，疼痛恶臭，难以平卧，术前创面占据后躯干横轴 1/3

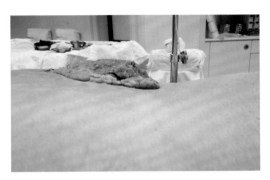

创面新生物侧面

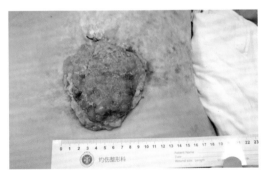

创面新生物正面

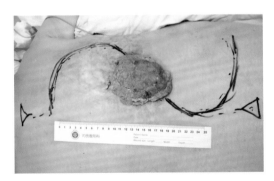

设计 O-Z 皮瓣

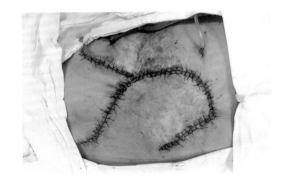

术毕

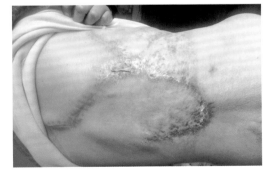

随访

（易　磊）

方法 5　拱顶石皮瓣转移术

方法 5-1：拱顶石皮瓣转移术

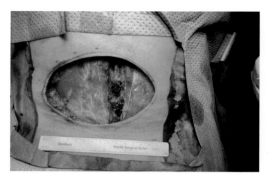

背部肉瘤切除术后缺损

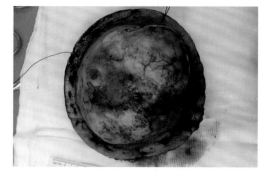

切除的肉瘤组织

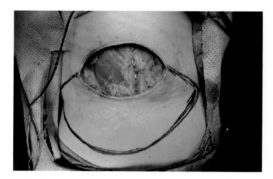

设计拱顶石皮瓣

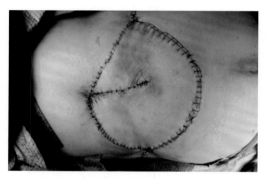

术后即刻

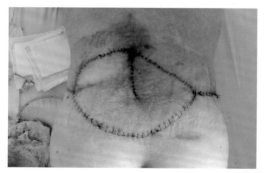

术后 14 天

（毕宏达）

方法 5-2：拱顶石皮瓣转移术

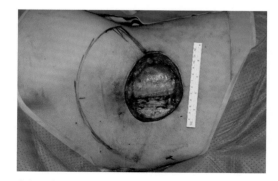

背部肉瘤切除术后缺损

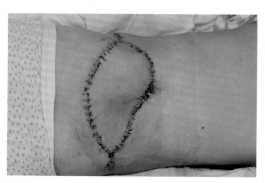

拱顶石皮瓣修复术后 7 天

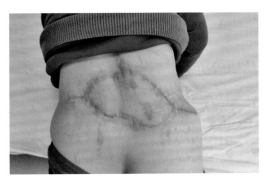

术后 1 年

（毕宏达）

方法 6　背阔肌皮瓣 + 肋间皮瓣移植术

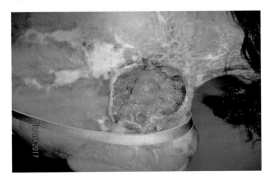

右侧肩背部瘢痕溃疡

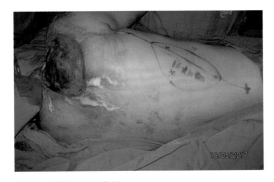

设计同侧背阔肌肌皮瓣

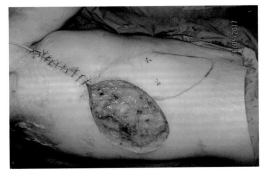

背阔肌岛状皮瓣经皮下隧道转移修复创面

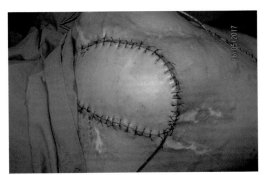

背阔肌肌皮瓣供区缺损，设计肋间皮瓣

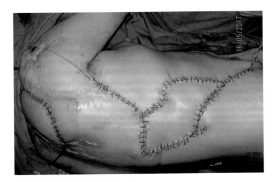

肋间皮瓣旋转覆盖背阔肌供瓣区

（韩军涛）

方法 7　瘢痕切除真皮支架植入 + 自体皮移植术

方法 7-1：瘢痕切除真皮支架植入术＋自体皮移植术

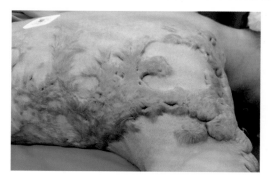

背部瘢痕增生严重，右侧

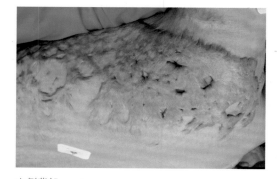

左侧背部

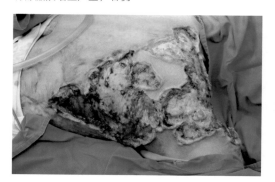

右侧背部瘢痕切除后

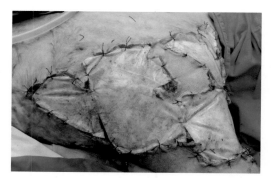

真皮支架植入

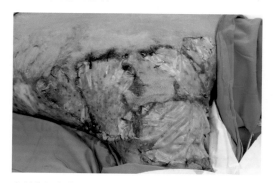

右侧背部真皮支架植入后 2 周

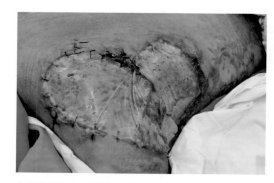

左侧背部真皮支架植入后 2 周

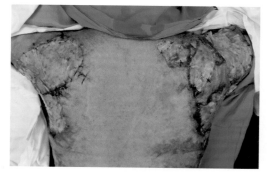

背部整体观

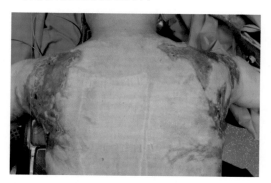

术后 2 周

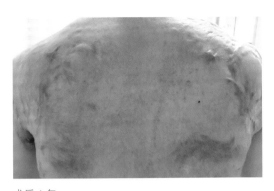

术后 1 年

（贲道锋　李骏强）

方法 7-2：瘢痕切除真皮支架植入术＋自体皮移植术

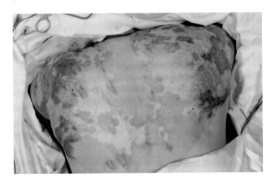

后背瘢痕术前

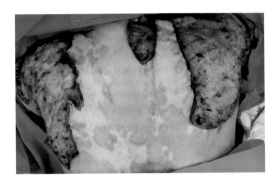

瘢痕切除后

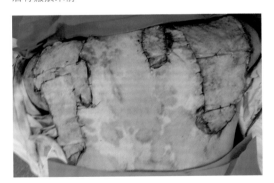

真皮支架植入后

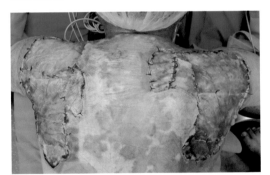

真皮支架植入后 12 天

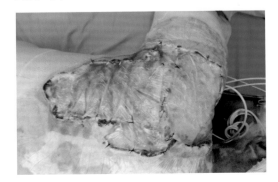

真皮支架植入后 12 天左肩

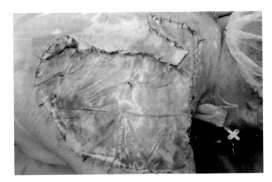

真皮支架植入后 12 天右肩

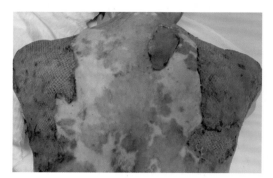

自体薄皮移植后 10 天

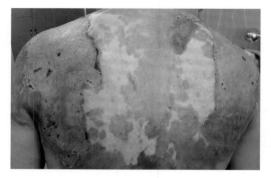

自体薄皮移植后 16 天

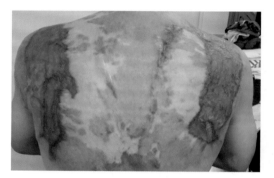

自体薄皮移植后 3 个半月

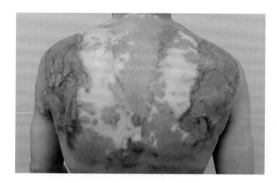

自体薄皮移植后 7 个月

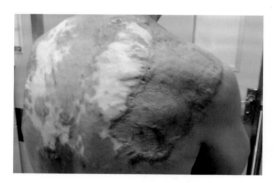

自体薄皮移植后 1 年

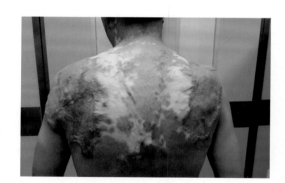

自体薄皮移植后 1 年

（贲道锋　李骏强）

第五节　大部分躯干

方法 1　清创植皮术

方法 1-1：清创植皮术

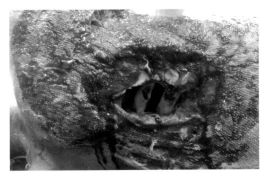

烧伤（铝水）15% TBSA，Ⅲ~Ⅳ度，左颈部右胸右腋窝右上肢，开放性气胸，伤后3周外院转入打开创面见肋骨外露胸腔开放

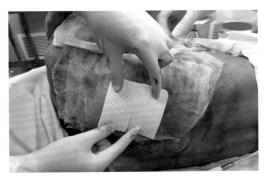

清创后用微动力负压填塞胸腔开放处，外面使用负压引流培养肉芽组织

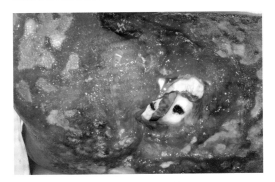

多次清创负压留置后，肉芽生长良好

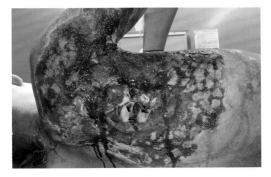

第二次手术打开创面，见肋骨外露胸腔开放

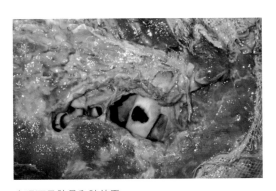

肉眼可见肋骨和肺外露

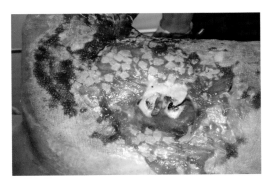

部分创面邮票植皮

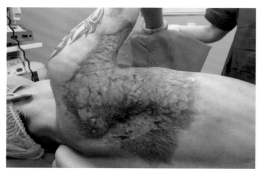

伤后 45 天创面基本覆盖

（贾道锋）

方法 1-2：清创植皮术

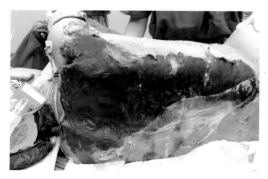

液氮泄露事故 15 人现场死亡，26 人伤，这是其中最重的 6 名伤员之一，后背深度烧伤，液氮重度吸入性损伤，第一时间行气管切开，呼吸机辅助呼吸

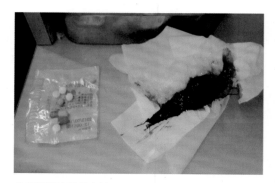

患者气道咳出的血块

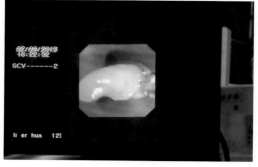

重点围绕重度吸入性损伤治疗，应用支气管镜清除大量各级气道内坏死组织及脱落的管型结构，镜下给药等措施控制出血，呼吸支持

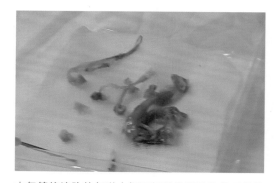

支气管镜清除的气道内坏死组织及脱落的管型结构

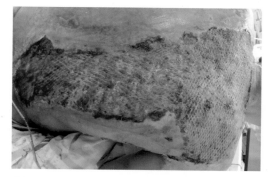

背部创面早期采取保痂、剥痂、吸盘式负压引流技术覆盖等措施，延缓对全身的干扰，等待全身情况相对稳定，一次手术成功封闭创面

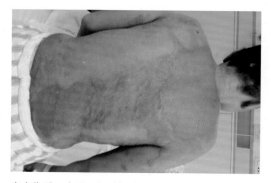

患者伤后 2 个月，门诊复诊时

（贾道锋）

方法 1-3：清创植皮术

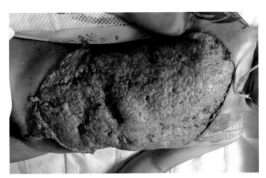

前躯干撕脱伤面积约 15% TBSA

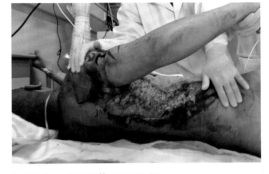

前躯干撕脱伤面积约 15% TBSA

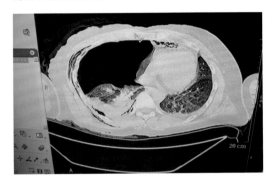

合并气胸

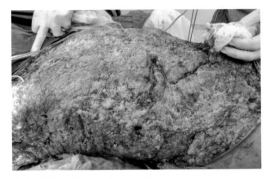

多次清创，创面仍有坏死组织

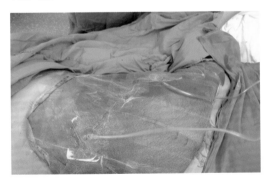

负压留置

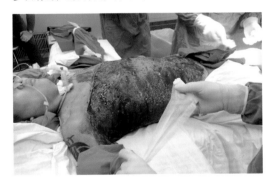

多次手术清创负压引流后创基红色，具备受皮条件

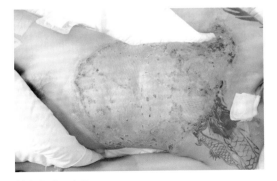

植皮术后 1 个月

（唐洪泰）

方法 1-4：清创植皮术

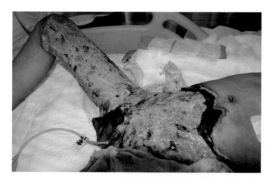

患儿躯干大腿全身多处撕脱伤，皮肤软组织坏死，左大腿截肢术后，撕脱伤面积约为截肢后体表面积的40%

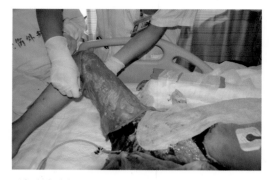

反复多次清创

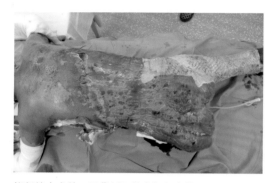

拟行植皮术前，后背创面基底红色肉芽为主

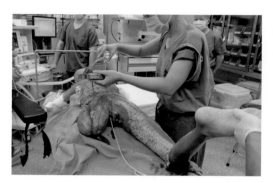

术中

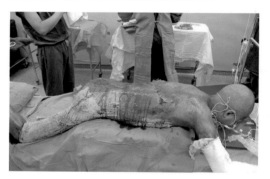

术中右侧面观

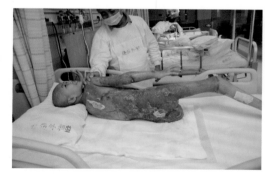

植皮术后1个月，创面基本消灭

（贲道锋　王光毅　张　梅）

方法 2　清创 + 局部皮瓣转移术

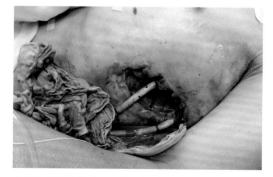

拔牙致坏死性筋膜炎，从颈部到3/4的躯干腋窝，皮下广泛坏死液化

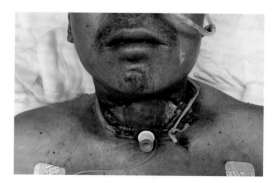

脓液随着呼吸和咳嗽从颈部创面和气管插管周围涌出

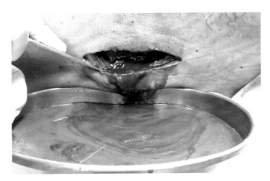

入院后多次清创，这是第 1 次清创从侧胸壁引流口放出的脓液

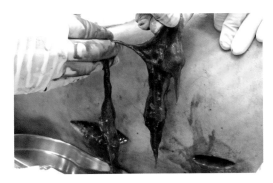

入院后第 2 次清创所见

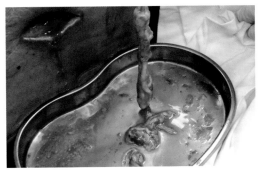

第 3 次清创，仍有成串的坏死组织从背部腋窝前胸皮下夹出，但引流口可见创基红色为主

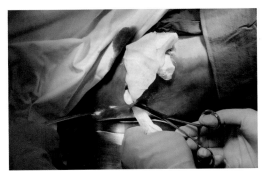

第 4 次清创时，可见躯干的皮下基本相通

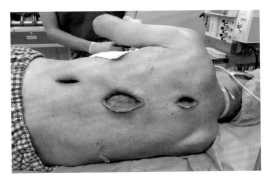

入院后 26 天创面红肿消除，引流口渗出少，皮下基本干净

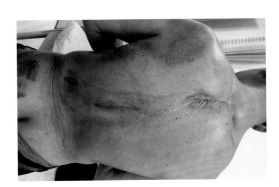

半年门诊复诊

3

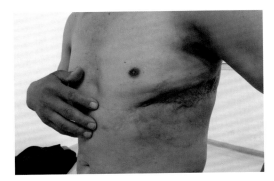

半年门诊复诊

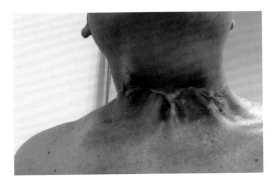

半年后门诊复诊

（贲道锋）

方法 3　脱细胞真皮覆盖 + 网状皮移植术

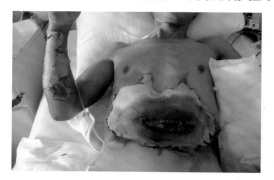

接触 1000v 电线，致腹部、双上肢、双臀部烧伤

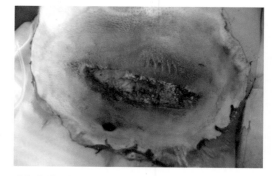

腹部皮肤呈棕褐色焦痂，可见坏死的腹直肌、腹外斜肌等，大网膜膨出、外露

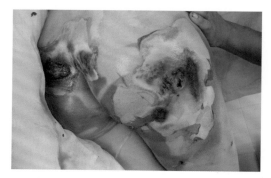

双侧臀部为散在棕褐色焦痂创面

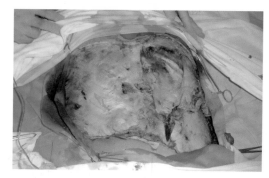

急诊行创面扩创和腹部探查术

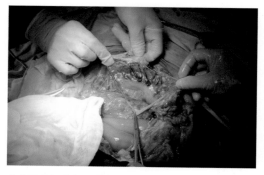

术中可见部分大网膜血管栓塞

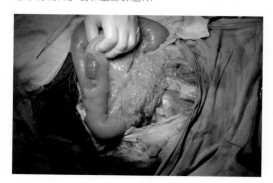

长约 10cm×6cm 的小肠及结肠坏死

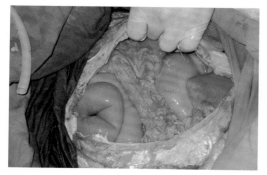

切除坏死肠管，行端端吻合

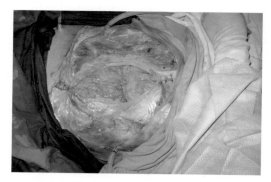

剩余的正常大网膜覆盖外露肠管和肝脏

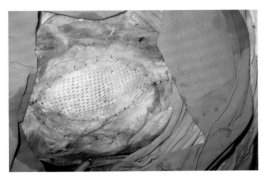

大网膜上移植大张厚约 0.4mm 的脱细胞真皮（ADM）

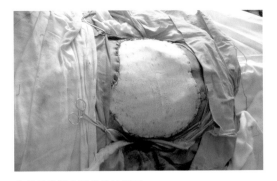

外用异种猪皮覆盖保护创面

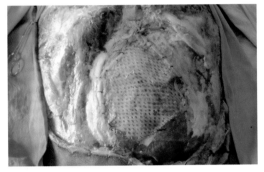

术后第 8 天 ADM 已部分血管化，黏附良好

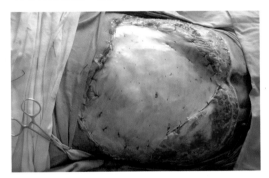

ADM 表面再次移植大张 ADM，以加强腹壁厚度和张力

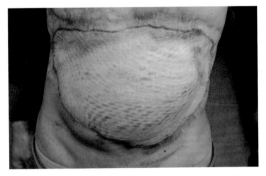

移植网状皮修复创面。随访 1 年，腹壁具有较强的韧性和强度，无腹腔内脏器膨隆、肠粘连、肠梗阻和腹壁疝等并发症

（肖仕初）

方法 4　肩部巨大软骨肉瘤切除 + 肿瘤皮瓣成形术

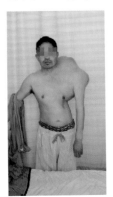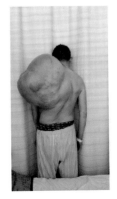

右肩部肿瘤反复手术 10 年余，前面后面观

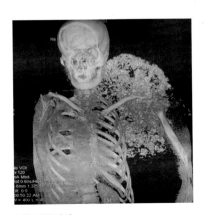

术前三维重建

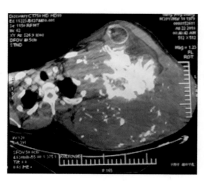

术前 CTA 提示肿瘤压迫臂丛及腋动脉，
与胸壁紧贴

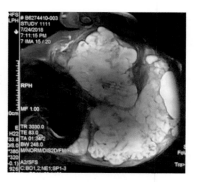

术前 MRI 增强提示为 T2 软骨样明显
高信号

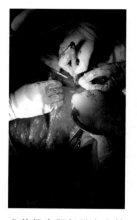

术前行肩胛部供血血管
临时栓塞。取侧卧位，
术中仔细分离臂丛及腋
血管，保护胸壁结构，
术中注意血压稳定，肿
瘤压迫上腔静脉解除后，
可引起术中血压骤降，
切除后肱骨悬吊固定于
锁骨远端

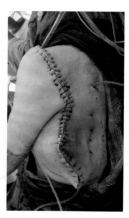

皮瓣全层缝合，手术耗
时 2 小时 30 分钟，术中
出血 2000ml

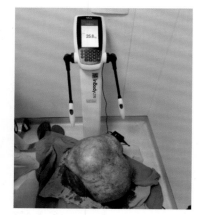

切除下的肿瘤重达 25.8kg，术后病理
为高级别软骨肉瘤

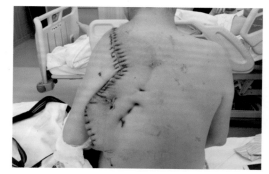

术后伤口愈合良好，后面观

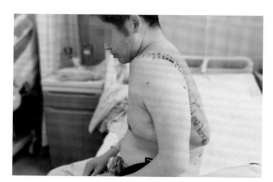

术后伤口愈合良好，侧面观

（蔡郑东　左冬青　孙梦熊　沈嘉康　汪红胜）

第四章 臀部

第一节 骶尾部

方法 1 自体单采富血小板血浆凝胶修复骶尾部窦道溃疡

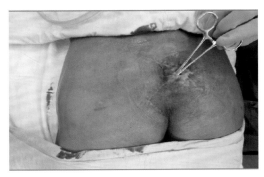

骶尾部压力性损伤皮瓣术后窦道，深达骨质，腔隙范围 3cm×3cm，切开腔隙后，彻底清创冲洗

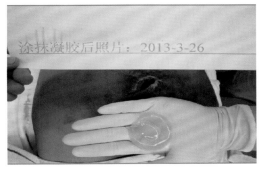

自体单采富血小板血浆制备成功后，使用激活剂体外成胶

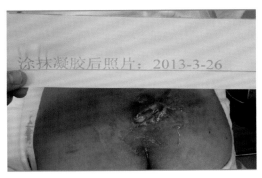

将自体单采富血小板血浆凝胶填塞进清创后创面内，术后使用负压治疗，每周更换一次

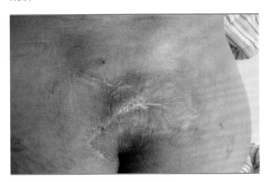

术后 3 周，创面已痊愈

（郝岱峰 冯 光）

方法 2 自体脂肪干细胞修复骶尾部放射性溃疡

患者骶尾部放射性溃疡，创面直径 25cm，全身情况很差无法耐受修复手术。术前 2 周局麻行自体腹部脂肪取出，并于实验室行脂肪干细胞培养 2 周，二期彻底清创后，于创面均匀注射自体脂肪干细胞液。创面使用生物蛋白海绵、银离子敷料覆盖后，PU 材料负压覆盖。术后 3 周创面基底条件明显改善，组织活性好，行邮票刃厚皮修复，植皮术后 4 周再次行邮票刃厚皮移植，二次植皮后 4 周创面基本痊愈。

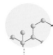

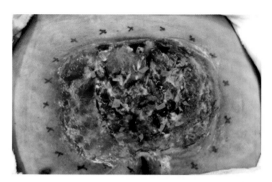

彻底清创后标记注射点

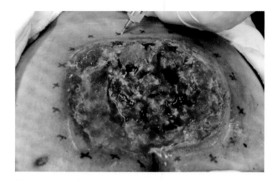

创周注射 19 点

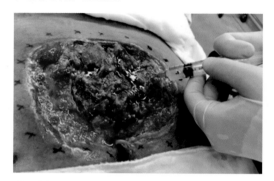

创面注射 15 点

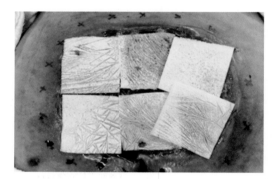

生物蛋白海绵覆盖创面

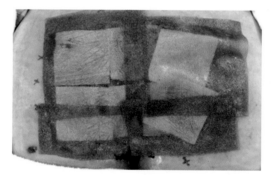

银离子敷料覆盖

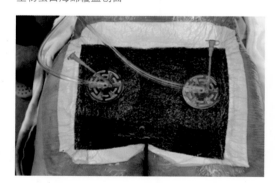

PU 负压覆盖

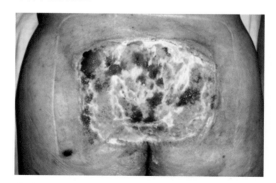

术后 1 周

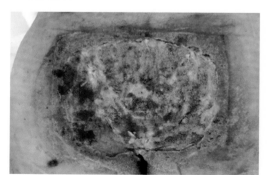

术后 3 周

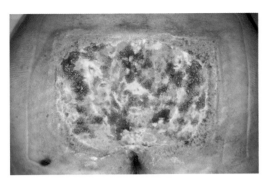

植皮术后 2 周

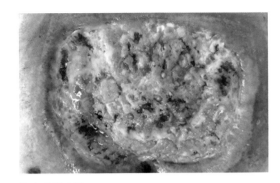

植皮术后 4 周

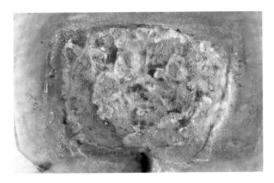

二次植皮术后 2 周

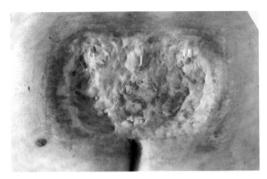

二次植皮术后 4 周

（郝岱峰　冯　光）

方法 3　减张缝合术

方法 3-1：减张缝合术

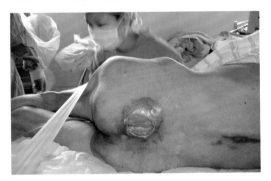

骶尾部压疮

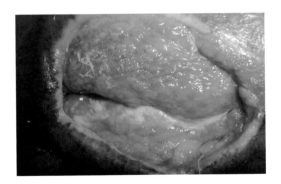

骶尾部压疮局部情况

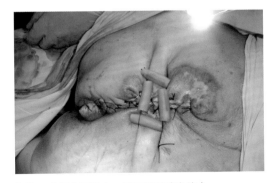

切除压疮后分层缝合 + 切口周围减张缝合

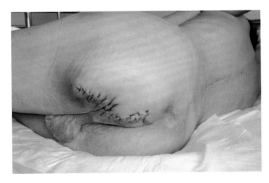

术后 1 周

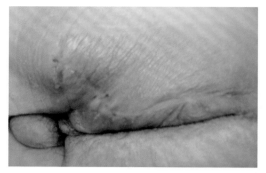

术后 1 个月

（胡晓燕　贲道锋）

方法 3-2：减张缝合术

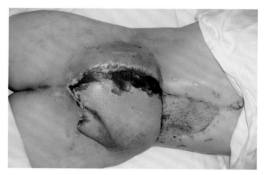

皮瓣边缘坏死

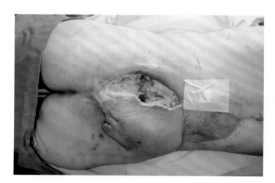

清创中

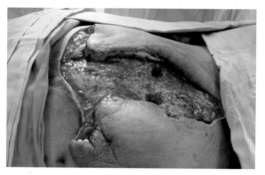

创基红色

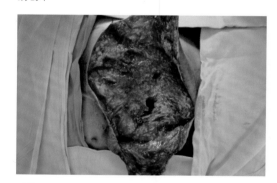

稍作分离

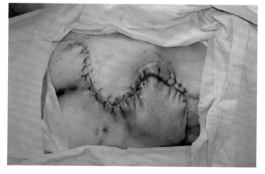

拉拢缝合

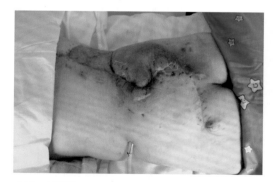

术后 2 周拆线

（贲道锋　肖仕初）

方法 4　局部皮瓣转移术

方法 4-1：局部皮瓣转移，覆盖骶尾部溃疡窦道切除后创面

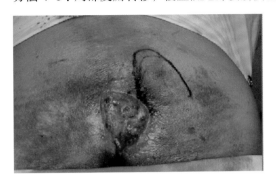

骶尾下部压力性损伤清创后以远端为蒂，设计局转皮瓣

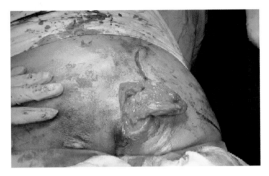

按设计好的皮瓣，沿深筋膜层掀起，推进修复创面

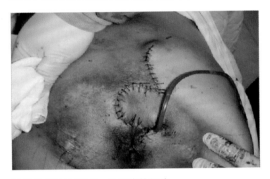

局转皮瓣修复创面，供区直接闭合

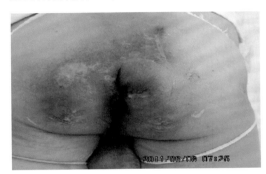

术后 3 周，创面痊愈

（郝岱峰　冯　光）

方法 4-2：局部皮瓣转移，覆盖骶尾部溃疡窦道切除后创面

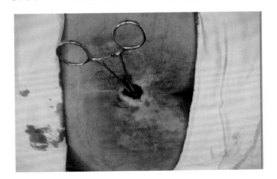

骶尾中部压力性损伤，窦道深 4cm，骨质外露

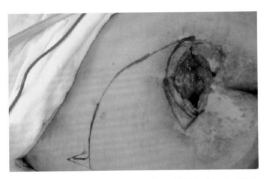

骶尾中部压力性损伤清创后，标记处扩切范围以侧方为蒂，设计局转皮瓣

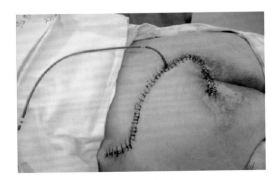

局转皮瓣修复创面，供区直接闭合

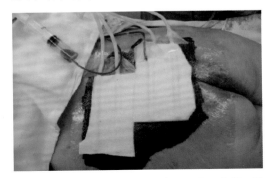

术区使用 PVA 材料负压覆盖，每周更换，术后 3 周痊愈

（郝岱峰　冯　光）

方法4-3：局部皮瓣转移，覆盖骶尾部肿瘤切除术后切口不愈合内固定外露创面

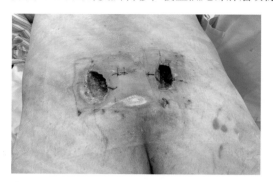

骶尾部肿瘤切除术后切口不愈合内固定外露

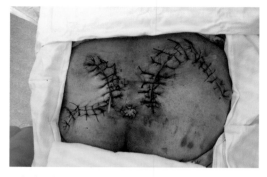

局部皮瓣转移术后

（李骏强　贲道锋）

方法5　双蒂瓣修复骶尾部恶性肿瘤复发切除后创面

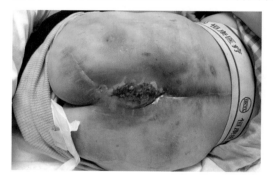

骶尾部恶性肿瘤多次手术再次复发

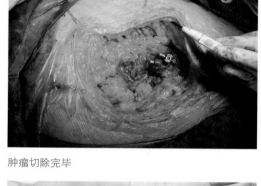

肿瘤切除完毕

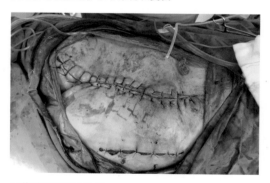

双蒂瓣切取转移完毕

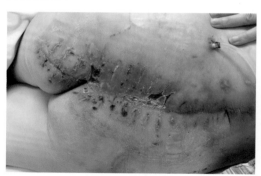

术后1个月

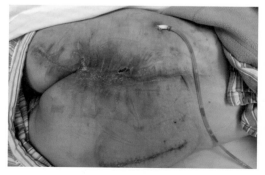

术后1个半月

（贲道锋　孙　伟　左冬青）

方法 6　榫卯填塞术

方法 6-1：局部榫卯筋膜瓣修复骨盆肿瘤切除术后空腔形成

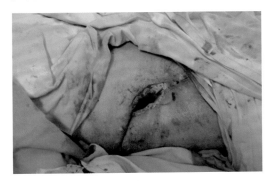

骨盆肿瘤切除术后空腔形成

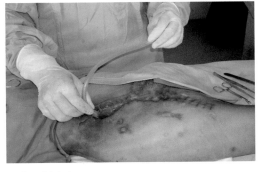

空腔深度测量

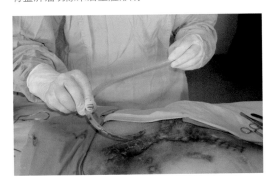

空腔深度约 9cm

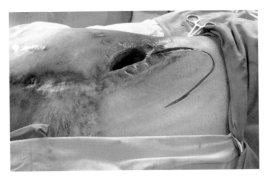

切取邻近皮瓣

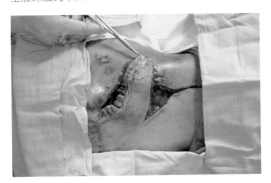

切取皮瓣远端皮肤

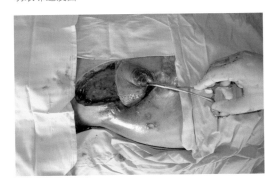

将皮瓣远端塞入空腔中

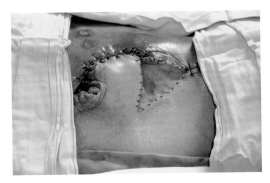

术毕

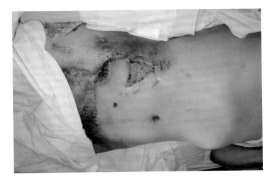

术后 1 个月

（马　兵　贲道锋）

方法 6-2：局部榫卯筋膜瓣修复骶尾部脊索瘤术后空腔

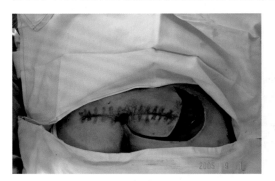

骨盆肿瘤切除术后空腔形成，切取局部皮瓣

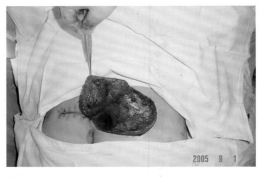

皮瓣形成

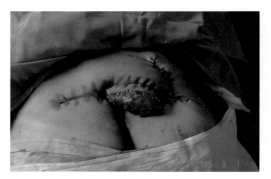

切去部分皮瓣皮肤

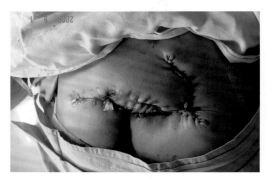

皮瓣塞入空腔后缝合

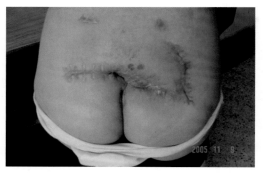

术后 2 个多月

（贲道锋　程大胜）

方法 6-3：切去皮瓣远端的皮肤，转移填塞骶尾部肿瘤切除后形成的空腔

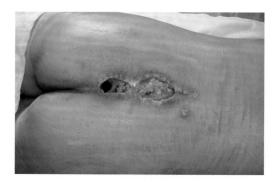

骨盆肿瘤切除术后切口愈合不良，空腔形成

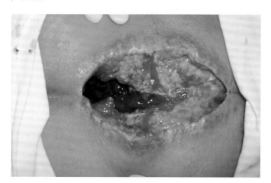

清创中

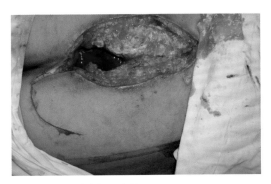

清创完毕，设计并切取皮瓣

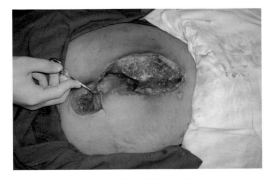

皮瓣切取完毕，去除皮瓣远端部分皮肤

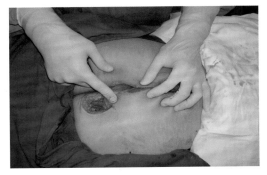

将去除了皮肤的皮瓣远端填塞入空腔中

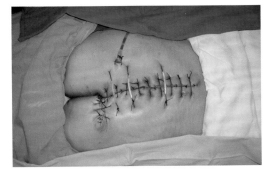

术毕

（贲道锋　路　卫）

方法 7　带臀大肌的筋膜皮瓣转移术

方法 7-1：带部分臀大肌的筋膜皮瓣转移修复骶尾部肿瘤切除术后组织缺损

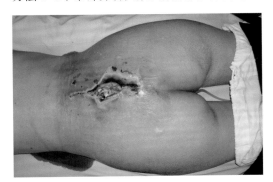

骶尾部肿瘤切除术后组织缺损

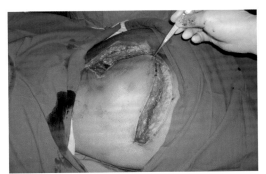

皮瓣切取完毕

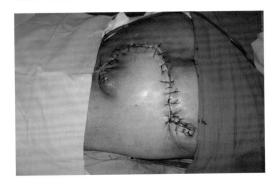

皮瓣转移完毕

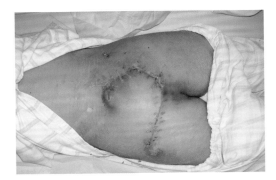

术后 2 周

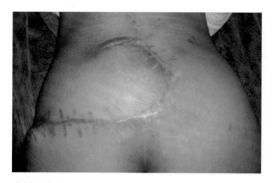

术后 3 个月

（贲道锋　房　贺）

方法 7-2：带部分臀大肌的筋膜皮瓣转移修复骶尾部肿瘤切除术后组织缺损

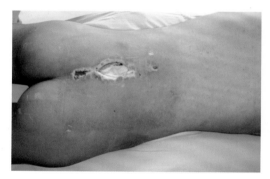

骨盆肿瘤切除术后切口不愈合

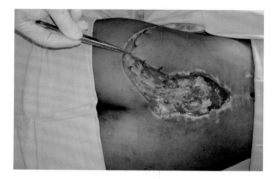

彻底清创 + 皮瓣形成

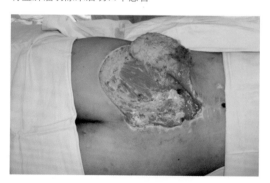

皮瓣形成

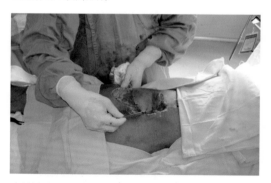

皮瓣转移

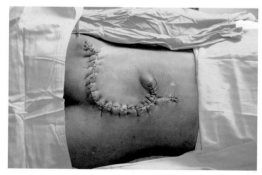

术毕

（贲道锋　孙　瑜）

方法 7-3：带部分臀大肌的筋膜皮瓣转移修复骶尾部肿瘤切除术后空腔

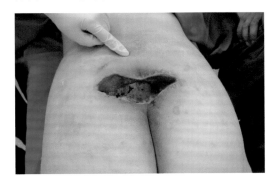

骨盆肿瘤切除术后形成空腔不愈合

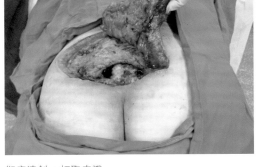

彻底清创 + 切取皮瓣

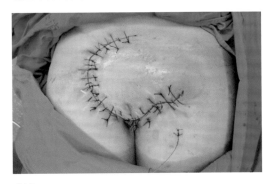

术毕

（贲道锋　胡晓燕）

方法 7-4：带部分臀大肌的筋膜皮瓣转移修复骶尾部压疮

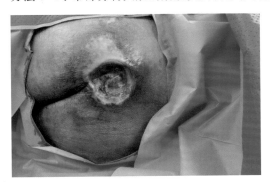

骶尾部压疮

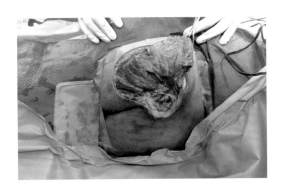

切除压疮 + 皮瓣形成

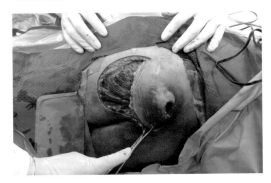

皮瓣转移

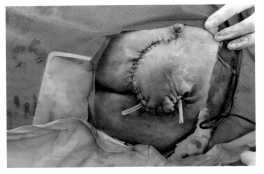

术毕

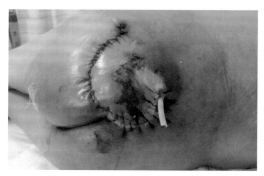

术后 1 周

（贲道锋　孙　瑜）

方法 7-5：带部分臀大肌的筋膜皮瓣转移修复骶尾部肿瘤切除术后组织缺损

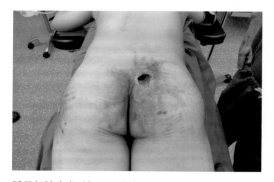

骶尾部肿瘤术后切口不愈合

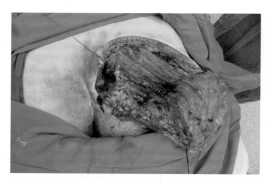

清创后，切取带臀大肌的肌皮瓣

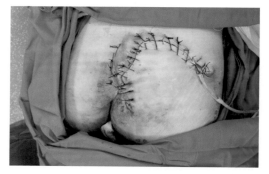

肌皮瓣转移术毕

（贲道锋　马　兵）

方法 7-6：带部分臀大肌的筋膜皮瓣转移覆盖骶尾部肿瘤切除后形成空腔

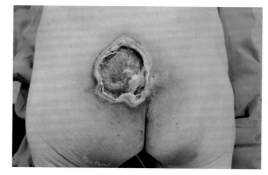

骶尾部压疮

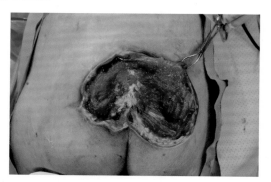

清创后切取带臀大肌的肌皮瓣

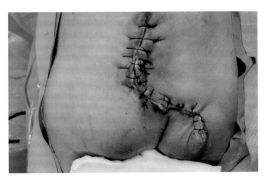

术后 1 周

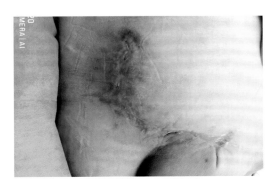

术后 1 个月

（贲道锋　郑兴锋）

方法 7-7：带部分臀大肌的筋膜皮瓣转移覆盖骶尾部压疮

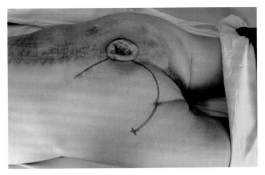

骶尾部肿瘤术后切口不愈合

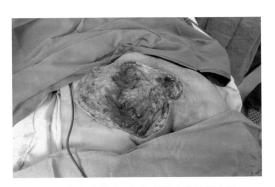

切除骶尾部中央病灶后，切取带臀大肌的肌皮瓣

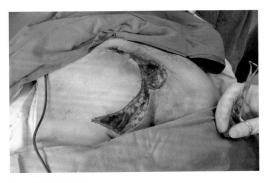

肌皮瓣切取完毕

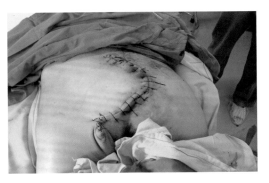

术毕

（贲道锋　罗鹏飞）

方法 7-8：螺旋桨样肌皮瓣相互重叠填塞骶尾部肿瘤切除后空腔

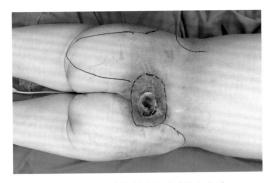

骶尾部肿瘤多次切除并放射治疗形成较大空腔

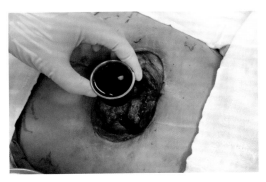

切除骶尾部中央病灶后，用量杯测量空腔大小

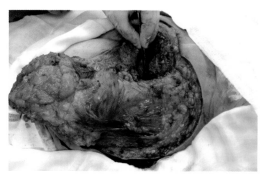

分别切取右侧臀小动脉和左侧腰动脉穿支为蒂的皮瓣和肌皮瓣；中央深度约8cm

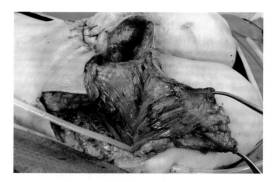

切取左侧臀小动脉为蒂的肌皮瓣

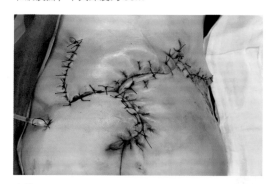

术毕

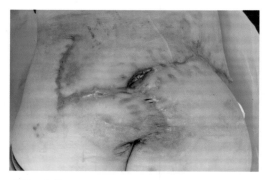

术后2个月

（贲道锋　伍国胜）

方法 8　风筝瓣转移术

方法 8-1：双侧风筝瓣修复骶尾部放射性溃疡骶尾褥疮

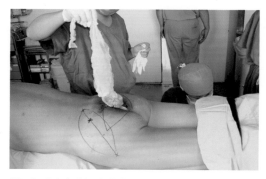

骶尾部肿瘤多次切除并放射治疗形成较大空腔，能填塞多块盐水纱布

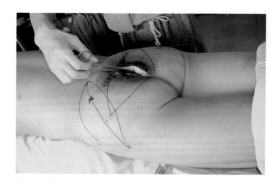

将卵圆钳伸入，检查空腔大小

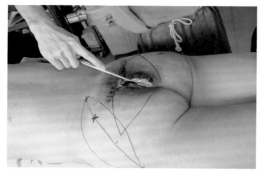

空腔侧方深度达到图示10cm以上

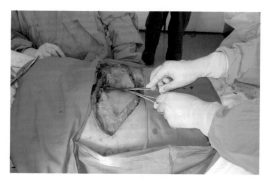

两侧皮瓣形成，将皮瓣空腔侧的皮肤去除一部分，形成舌形状向中央推进填塞空腔

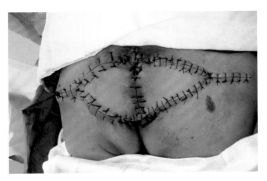

术后 1 周

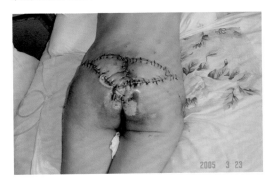

术后 3 个月

（贲道锋　马　兵）

方法 8-2：双侧风筝瓣修复骶尾部放射性溃疡骶尾褥疮

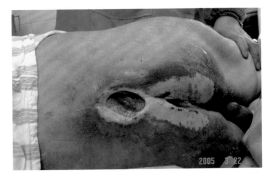

骶尾部压疮

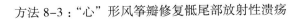

皮瓣切取转移完毕

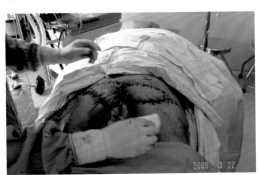

术毕

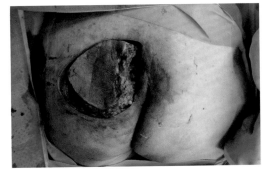

术毕

（贲道锋　路　卫）

方法 8-3："心"形风筝瓣修复骶尾部放射性溃疡

骶尾部放射性溃疡，切取心形皮瓣

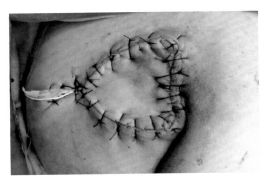

皮瓣转移完毕

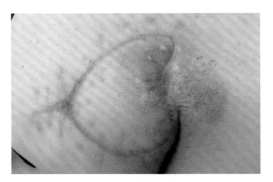

术后 3 个月

（贲道锋　沈　拓）

方法 8-4：单侧风筝瓣＋单侧旋转皮瓣修复骶尾部压疮

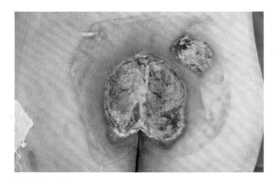

骶尾部压疮

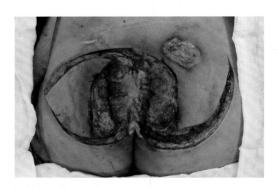

肌瓣切取中

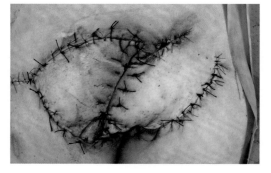

术毕

（贲道锋　郑勇军）

方法 8-5：单侧风筝＋单侧臀下动脉为蒂臀大肌肌皮瓣修复骶尾部放射性溃疡

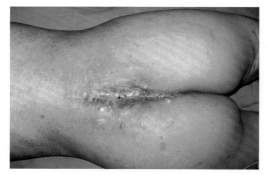

骶尾部肿瘤多次手术、放射性治疗切口不愈合形成空腔

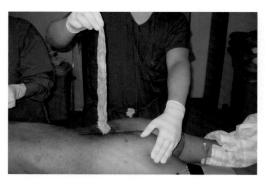

空腔内能填塞多条盐水纱布

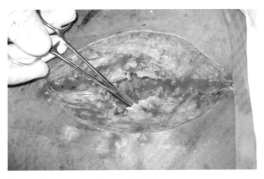

切除病灶和切口周围不健康组织

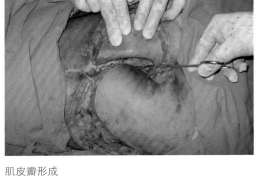

肌皮瓣形成

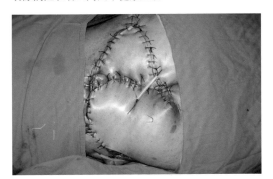

术毕

（贲道锋 程大胜）

方法 9 穿支瓣转移术

方法 9-1：腰动脉穿支皮瓣修复骶尾部藏毛窦感染创面

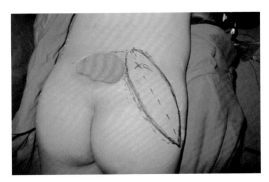

藏毛窦感染创面

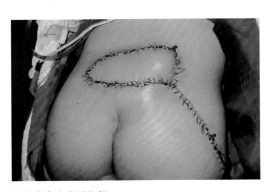

腰动脉穿支皮瓣修复

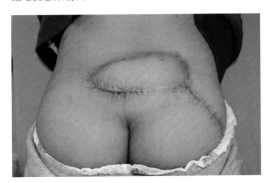

术后半年

（郝岱峰 冯 光）

方法 9-2：第四腰动脉后支降支局转皮瓣修复骶尾部溃疡

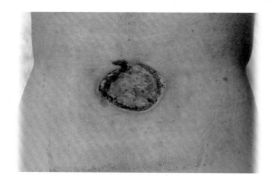

骶尾部感染性溃疡，彻底清创

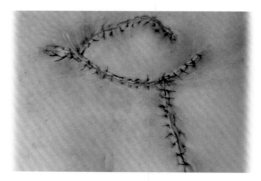

选择以第四腰动脉后支降支血管为蒂设计局转皮瓣，可以缩窄蒂部宽度，方便旋转，避免"猫耳朵"形成，最大程度减轻损伤

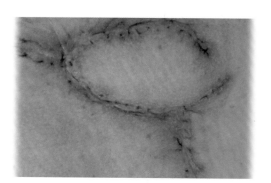

术后 2 周痊愈，拆线

（郝岱峰　冯　光）

方法 9-3：第四腰动脉后支降支岛状皮瓣修复骶尾部溃疡

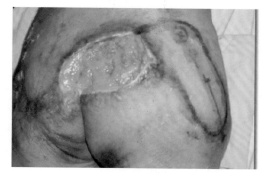

骶尾部上部压力性损伤创面，设计第四腰动脉后支降支，设计岛状皮瓣

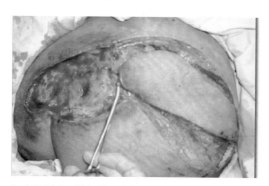

彻底清创后，按设计，选择以第四腰动脉后支降支血管为蒂设计岛状皮瓣，自深筋膜层次掀起皮瓣后，旋转覆盖创面，供区缝合

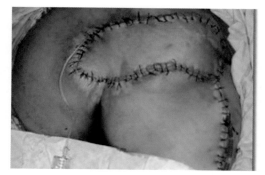

术后 2 周痊愈，拆线

（郝岱峰　冯　光）

方法 9-4：臀上动脉穿支岛状皮瓣修复骶尾部溃疡

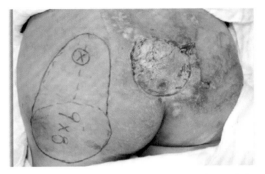

骶尾部上部压力性损伤创面，清创后，设计臀上动脉穿支岛状皮瓣

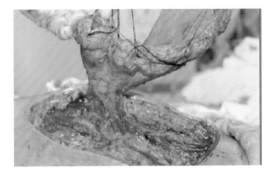

从深筋膜层掀起皮瓣后，解剖见臀上动脉 3 个穿支，充分游离血管蒂，避免旋转后蒂部张力

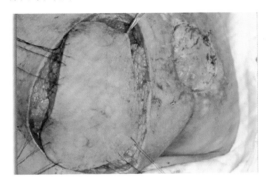

皮瓣切取完毕

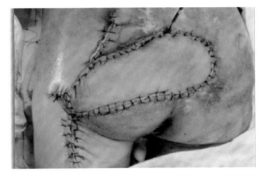

皮瓣掀起后，将皮瓣与创面间组织斜行切开，旋转覆盖骶尾部创面。供区继发创面，拉拢缝合，术毕

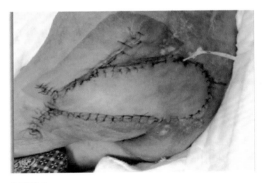

术后换药

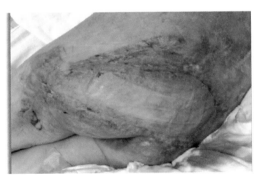

拆线时

（郝岱峰　冯　光）

方法 9-5：臀上动脉穿支岛状皮瓣修复骶尾部溃疡

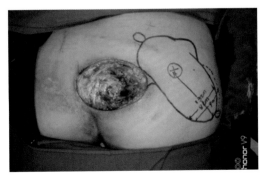

骶尾部上部压力性损伤创面，清创后，设计臀上动脉船只岛状皮瓣

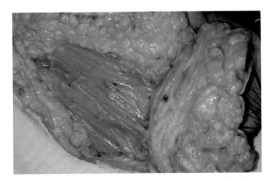

从深筋膜层掀起皮瓣后，解剖见臀上动脉 3 个穿支

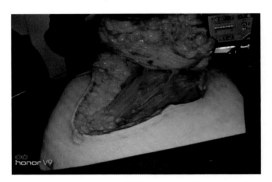

充分游离血管蒂，避免旋转后蒂部张力

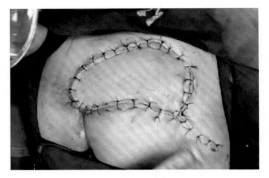

皮瓣掀起后旋转覆盖创面，所有术区闭合

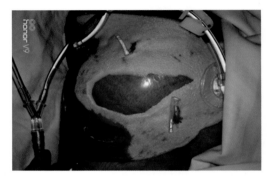

PU 材料负压覆盖术区，露出皮瓣蒂部，防止受压

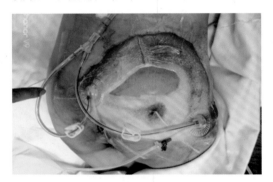

创面一期封闭

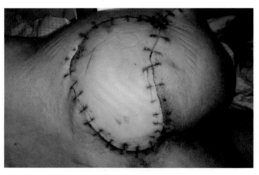

随访所见

（郝岱峰　冯　光）

方法 10　臀上动脉为蒂的岛状肌皮瓣转移术

方法 10-1：保留臀上动脉的岛状臀大肌肌皮瓣修复骶尾部压疮

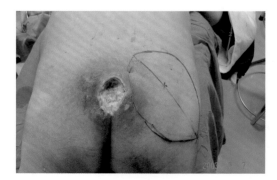

骶尾部压疮，设计保留臀上动脉的岛状臀大肌肌皮瓣

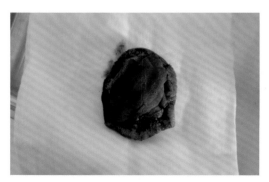

切除褥疮

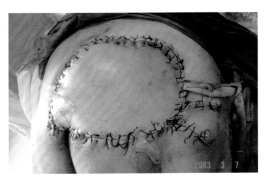

岛状肌皮瓣切取转移完毕术毕

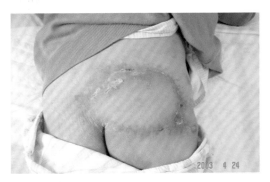

术后 1 个半月

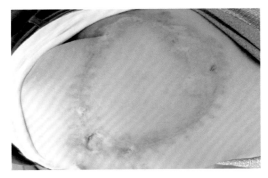

术后 3 个月

（贾道锋 马 兵）

方法 10-2：保留臀上动脉的岛状臀大肌肌皮瓣修复骶尾部压疮

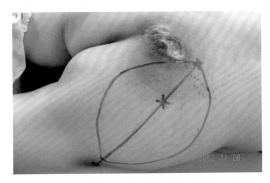

骶尾部压疮，设计臀上动脉为蒂的岛状臀大肌肌皮瓣

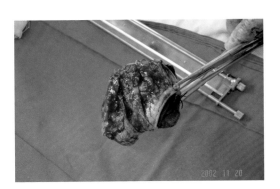

完整切除压疮

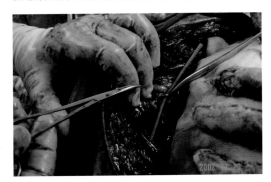

肌皮瓣切取中显露臀上动脉

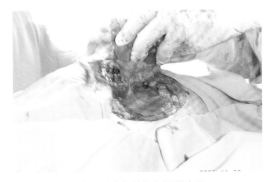

肌皮瓣切取完毕，形成岛状臀大肌肌皮瓣

4

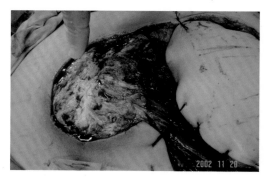

骶尾部肌皮瓣受区

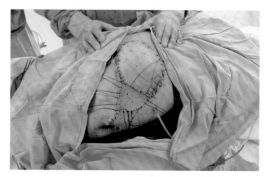

肌皮瓣转移到位，供瓣区拉拢缝合，部分游离植皮

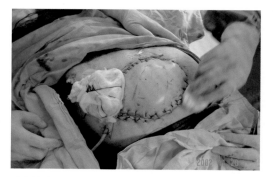

游离植皮部位打包加压

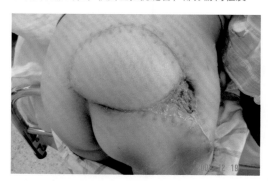

肌皮瓣转移术后 1 个月

（贾道锋　陈旭林）

方法 11　臀下动脉为蒂的岛状肌皮瓣转移术

方法 11-1：保留臀下动脉的臀大肌肌皮瓣修复骶尾部压疮

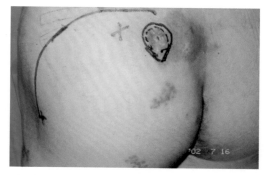

骶尾部压疮，设计臀下动脉为蒂的臀大肌肌皮瓣

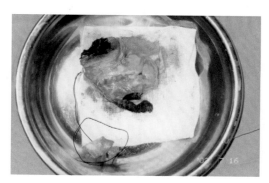

切除压疮

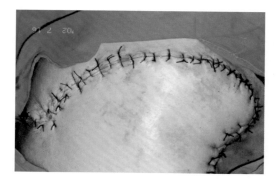

肌皮瓣转移完毕

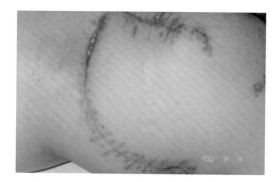

术后 1 个半月

（贾道锋　肖仕初）

方法 11-2：保留臀下动脉的臀大肌肌皮瓣修复骶尾部压疮

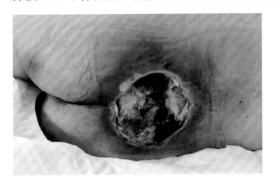

骶尾部压疮

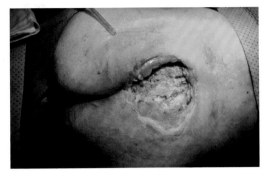

清创术后

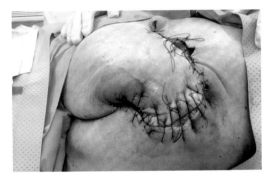

肌皮瓣转移术后

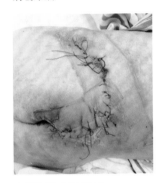

皮瓣转移术后 10 天

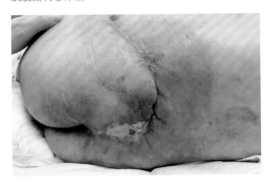

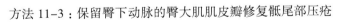

皮瓣转移术后 2 个月

（贲道锋　王　晨）

方法 11-3：保留臀下动脉的臀大肌肌皮瓣修复骶尾部压疮

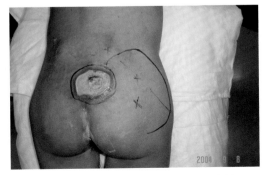

骶尾部压疮，设计臀小动脉为蒂的臀大肌肌皮瓣

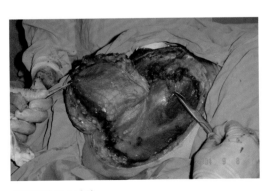

切断结扎臀上动脉

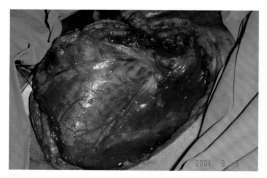

显露臀下动脉

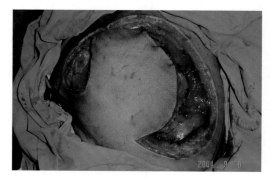

肌皮瓣切取完毕

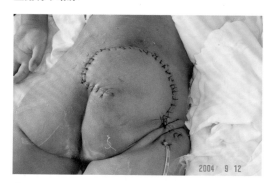

术后 4 天

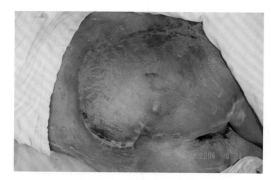

术后 3 周

（贲道锋　陈旭林）

方法 11-4：保留臀下动脉的臀大肌肌皮瓣修复肿瘤术后切口裂开

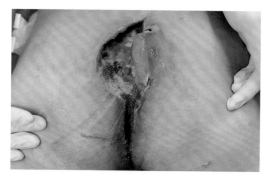

设计臀小动脉为蒂的臀大肌肌皮瓣

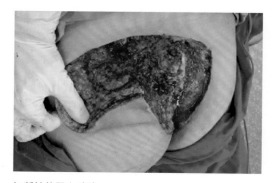

切断结扎臀上动脉

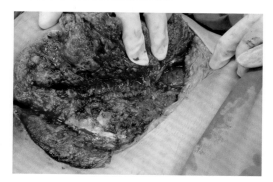

肌皮瓣切取中

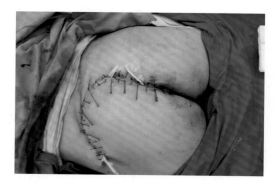

肌皮瓣转移完毕

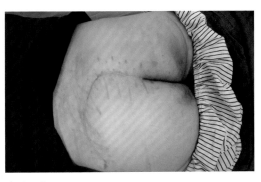

术后 2 个月

（贲道锋　张连杰）

方法 12　背阔肌肌瓣填充骶尾部肿瘤切除术后巨大缺损

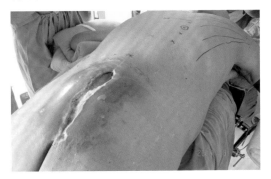

设计背阔肌肌瓣

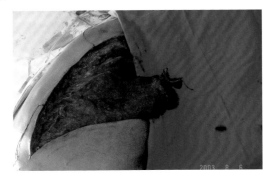

切断结扎肩胛下动脉和旋肩胛动脉

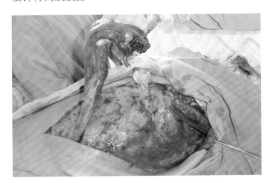

肌瓣切取中

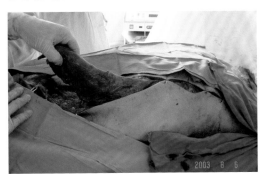

肌瓣转移到骶尾部空腔

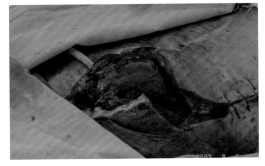

肌瓣填塞骶尾部空腔

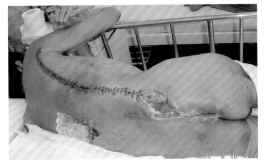

术后 8 天

（贲道锋　陈旭林　马　兵）

方法 13　腔镜辅助清创技术

方法 13-1：胸腔镜辅助技术

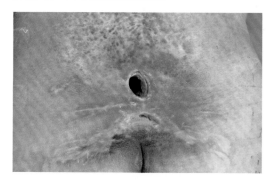

骶尾部肿瘤多次手术放射治疗形成口小底大的空腔

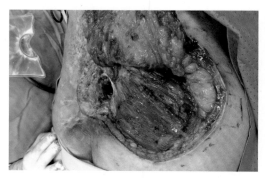

皮瓣切取完成后，见骶尾部正中的开口下面有一约200ml 空腔，切断臀大肌骶骨附着部位才能肉眼直视部分空腔

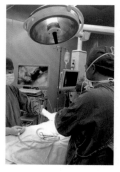

用胸腔镜通过 2.5cm×2.5cm 开口处进入空腔探查、清创、止血和冲洗

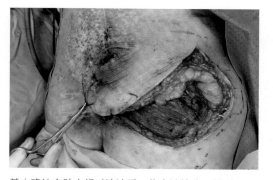

基本确认空腔内相对清洁后，将皮瓣转移覆盖到洞口表面

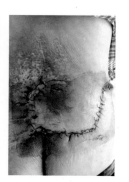

术后 2 周

（贲道锋　房贺　马兵）

方法 13-2：纤维支气管镜辅助技术

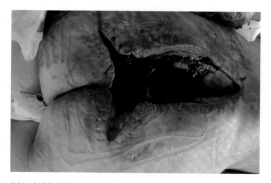

骶尾部肿瘤术后切口不愈合，打开后见巨大空腔中大量血块、止血材料和坏死组织等

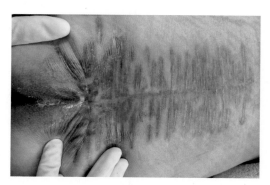

经过多次清创、负压留置、切口愈合出院。出院后 1个月切口远心端引流口变小，分泌物排出不畅。检查能挤出脓性分泌物

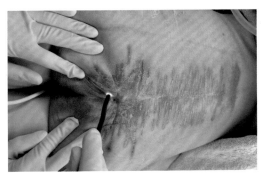

用纤维支气管镜进入腔隙内检查、引导手术器具清创操作

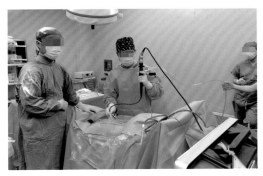

用支气管镜进入腔隙内检查、引导手术器具清创操作

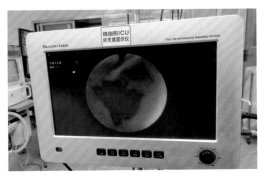

纤维支气管镜显示屏

（贲道锋　沈　拓　房　贺）

方法 14　皮肤软组织快速扩增技术

方法 14-1：皮肤软组织快速扩增技术

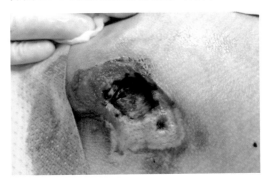

术前骶尾部压疮，合并较大腔隙，创面大小约 7cm×9cm

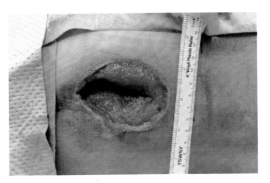

扩创术后，采用负压封闭引流技术培育创面

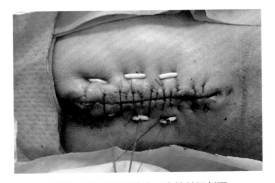

采用皮肤软组织快速扩增技术一次性封闭创面

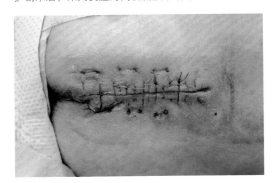

5 天后拆除扩增设备

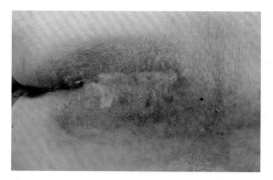

术后 1 个月随访，创面愈合良好

（纪世召　黄　洁）

方法 14-2：皮肤软组织快速扩增技术

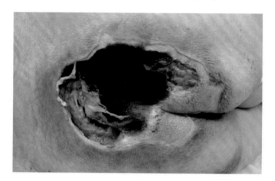

骶尾部深度、巨大压疮，术前伤口照片

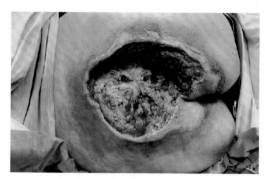

第 1 次扩创术后可见较大皮肤软组织缺损，创面大小约 15cm×13cm，基底可见肌腱、骨质裸露

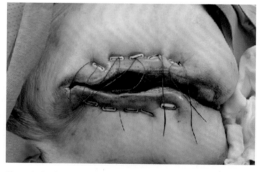

第 1 次皮肤软组织快速扩增手术，填充较大缺损腔隙、创面明显缩小

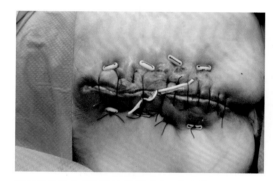

第 2 次皮肤软组织快速扩增手术，填充软组织缺损、封闭创面

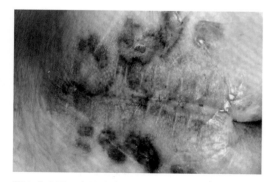

第 2 次术后 1 个月随访

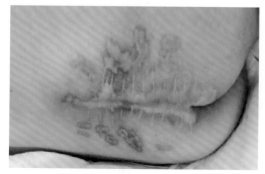

第 2 次手术后 3 个月随访，愈合部位轻度瘢痕增生

（纪世召　王光毅　徐　龙）

方法 14-3：皮肤软组织快速扩增技术

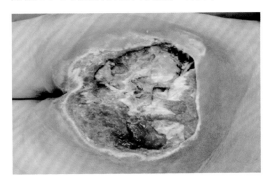

骶尾部压疮，术前创面，可见两侧较大腔隙，基底筋膜坏死组织，深达骨质

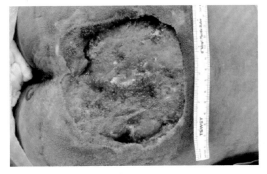

2 次扩创术后，创面感染控制，基底清洁，可见新鲜肉芽组织生长，创面大小约 12cm×13cm

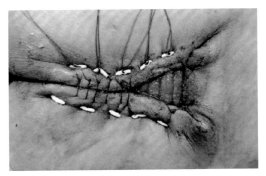

第 1 次手术采用皮肤软组织快速扩增术，封闭大部分创面

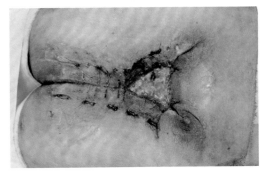

5 天后拆除扩增设备，可见创缘部分皮肤坏死

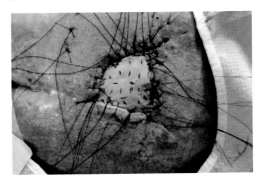

扩创术后，残余创面行植皮手术封闭创面

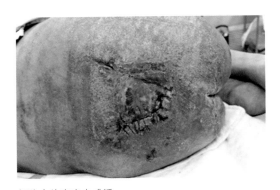

部分皮片表皮未成活

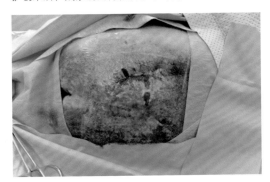

换药中

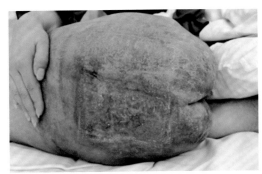

术后 1 个月随访，可见创面愈合良好

（纪世召 王光毅 李林辉）

方法 15 皮瓣减张减压技术（减张缝合、Zip 减张器、牵拉减张器、俯卧位吊拉）

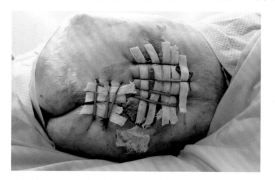

臀部皮瓣手术，部分患者平时侧卧位时间多，切口张力变化大，缝合时宜采取减张缝合，并用油纱条垫于减张线下，预防切割

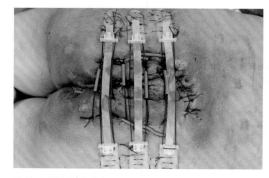

牵拉减张缝合器减张

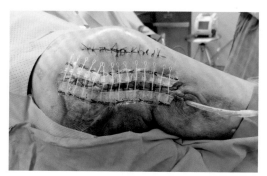

Zip 减张器减张

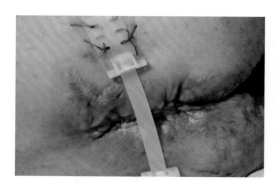

根据患者伤口条件，有些患者即使拆线了，也要保留牵拉减张器

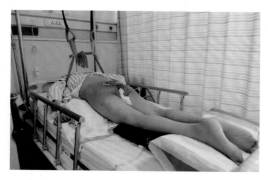

臀部皮瓣手术后，俯卧位时皮瓣最松弛、切口张力最小，而且皮瓣不受压。但高位截瘫患者通常不能长时间俯卧位。这是 1 例 C3 高位截瘫患者，术前俯卧位坚持 1 小时都很难，我们设计应用这种骨科床前躯干悬吊装置，患者呼吸轻松，每天俯卧位时长达到 8 ~ 10 小时

（贲道锋 房贺 马兵）

方法 16　游离背阔肌皮瓣转移术

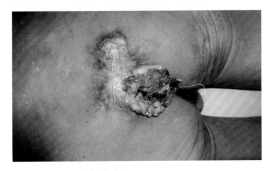

骶尾部鳞状细胞癌性溃疡

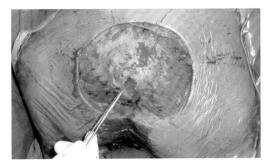

扩大根治术后创面

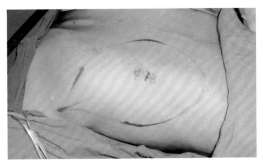

设计背阔肌肌皮瓣，13cm×13cm

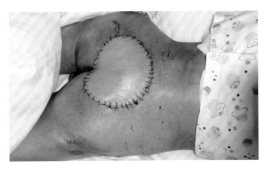

背阔肌肌皮瓣游离移植封闭创面

（韩军涛）

第二节　股骨大转子

方法 1　局部筋膜瓣转移术

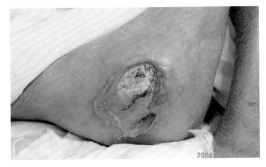

患者双侧坐骨结节压疮，右侧

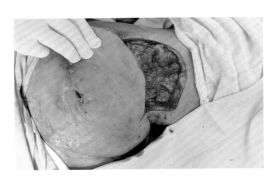

多次清创后，行皮瓣转移术前

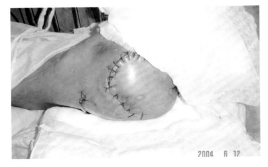

右侧术毕

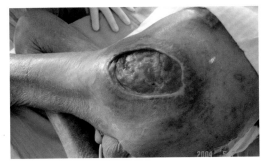

左侧术前

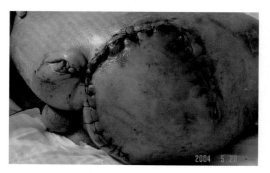

左侧术后 1 周

（贲道锋　路　卫）

方法 2　推进皮瓣转移术

方法 2-1：推进皮瓣修复大转子压力性损伤

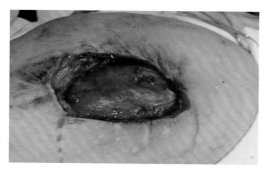

大转子压力性损伤创面，彻底清创后设计大转子前侧推进皮瓣，双侧蒂部设计三角形推进区

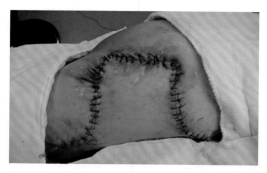

按设计自深筋膜掀起皮瓣，去除蒂部三角形推进区术区全部缝合

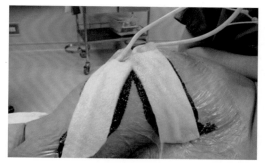

术后使用负压覆盖术区

（郝岱峰　冯　光）

方法 2-2：推进皮瓣修复大转子压力性损伤

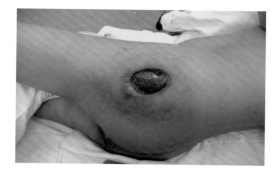

大转子压力性损伤创面，彻底清创

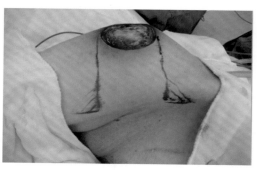

设计大转子前侧推进皮瓣，双侧蒂部设计三角形推进区按设计自深筋膜掀起皮瓣，去除蒂部三角形推进区术区全部缝合

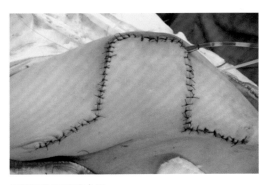

后使用负压覆盖术区

（郝岱峰　冯　光）

方法 3　拱顶石皮瓣转移术

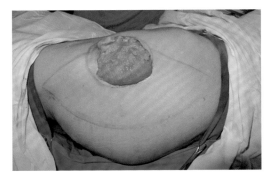

臀部鳞癌

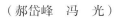
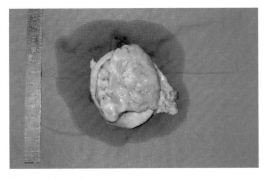

切除的肿瘤组织

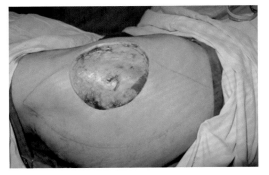

设计皮瓣

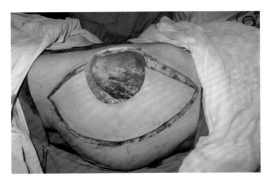

形成皮瓣

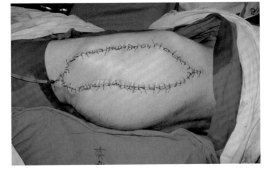

闭合创面

（郝岱峰　冯　光）

方法4 阔筋膜张肌肌皮瓣转移术

方法4-1：阔筋膜张肌肌皮瓣修复股骨大转子褥疮

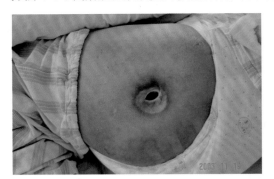

股骨大转子压疮

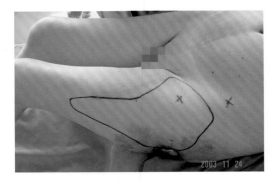

阔筋膜张肌肌皮瓣设计

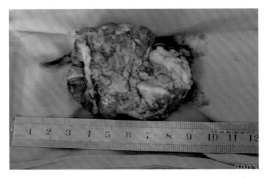

切除压疮 6cm×5cm

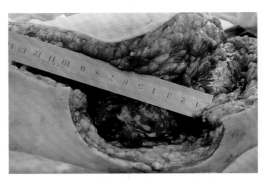

切除压疮后缺损大小

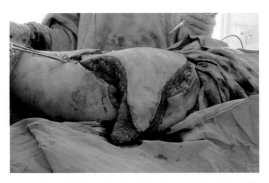

肌皮瓣切取并旋转到大转子缺损处，供瓣区直接缝合

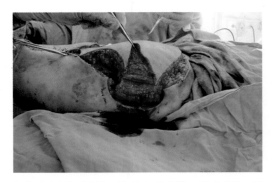

阔筋膜张肌肌皮瓣远端切除部分皮肤，形成肉瓣，用于填塞大转子处空腔

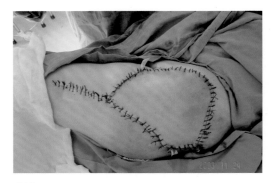

术毕

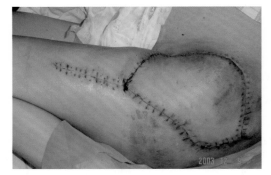

术后2周多拆线时

（贾道锋　肖仕初）

方法 4-2：阔筋膜张肌皮瓣修复大转子压力性损伤

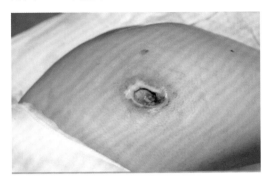

大转子压力性损伤窦道型创面，创口直径 3cm

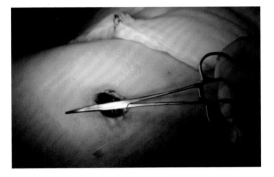

创基直径 8cm，基底窦道腔隙范围较大

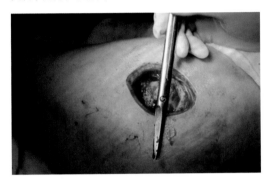

压疮切除清创完毕

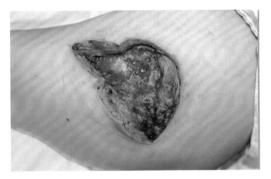

清创后创面

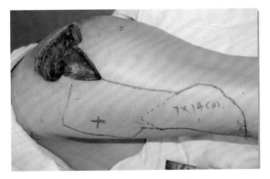

设计阔筋膜张肌肌皮瓣，髂膑线自髂骨下 8～10cm
标记血管蒂部

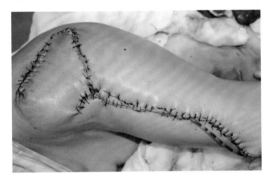

携带阔筋膜张肌掀起皮瓣，旋转覆盖创面，供区直接
闭合

（郝岱峰 冯 光）

方法 4-3：阔筋膜张肌筋膜蒂皮瓣修复大转子压力性损伤

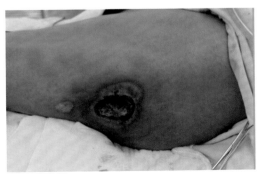

大转子压力性损伤窦道型创面，创口直径 7cm，创基
直径 11cm

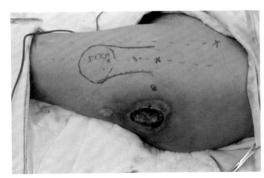

设计阔筋膜张肌肌筋膜蒂皮瓣，髂膑线自髂骨下 8～
10cm 标记血管蒂部

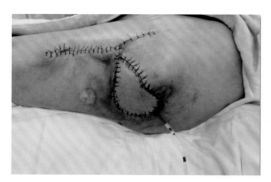

携带阔筋膜张肌肌皮瓣，覆盖创面部分携带皮肤，皮瓣其余部分带阔筋膜张肌肌瓣，旋转覆盖创面，供区直接闭合

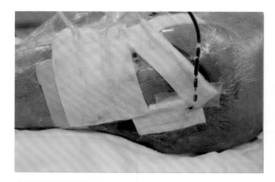

术后负压覆盖术区

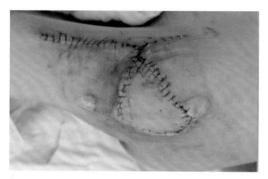

一期愈合

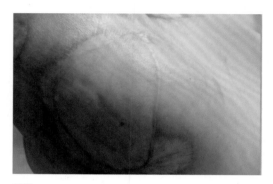

随访

（郝岱峰　冯　光）

方法 4-4：阔筋膜张肌筋膜蒂皮瓣修复大转子压力性损伤

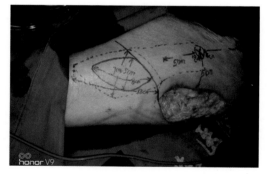

大转子压力性损伤创面

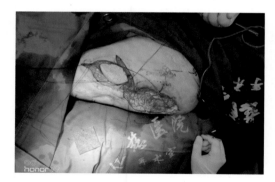

设计阔筋膜张肌肌筋膜蒂皮瓣

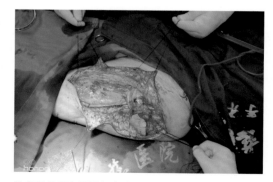

携带阔筋膜张肌掀起皮瓣，覆盖创面部分携带皮肤

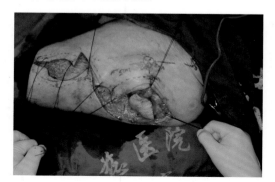

皮瓣其余部分带阔筋膜张肌筋膜，旋转覆盖创面

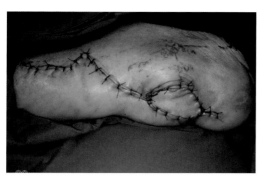

术毕

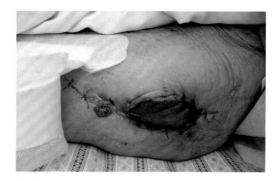

术后

（郝岱峰　冯　光）

方法5　岛状全臀大肌肌皮瓣修复肿瘤切除局部放射治疗后缺损

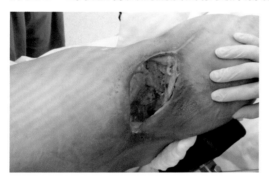

髂前外侧空腔、死骨、感染、放疗、淋巴瘘、低蛋白、低血红蛋白

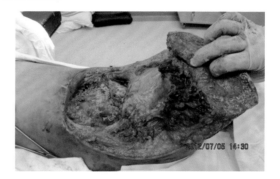

彻底清创后切除保留臀下动脉为蒂的岛状全臀大肌肌皮瓣

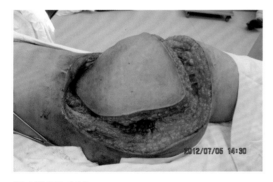

肌皮瓣切取完毕

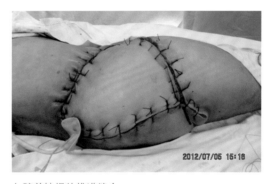

向髂前缺损处推进缝合

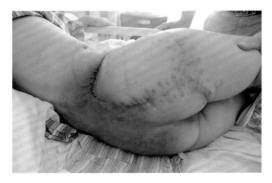

术后1个月

（贾道锋　孙　伟）

方法 6　旋髂浅动脉皮瓣 + 阔筋膜张肌皮瓣修复左侧髋关节压疮

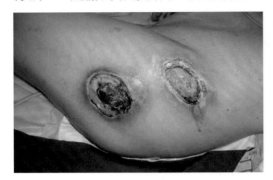

89 岁高龄女性，左侧髋关节压疮

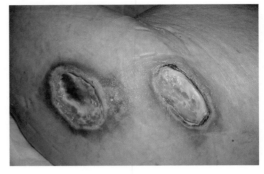

89 岁高龄女性，左侧髋关节压疮

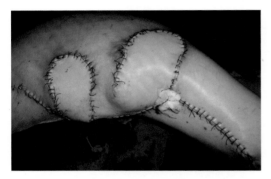

分别设计旋髂浅动脉皮瓣及阔筋膜张肌肌皮瓣转移修复

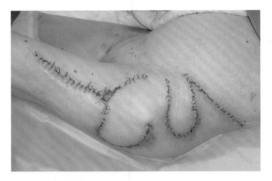

阔筋膜张肌肌皮瓣

（韩军涛）

第三节　坐骨结节

方法 1　双蒂瓣修复坐骨结节部位肿瘤复发

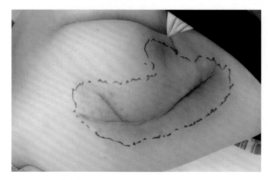

臀部恶性肿瘤复发，划线为拟切除范围

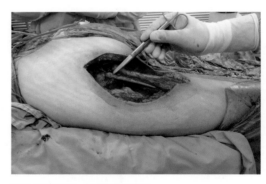

肿瘤切除完毕，坐骨神经裸露

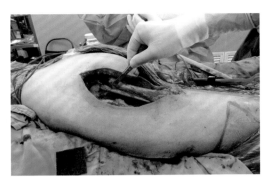

双蒂瓣形成

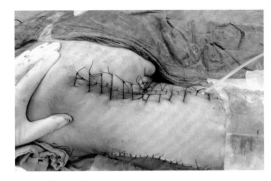

转移覆盖

（贡道锋 孙 伟）

方法 2 臀上动脉为蒂的臀大肌肌皮瓣修复坐骨结节压疮

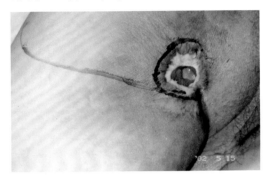

臀部坐骨结节压疮

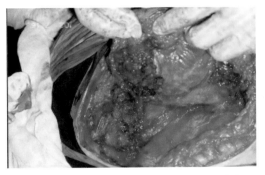

切取臀上动脉为蒂的臀大肌肌皮瓣，结扎臀下动脉

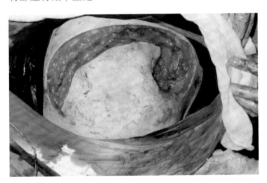

肌皮瓣切取完毕

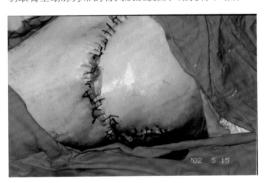

肌皮瓣转移覆盖坐骨结节

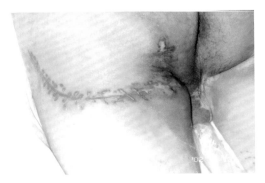

术后 3 个月

（贡道锋 陈旭林 金晓明）

方法3　微创臀大肌肌瓣修复坐骨结节Ⅲ型压力性损伤

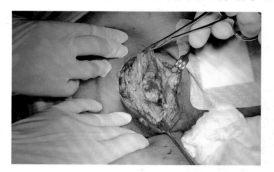

坐骨结节压力性损伤Ⅲ型创面，注射亚甲蓝染色后彻底清创

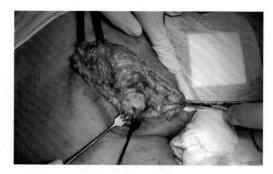

根据肌层缺损范围，游离相对应臀大肌，显露臀上动脉肌支后，旋转覆盖肌层缺损

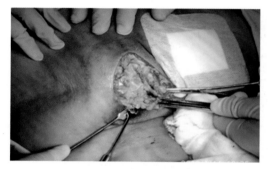

旋转游离好的臀大肌对位缝合，封闭缺损，皮肤对位缝合

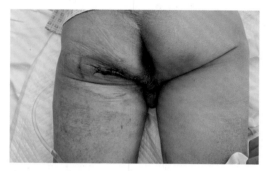

术后一期愈合

（郝岱峰　冯　光）

方法4　臀上下动脉为蒂的推进皮瓣修复Ⅱ型坐骨结节压力性损伤

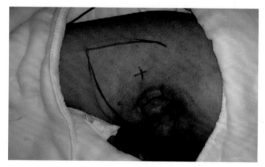

坐骨结节压力性损伤Ⅱ型创面，注射亚甲蓝染色后彻底清创

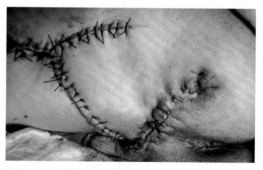

设计臀下动脉穿支皮瓣推进修复创面，标记好臀横纹重点下3cm处为穿支点，自深筋膜层掀起皮瓣，推进覆盖创面

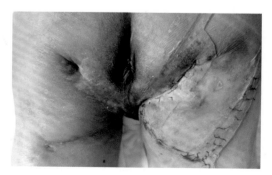

术后2周

（郝岱峰　冯　光）

方法 5　股薄肌肌皮瓣转移术

方法 5-1：股薄肌肌皮瓣修复坐骨结节压疮

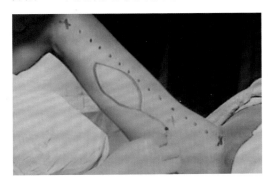

设计股薄肌肌皮瓣

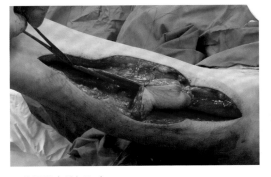

股薄肌肌皮瓣切取中

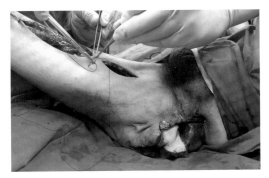

经皮下隧道转移至坐骨结节压疮位置

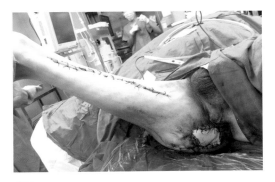

术毕

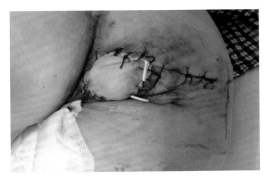

术后 3 天

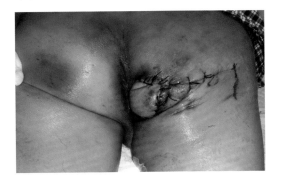

术后 2 周

（贲道锋　胡晓燕）

方法 5-2：股薄肌肌皮瓣修复坐骨结节压疮

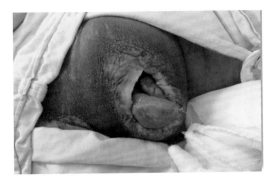

坐骨结节压力性损伤Ⅲ型创面

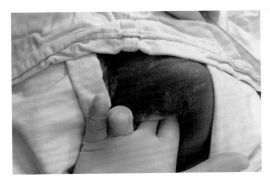

探查范围

4

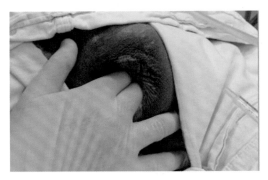

探查范围后注射亚甲蓝染色后彻底清创

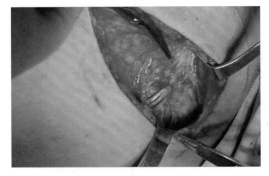

设计股薄肌肌瓣填充肌层缺损，切开股内侧，找到股薄肌后，切断股薄肌远端，找到近端肌门

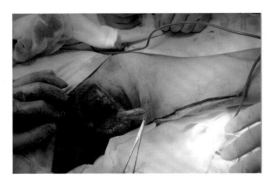

皮下隧道转移股薄肌肌瓣填充肌层缺损

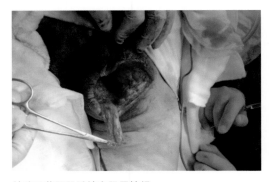

转移股薄肌肌瓣填充肌层缺损

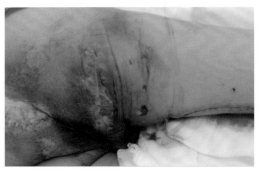

术后换药所见

（郝岱峰　冯　光）

方法6　股二头肌肌皮瓣转移修复坐骨结节褥疮

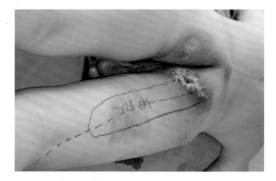

设计股二头肌肌皮瓣

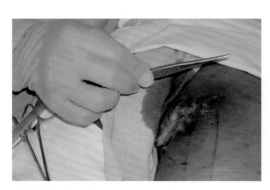

坐骨结节压疮深约6cm

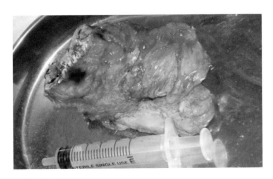

切除坐骨结节压疮 9cm×5cm×4.5cm

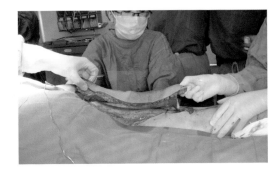

股二头肌肌皮瓣切取完成

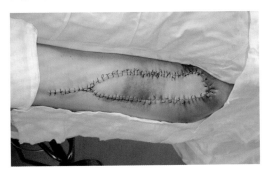

术毕

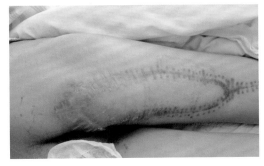

术后半年

（贲道锋 胡晓燕）

第四节 臀部多处

方法 1 臀部清创网状皮移植术

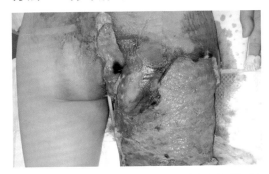

年轻女性交通伤后臀部大腿后侧皮肤软组织撕脱坏死

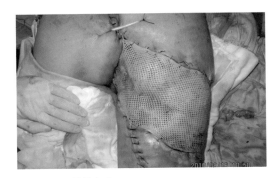

清创后行网状植皮术

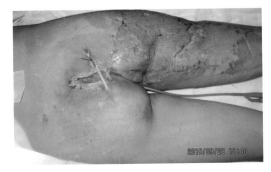

植皮术后 12 天

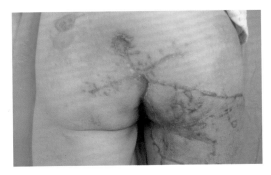

伤后 3 个月门诊随访

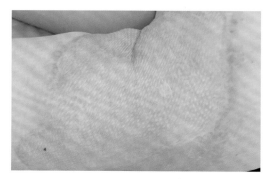

8 年后随访

（贾道锋）

方法 2　臀部清创后负压封闭引流术

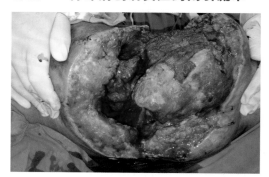

交通伤后臀部软组织撕脱坏死形成巨大缺损

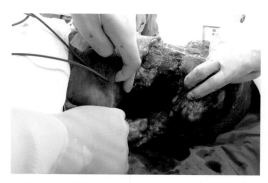

清创时可见创基深达髂骨

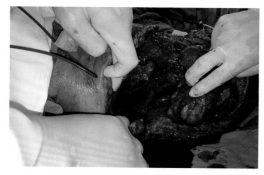

空腔巨大，应用负压封闭引流装置覆盖创面

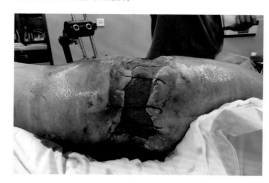

负压封闭引流术后 12 天，可见肉芽组织生长良好，已经看不到明显空腔，后侧观

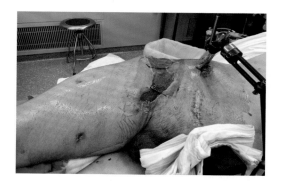

负压封闭引流术后 12 天，可见肉芽组织生长良好，已经看不到明显空腔，前侧观

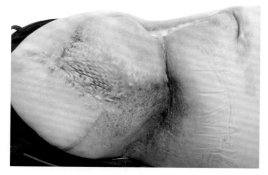

2 年后门诊复诊侧面观

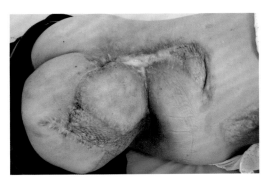

2 年后门诊复诊后侧观

（贡道锋）

方法 3　双蒂瓣修复臀部鳞癌复发侵犯血管神经切除后缺损

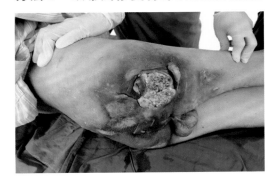

臀部恶性肿瘤复发

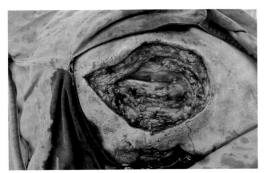

肿瘤切除完毕坐骨神经和臀部血管裸露

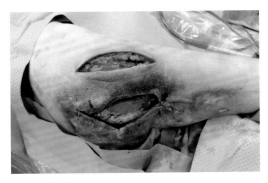

切取外侧双蒂皮瓣

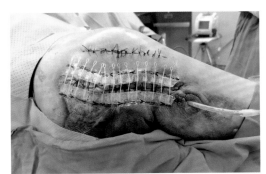

Zip 减张器减张，术毕

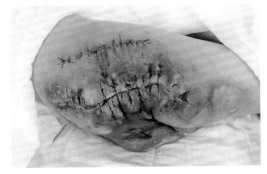

术后 1 周

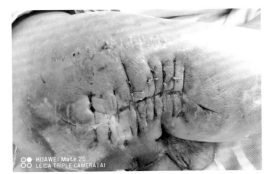

术后 4 周

（贡道锋　孙　瑜）

方法 4　反复清创，DSA 临时栓塞，异体自体皮移植，局部筋膜瓣转移修复严重地震伤臀部缺损

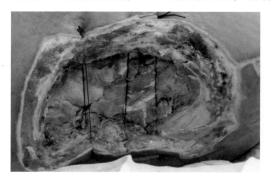

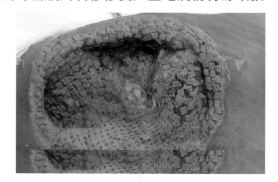

汶川地震伤患者废墟中钢梁压迫 3 天后救出，左大腿截肢，右臀部肌肉软组织完全坏死

多次清创术，髂骨外露，臀部血管多次破裂出血，行髂内血管临时栓塞，控制创面出血，部分新鲜创基用异体皮覆盖

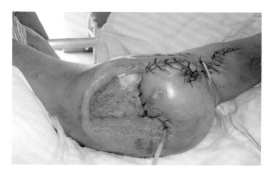

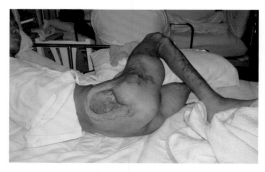

创面坏死组织脱落后，培养肉芽植皮，大转子位置皮瓣转移覆盖

伤后半年

（贲道锋　马　兵）

方法 5　联合应用臀大肌和局部皮瓣修复严重创伤后臀部巨大空腔

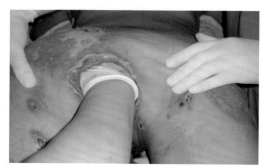

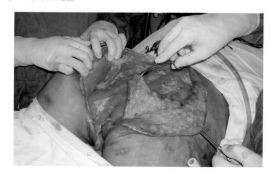

严重创伤后骶尾部组织坏死，臀部巨大空腔

多次清创

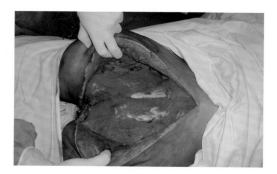

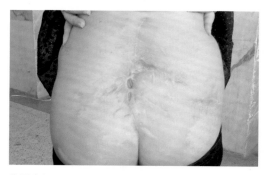

分离双侧臀大肌肌皮瓣向中央推进

伤后半年

（贲道锋　肖仕初　路　卫）

方法 6　综合全身支持局部血管栓塞病灶切除分次植皮等措施治疗臀部等多处化脓坏死闭锁性毛囊炎

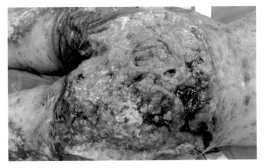

臀部化脓坏死性毛囊炎、癌变、频繁出血、局部和肺部感染、重度营养不良，入院时高热、血红蛋白 2.4g/100ml、白蛋白 14g/L

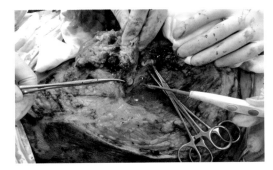

DSA 栓塞右侧髂内动脉，在呼吸循环相对稳定全身营养指标改善后，在病灶下尽量沿着正常组织间隙切除体表病灶

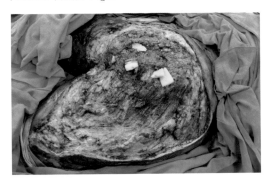

切除病灶后的基底无明显出血

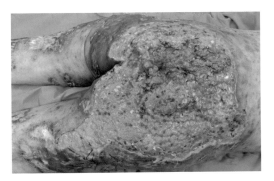

分次邮票皮移植

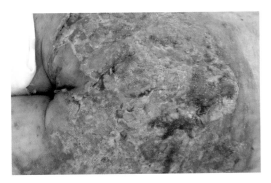

皮片绝大部分成活

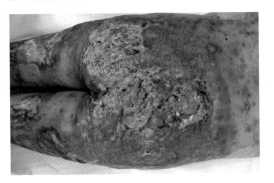

出院时大部分创面封闭，创面无明显出血

（贲道锋　程大胜）

方法 7　缝扎瘤体基地法切除臀部巨大神经纤维瘤

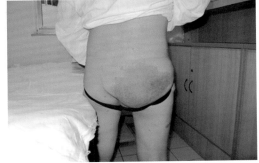

臀部神经纤维瘤

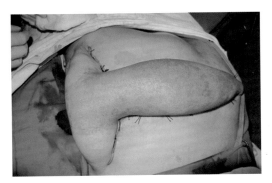

缝扎瘤体基底

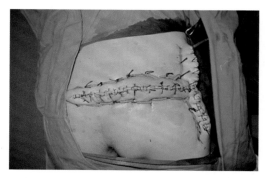

切除瘤体

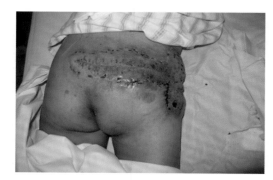

术后 14 天

（毕宏达）

方法 8　综合全身支持反复清创皮瓣推进转移等措施修复臀部恶性肿瘤切除后巨大缺损

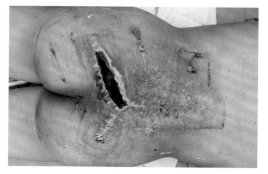

骶尾部恶性肿瘤切除术后切口不愈合

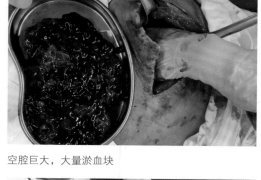

空腔巨大，大量淤血块

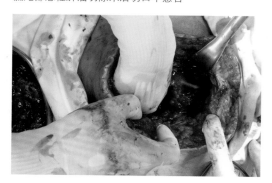

空腔巨大

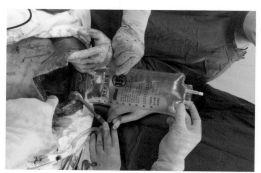

空腔约 700ml

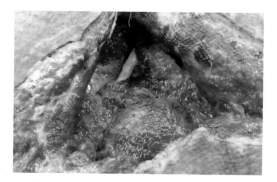

清创术后 2 周，肉芽生长，坐骨神经外露

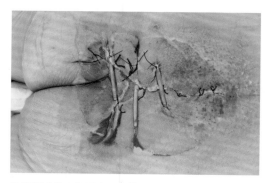

皮瓣推进缝合尽量消灭无效腔

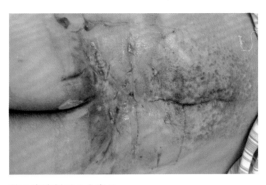

第 1 次清创后 1 个半月

（贲道锋　马　兵）

方法 9　联合应用多种皮瓣修复臀部大腿根部巨大缺损

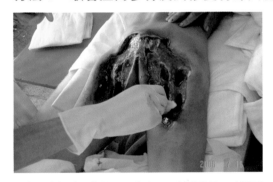

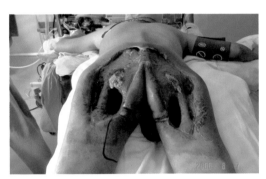

患者因车祸致腰椎平面不全瘫、双侧臀肌及双大腿后侧见 37cm×43cm 大小坏死创面，肌群大片坏死，创面有脓性分泌物，恶臭，双臀双大腿后侧分别有 260ml、340ml 的空腔，深达股骨和坐骨深部，可明显扣及股动静脉，双侧坐骨结节和骶尾骨外露

多次清创后创面清洁，应用半腱肌、半膜肌、缝匠肌、股直肌、阔筋膜张肌五种肌皮瓣，和局部筋膜瓣转移修复空腔和创面

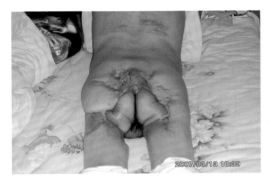

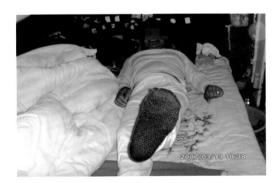

出院后 7 个月

出院后 7 个月

（贲道锋　程大胜）

第五章 会阴部腹股沟

第一节 会阴部

方法 1 游离植皮术

方法 1-1：清创后负压引流＋自体取植皮术

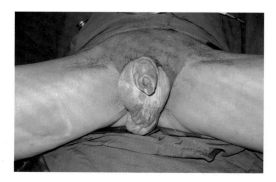

阴囊及阴茎烫伤后皮肤坏死

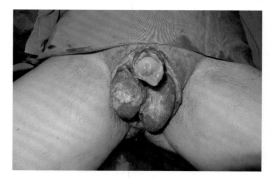

阴囊及阴茎皮肤坏死清创后创面

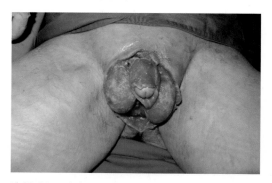

清创后负压治疗 1 周后创面

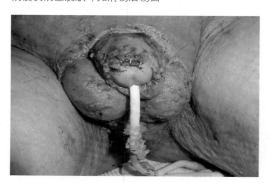

刃厚植皮术后 1 周创面封闭

（陶克 计鹏 张智）

方法 1-2：瘢痕切除松解＋自体取植皮术

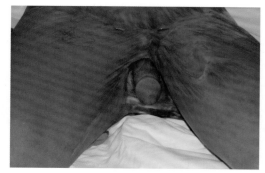

会阴部烧伤后瘢痕增生

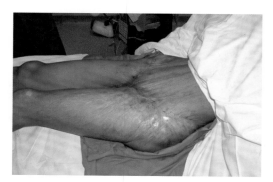

术前左侧面观

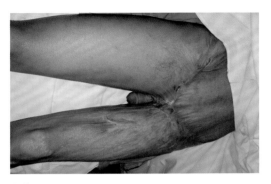

术前正面观

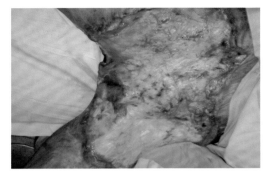

瘢痕完全切除并松解后形成较大的创面

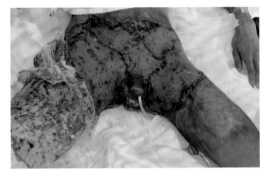

中厚皮片植皮术后1周，皮片成活好创面封闭，右大腿供皮区干燥

（贲道锋 路 卫）

方法1-3：清创后负压引流＋自体取植皮术

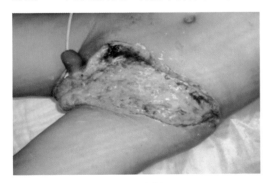

左腹股沟处皮肤感染坏死巨大创面

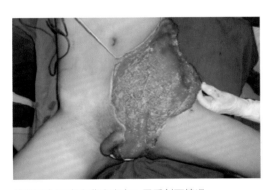

清创及负压滴注灌洗治疗1周后创面情况

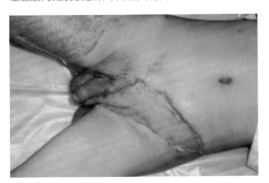

大张薄中厚皮片移植封闭创面1个月后

（陶克 计鹏 张智）

方法 1-4：清创后负压引流＋自体取植皮术

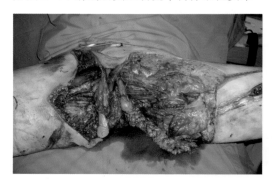

车祸后会阴部碾压伤

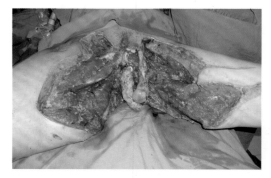

清创及伤口负压治疗 1 周后

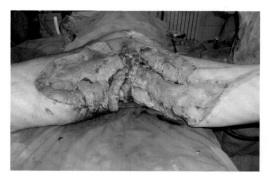

自体大张刃厚皮片移植

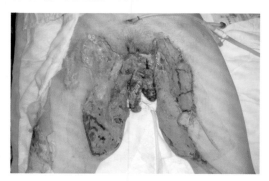

植皮术后 5 天

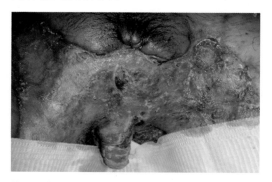

补充植皮术后创面愈合

（陶　克　计　鹏　张　智）

方法 1-5：切削痂网状植皮术

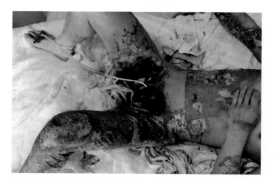

双下肢、阴囊电击伤后Ⅲ～Ⅳ度烧伤，伤后整体观

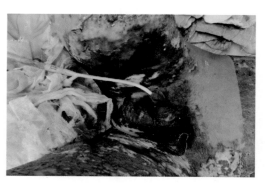

局部观

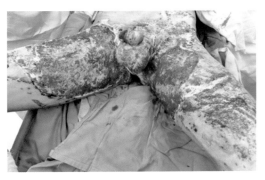

双下肢、阴囊行切削痂手术

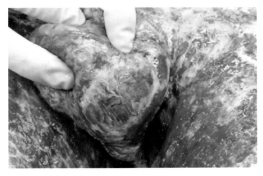

局部可见睾丸表面深筋膜、肌肉坏死，继续清创

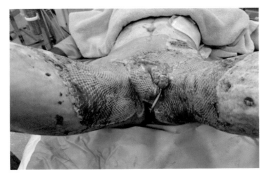

双下肢、阴囊创面行网状皮移植封闭创面

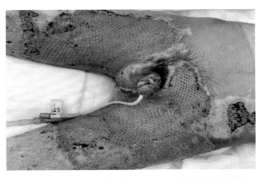

双下肢、阴囊网状植皮术后 10 天，植皮成活良好，阴囊创面基本愈合

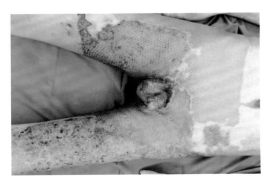

植皮术后 1 个月，双下肢、阴囊创面基本封闭愈合

（纪世召）

方法 2　纤维支气管镜辅助清创技术

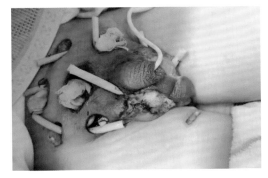

腹部、会阴部广泛坏死性筋膜炎，出现脓毒性休克，外院给予多处不规则切开引流

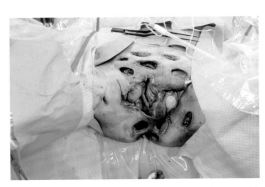

第一次清创术后，可见腹壁会阴部多处皮肤软组织缺损，左侧睾丸鞘膜暴露

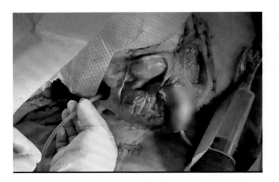

术中探查会阴部靠近肛门处有一窦道向腰腹部深入

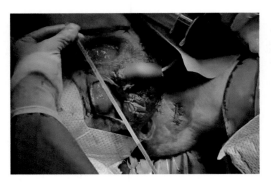

窦道深约 40cm

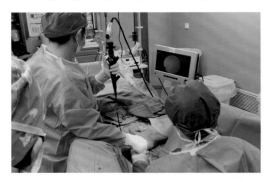

术中使用纤维支气管镜探查、冲洗、清创，镜下留置
引流

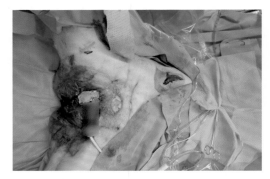

纤支镜辅助下开放腹部切口对口引流

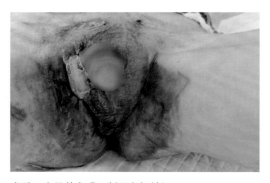

术后 2 个月前方观，创面全部封闭

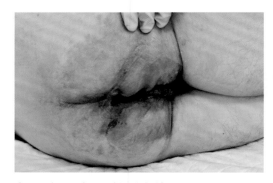

术后 2 个月后方观，创面全部封闭

（孙　瑜　陈甜胜）

方法 3　双侧股前外侧岛状皮瓣转移修复下腹部和阴囊创面

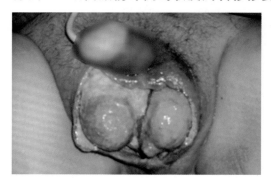

糖尿病患者阴囊烫伤后皮肤坏死

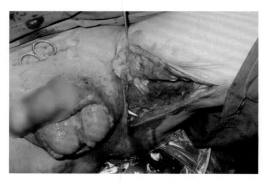

清创探查术中见左大腿内侧坏死性筋膜炎，内有大量
脓液

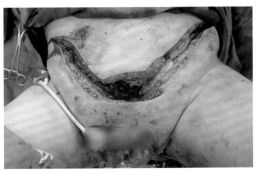

术中探查见下腹部坏死性筋膜炎，内有大量脓液

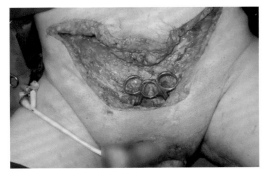

坏死性筋膜炎感染在深筋膜层和阴囊相通

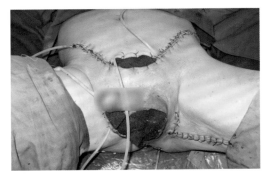

行负压吸引及创面冲洗控制感染

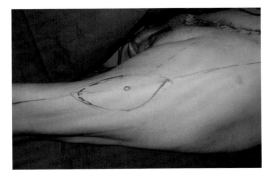

1周后左、右大腿设计股前外侧岛状皮瓣

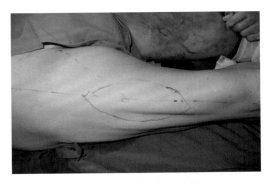

1周后左、右大腿设计股前外侧岛状皮瓣

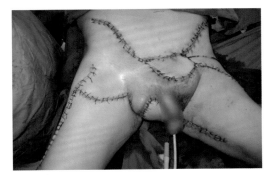

双侧股前外侧岛状皮瓣分别修复下腹部及阴囊创面

（陶　克　杨薛康　张　月）

方法4　腹直肌肌皮瓣转移术

方法4-1：腹直肌肌皮瓣转移术

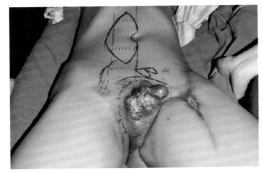

阴茎癌复发

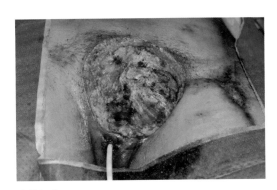

病灶切除

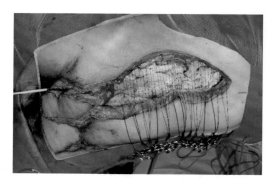

腹直肌肌皮瓣切取并转移

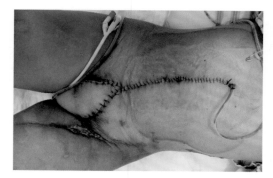

术毕

（毕宏达　陶　然）

方法 4-2：腹直肌肌皮瓣转移术

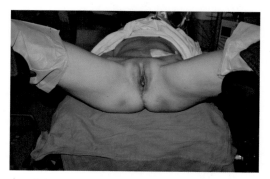

直肠癌复发，侵犯阴道

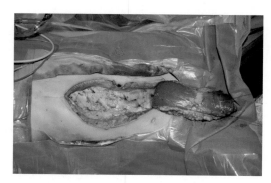

切取腹直肌肌皮瓣

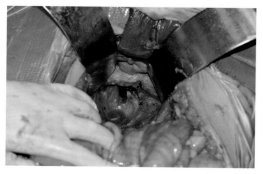

开腹切除子宫及其附件

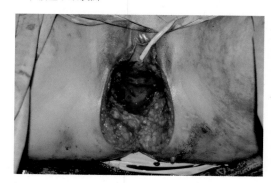

扩大切除肿瘤，会阴部形成空腔

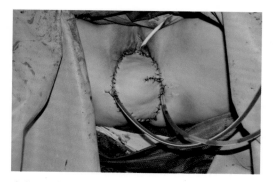

腹直肌肌皮瓣转移填塞

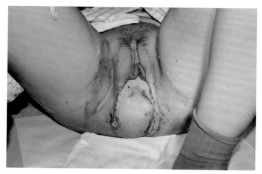

术后拆线时

（毕宏达　陶　然）

方法 5 髂腰皮瓣转移术

方法 5-1：髂腰皮瓣转移术

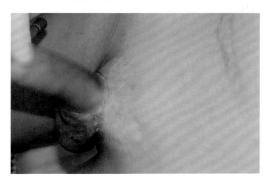

会阴部瘢痕挛缩畸形

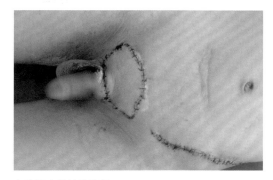

左髂腰皮瓣转移修复

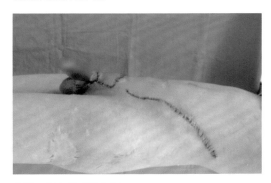

术后 2 周皮瓣成活良好

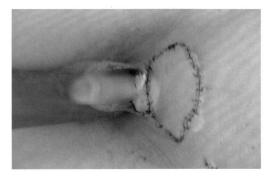

术后 2 周皮瓣成活良好

（张丕红）

方法 5-2：髂腰皮瓣转移术

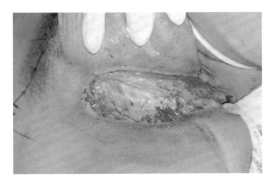

右侧会阴部电烧伤

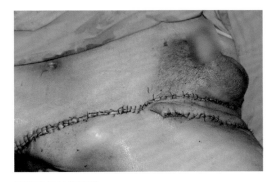

髂腰皮瓣转移覆盖

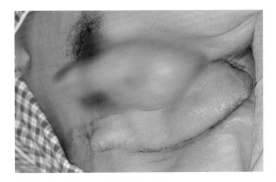

术后 3 个月复查，皮瓣成活良好

（张丕红）

方法 5-3：双侧髂腰皮瓣转移术

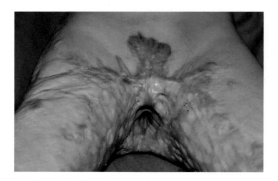

会阴部瘢痕挛缩畸形

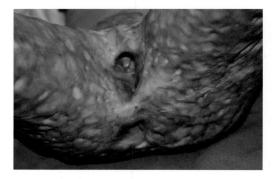

会阴部瘢痕挛缩畸形

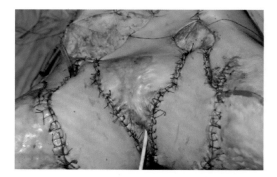

双侧髂腰皮瓣转移修复

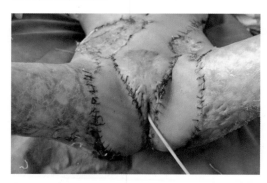

术后 2 周皮瓣成活良好

（张丕红）

方法 6　缝匠肌肌皮瓣转移术

方法 6-1：缝匠肌岛状肌皮瓣转移术

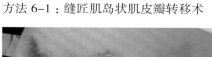

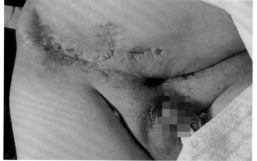

外伤后下腹部会阴部伤口不愈

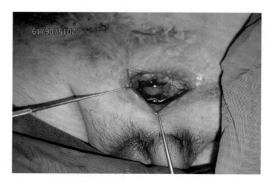

清创后窦道深达耻骨联合，可见金属内固定物

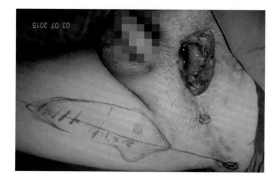

去除金属内固定物后创面持续负压滴注冲洗，2 周后
设计缝匠肌岛状肌皮瓣

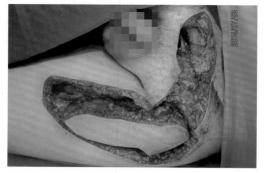

切取缝匠肌岛状肌皮瓣术中

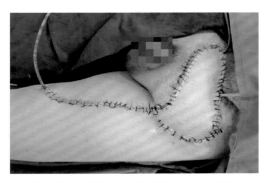

缝匠肌岛状肌皮瓣转移修复会阴部创面术中即刻

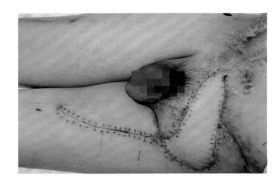

术后 1 个月复查

（陶　克　计　鹏　张　智）

方法 6-2：缝匠肌岛状肌皮瓣转移术

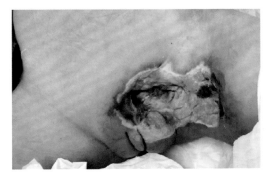

会阴部及左腹股沟处皮肤感染坏死

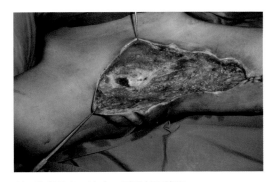

创面清创及负压治疗 1 周后创面情况

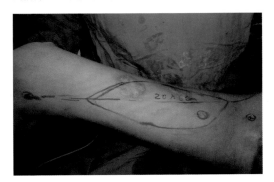

右大腿设计缝匠肌岛状肌皮瓣

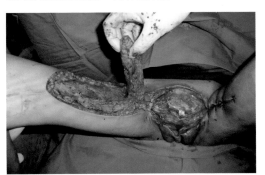

右大腿设计切取缝匠肌岛状肌皮瓣

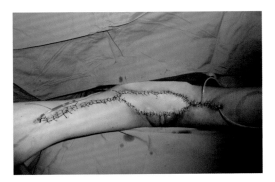

缝匠肌岛状肌皮瓣修复会阴部及左腹股沟创面

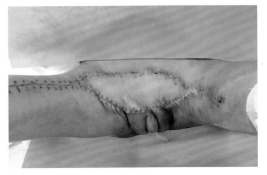

术后 1 个月复查

（陶　克　计　鹏　张　智）

方法 7　旋髂浅皮瓣转移术

方法 7-1：旋髂浅皮瓣转移术

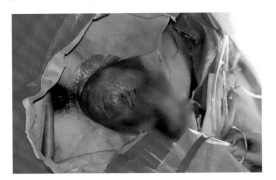

阴囊 Paget 病

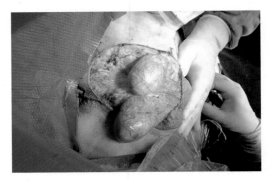

切除病灶

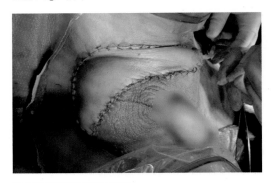

旋髂浅皮瓣转移覆盖创面

（毕宏达　陶　然）

方法 7-2：旋髂浅皮瓣转移术

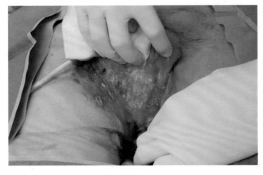

阴囊 Paget 病，双侧旋髂浅皮瓣

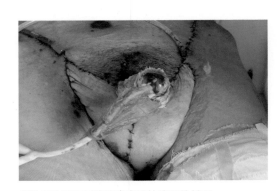

病灶切除后双侧旋髂浅皮瓣转移覆盖创面

（毕宏达　陶　然）

方法 8　股后皮神经营养血管皮瓣转移术

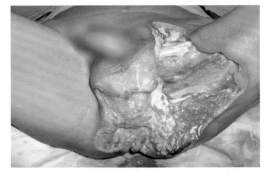

会阴部大片组织缺损

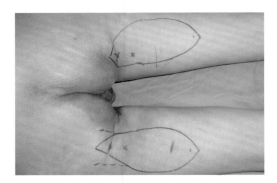

设计双侧股后皮神经营养血管皮瓣

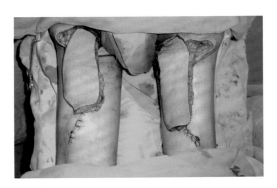

切取皮瓣

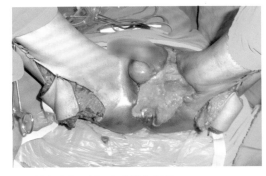

创面基底改善，创面和皮瓣大体观

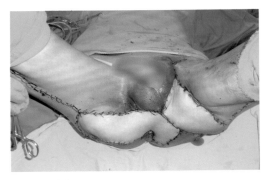

皮瓣转移完毕

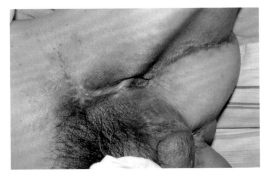

术后前面观

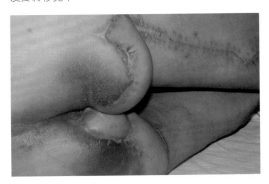

术后后面观

（糜菁熠）

方法 9 阴股沟皮瓣阴茎再造术

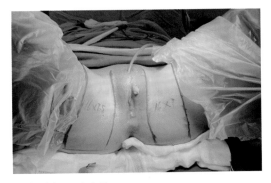

设计两侧阴股沟皮瓣

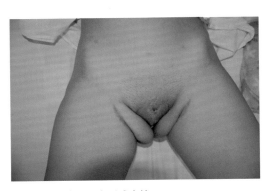

两侧阴股沟皮瓣预先形成皮管

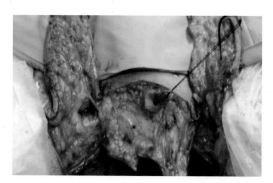

两侧皮管剖开形成阴股沟皮瓣

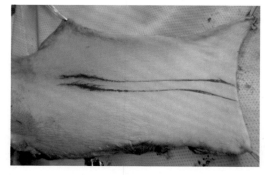

右侧皮瓣内侧3cm形成尿道

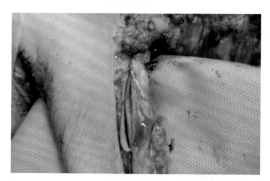

尿道形成

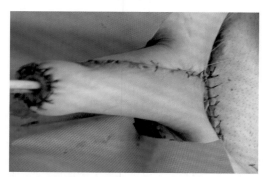

两侧皮瓣瓦合形成再造阴茎

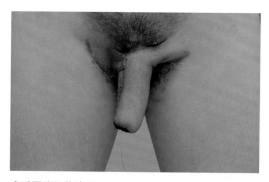

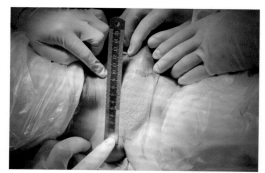

术后再造阴茎外观

（张连杰　赵烨德）

方法 10　阴茎－阴囊皮瓣再造阴道及女性会阴术

方法 10-1：阴茎－阴囊皮瓣再造阴道及女性会阴术

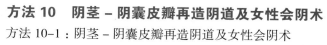

设计蒂在下的阴囊皮瓣

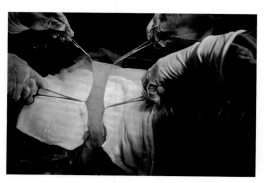

阴囊皮瓣

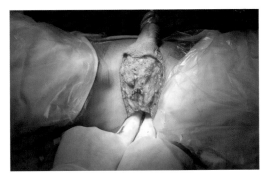

术中分离再造阴道腔穴

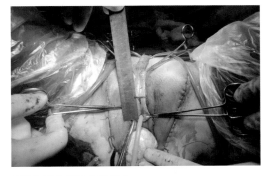

尿道海绵体构建会阴前庭

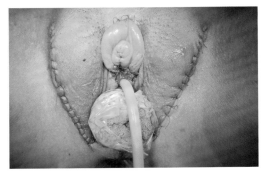

阴茎－阴囊皮瓣再造阴道及女性会阴部术后外观

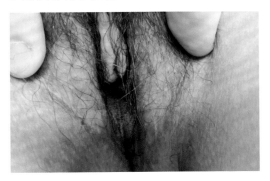

术后半年随访

（张连杰　赵烨德）

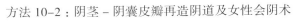

方法 10-2：阴茎－阴囊皮瓣再造阴道及女性会阴术

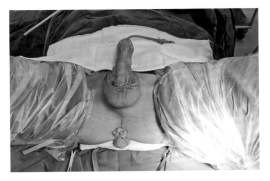

术前

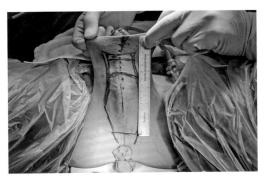

设计蒂在下的阴囊皮瓣

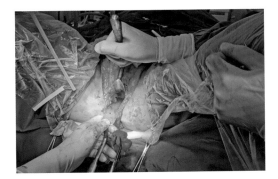

术中分离再造阴道腔穴

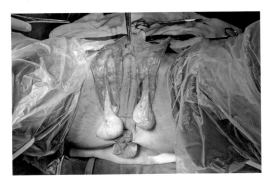

阴茎－阴囊皮瓣再造女性会阴部

5

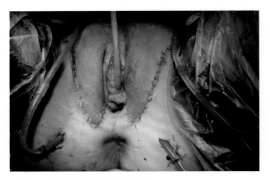

阴茎－阴囊皮瓣再造阴道术毕

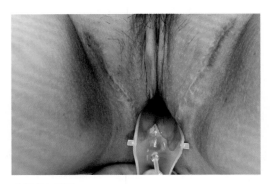

术后半年随访

（张连杰　赵烨德）

第二节　腹股沟

方法 1　双蒂皮瓣转移术

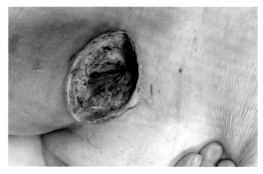

介入手术腹股沟穿刺点股动脉周围坏死液化

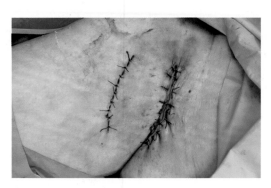

清创后设计双蒂皮瓣封闭创面

（贲道锋　程大胜）

方法 2　局部皮瓣转移术

方法 2-1：局部皮瓣转移术

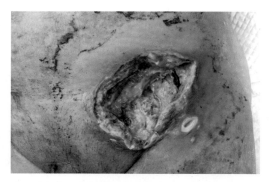

介入手术腹股沟穿刺点股动脉周围坏死液化

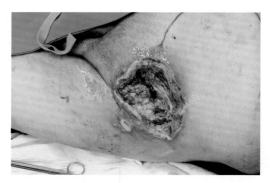

清创后在创面的内侧设计局部皮瓣

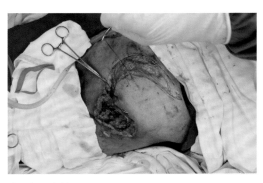

皮瓣切取完毕

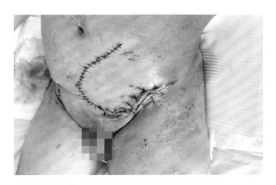

皮瓣转移完毕

（贲道锋　马　兵）

方法 2-2：局部皮瓣转移术

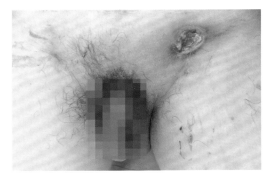

髂外动脉人工血管置换术后局部坏死人工血管外露

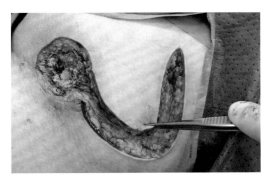

清创后在创面的外侧设计局部皮瓣

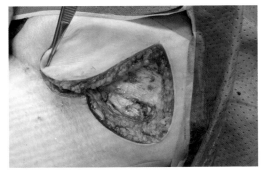

皮瓣切取完毕

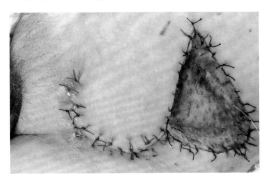

皮瓣转移后 1 周，供区植皮成活好

（贲道锋　王广庆　潘博涵）

方法 3　腹直肌肌皮瓣转移术

方法 3-1：腹直肌肌皮瓣转移术

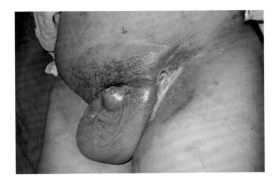

会阴部放射性溃疡

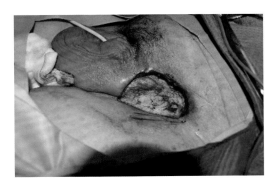

病灶切除后

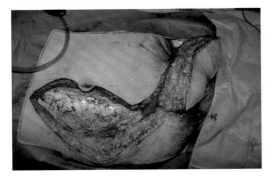

切取右侧腹直肌肌皮瓣

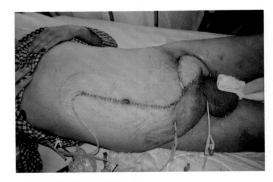

腹直肌肌皮瓣转移术后

（毕宏达）

方法 3-2：腹直肌肌皮瓣转移术

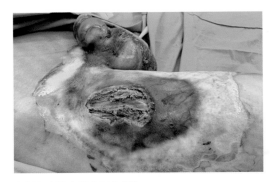

会阴部大腿上段高压电烧伤

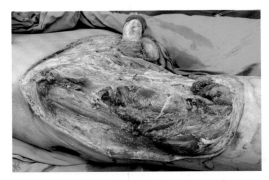

伤后 4 天清创，大腿前外侧肌群大部分坏死，股血管外露

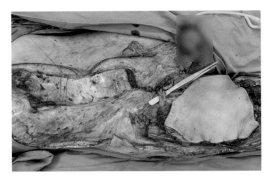

切取同侧腹直肌肌皮瓣并转移覆盖重要血管，其他部位植皮

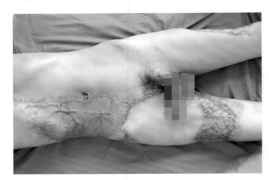

术后随访

（张丕红）

方法 4　旋髂浅动脉岛状皮瓣转移术

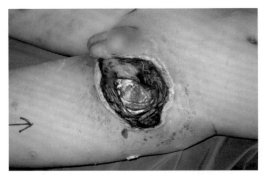

左腹股沟处血管介入手术后巨大血肿及皮肤坏死

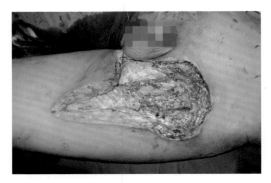

股动脉覆膜支架置入后行清创术

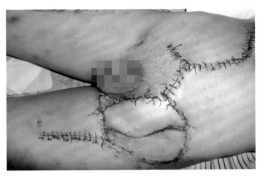

行旋髂浅动脉皮瓣岛状瓣及刃厚皮片移植术封闭创面

（陶 克 计 鹏 张 智）

方法 5　股薄肌肌皮瓣转移术

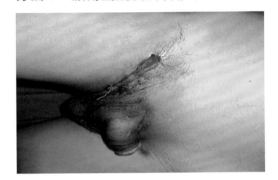

右腹股沟感染性窦道

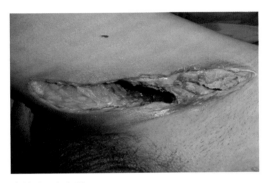

清创后巨大窦道

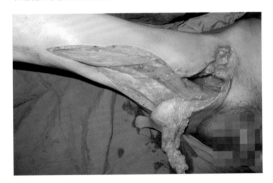

切取股薄肌肌皮瓣

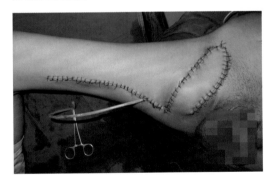

股薄肌肌皮瓣转移术中即刻

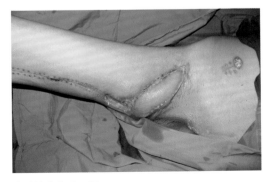

皮瓣转移术后 2 周

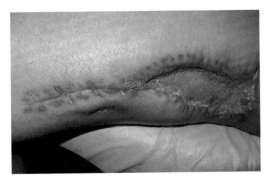

皮瓣转移术后 2 个月

（陶 克 计 鹏 张 智）

方法 6 缝匠肌肌皮瓣转移术

方法 6-1：缝匠肌肌皮瓣转移术

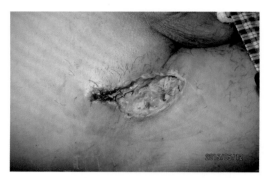

腹股沟处行股动脉动脉瘤切除人工血管置换术，
术后皮肤软组织坏死及感染创面

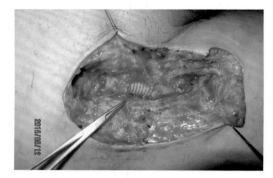

创面清创后创基基底部可见人工血管外露

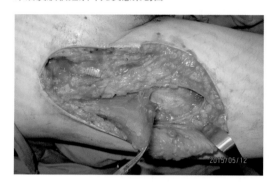

设计缝匠肌肌皮瓣转移覆盖人工血管

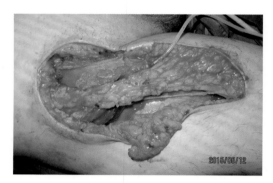

设计缝匠肌肌皮瓣转移覆盖人工血管

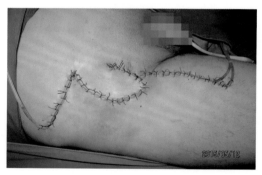

设计局部皮瓣封闭创面

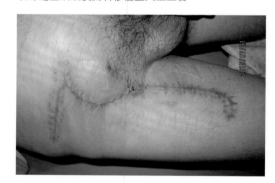

术后 2 个月复查

（陶 克 计 鹏 张 智）

方法 6-2：缝匠肌肌皮瓣转移术

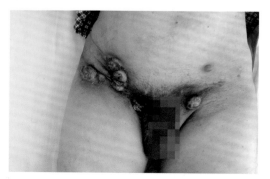

会阴部 Paget 病复发，腹股沟等转移

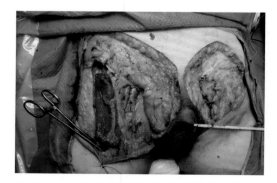

将病灶扩大切除后股动静脉裸露，分离切取一段缝
匠肌

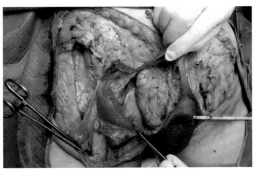

将缝匠肌覆盖到股动静脉表面后创面植皮

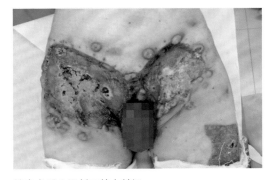

植皮术后 2 周创面基本封闭

（贲道锋　胡晓燕）

方法 7　阔筋膜张肌肌皮瓣转移术

方法 7-1：阔筋膜张肌肌皮瓣转移术

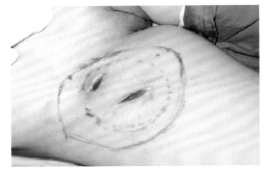

右侧梭形细胞肿瘤切除后创面不愈

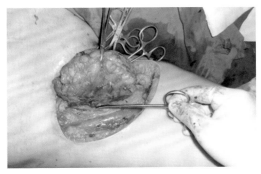

扩大切除后冰冻病理回报基底及周边切缘干净

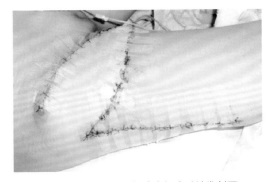

设计阔筋膜张肌肌皮瓣修复肿瘤切除后继发创面

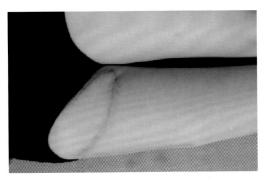

术后半年随访

（陶　克　计鹏　张智）

方法 7-2：阔筋膜张肌肌皮瓣转移术（联合缝匠肌肌瓣）

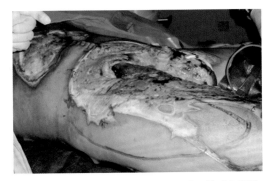

高压电烧伤股深动脉破裂修补后，设计阔筋膜张肌肌皮瓣

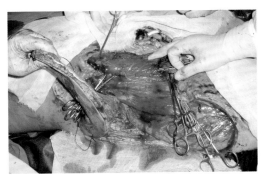

切取阔筋膜张肌肌皮瓣后，应用缝匠肌近心端覆盖股动静脉

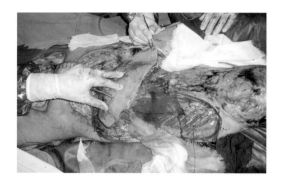

缝匠肌表面覆盖阔筋膜张肌肌皮瓣

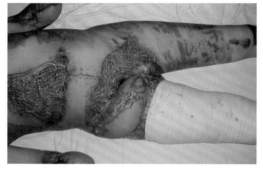

术后 3 个月

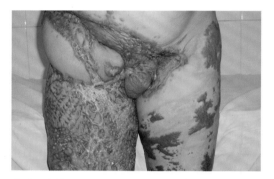

术后 3 个月

（贲道锋　金晓明）

方法 7-3：阔筋膜张肌肌皮瓣转移术（联合缝匠肌肌瓣）

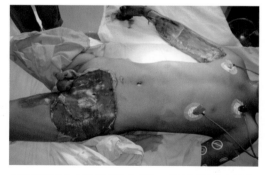

会阴腹股沟右上肢等多处电烧伤，清创后异体皮覆盖

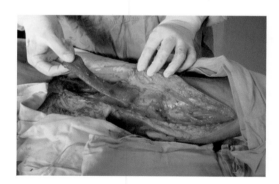

切取缝匠肌肌皮瓣

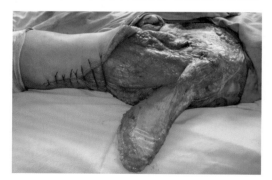

将缝匠肌肌皮瓣转移覆盖股动静脉表面，切取阔筋膜张肌肌皮瓣

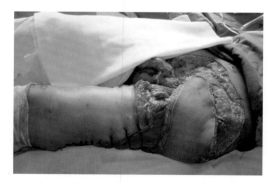

阔筋膜张肌转移覆盖到缝匠肌上面

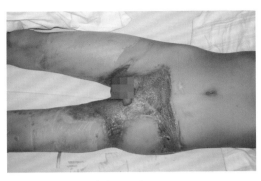

肌瓣肌皮瓣转移植皮术后 2 个月

（贲道锋 程大胜）

方法 8 股前外侧皮瓣转移术

方法 8-1：股前外侧岛状肌皮瓣转移术（联合风筝皮瓣）

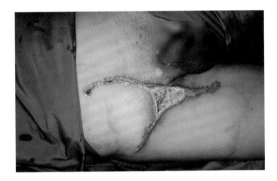

左腹股沟处梭形细胞肿瘤切除后伤口不愈

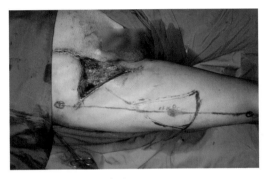

设计股前外侧岛状肌皮瓣

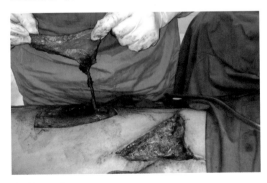

皮瓣切取后

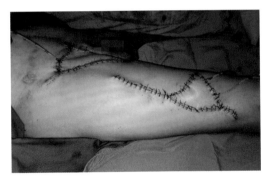

股前外侧岛状瓣封闭腹股沟创面，设计风筝皮瓣修复供区继发创面

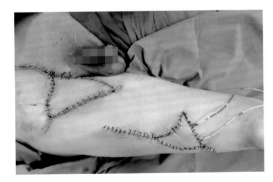

术后 5 天

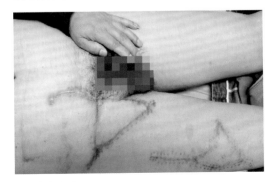

术后半年复查

（陶克 计鹏 张智）

方法 8-2：股前外侧岛状肌皮瓣转移术（联合髂腰皮瓣）

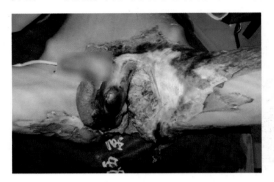

会阴部臀部左大腿电击伤

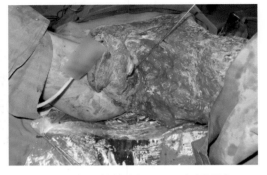

电击伤清创术中（左侧睾丸坏死、股动脉外露）

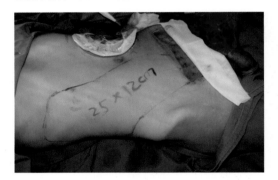

设计巨大髂腰皮瓣

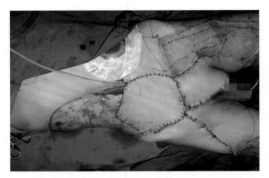

髂腰皮瓣修复左侧腹股沟及阴囊创面；右侧股前外侧岛状皮瓣和大张植皮修复髂腰皮瓣转移后继发创面

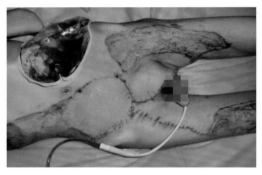

创面修复术后 1 个月

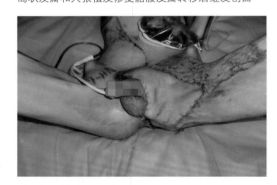

创面修复术后 1 个月

（陶　克　杨薛康　张栋梁）

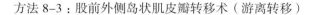

方法 8-3：股前外侧岛状肌皮瓣转移术（游离转移）

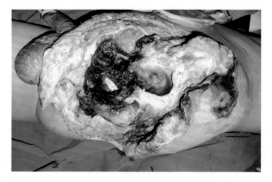

左下肢髋关节离断后残端创面伴髋关节坏死

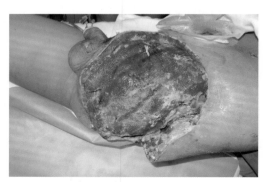

坏死髋关节清创及负压治疗 1 周后创面

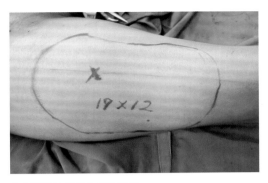

右大腿设计股前外侧肌皮瓣

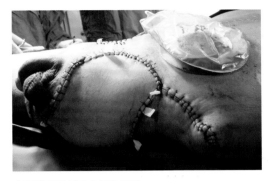

左下肢残端创面皮瓣修复后

（郑　朝　刘佳琦　陶　克）

方法9　游离背阔肌肌皮瓣转移术

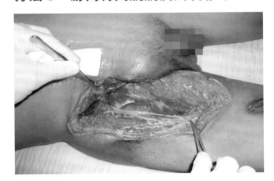

右腹股沟及右大腿感染后巨大创面

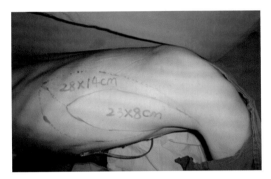

设计右侧背阔肌肌皮瓣

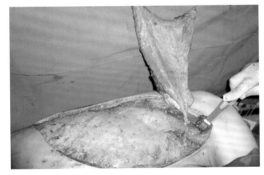

切取右侧背阔肌肌皮瓣

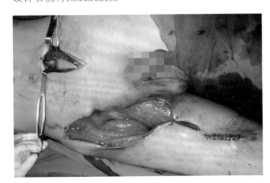

剥离左腹壁下动静脉作为吻合动静脉

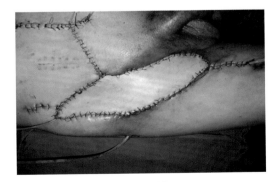

背阔肌肌皮瓣游离移植术中即刻

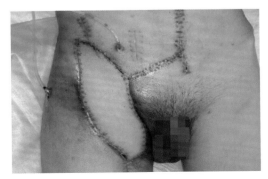

术后2周皮瓣成活良好，创面封闭

（董茂龙　郑　朝　陶　克）

方法 10　四种皮瓣肌皮瓣联合转移术（腹直肌 + 缝匠肌 + 股薄肌 + 旋髂浅皮瓣肌皮瓣）

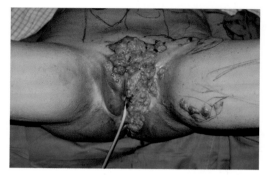

肛门癌（术前正面观）

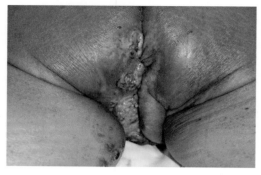

术前背面观

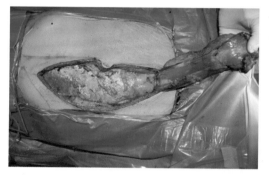

形成腹直肌肌皮瓣

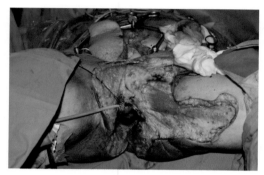

切除阴道子宫直肠大、小阴唇左大腿下腹部肿瘤，注意切缘和基底干净，保护尿道

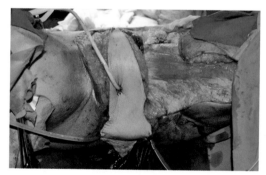

将腹直肌肌皮瓣转移过来，重建尿道

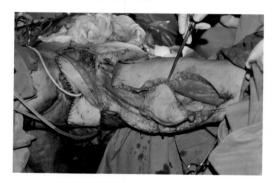

切取左侧股薄肌肌皮瓣

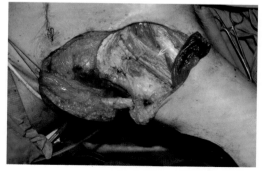

清扫左侧腹股沟淋巴结（蓝箭头是股静脉，红箭头是股动脉，黄箭头是股神经）

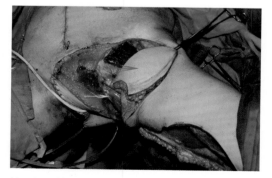

缝匠肌翻转覆盖血管神经，股薄肌肌皮瓣覆盖创面（黄箭头是缝匠肌，蓝箭头是股薄肌肌皮瓣）

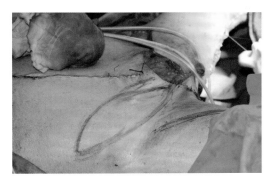

设计右侧旋髂浅皮瓣修复阴阜缺损，标记右侧腹股沟清扫切口

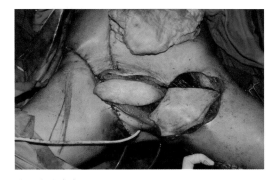

转移旋髂浅皮瓣

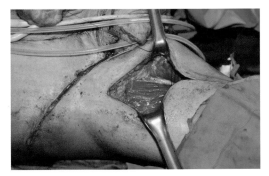

清扫右侧腹股沟淋巴结，保护旋髂浅血管蒂

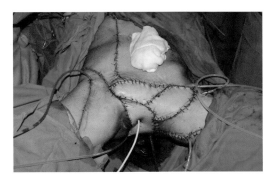

术后即刻

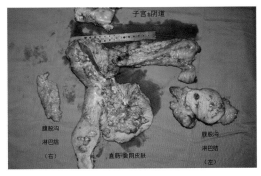

切除标本

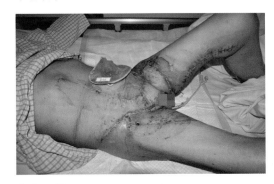

术后14天

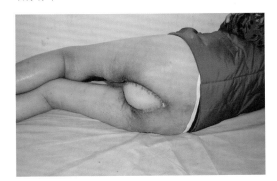

术后2个月

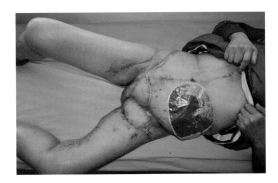

术后2个月

（毕宏达 郝立强 管 睿）

第六章　大腿膝关节

第一节　大腿

方法 1　大腿外侧中厚供皮区超薄表皮覆盖术

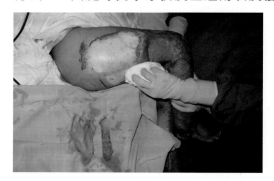

大腿外侧最常用作供皮区，如果取中厚以上皮片，供皮区容易出现瘢痕增生。这是 1 例 6 岁患儿，因双手双足严重烧伤行双大腿取皮术，图示我们在右大腿外侧中厚供皮区的附近，取约 1/3 中厚供皮区面积的超薄表皮一块，按 1：3 比例拉网覆盖到邻近中厚皮供区，左大腿同样操作

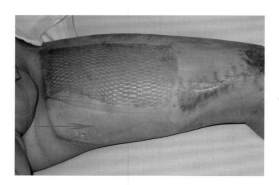

术后 1 个月左大腿供皮区情况，覆盖了超薄表皮的中厚供皮区，未覆盖超薄皮的中厚供皮区，超薄皮供皮区均未见明显瘢痕增生（红色箭头处为超薄皮供皮区）

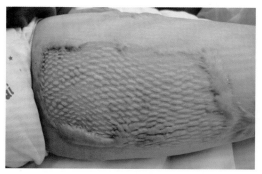

术后 2 年，覆盖了超薄表皮的左大腿中厚供皮区未见明显瘢痕增生，未覆盖超薄表皮的中厚供皮区边缘部位瘢痕增生明显预以切除缝合，超薄皮供皮区未见明显瘢痕增生

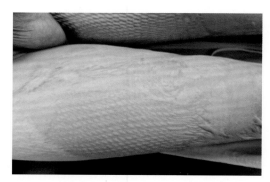

术后 10 年随访，右大腿中厚皮供皮区和超薄皮供区均未见明显瘢痕增生

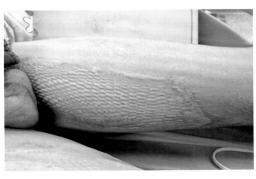

术后 10 年随访，左大腿中厚皮供皮区也未见明显瘢痕增生

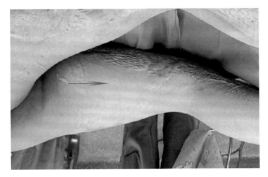

术后 10 年随访，左大腿超薄皮供皮区未见明显瘢痕增生（箭头处为超薄皮供皮区）

（贲道锋　马　兵　程大胜）

方法 2　窦道探查扩创术

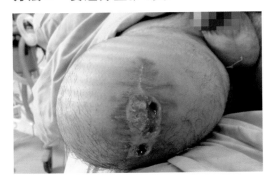

右大腿碾压伤截肢后形成慢性窦道，外院先后行 6 次手术治疗，经久不愈，反复脓性分泌物流出

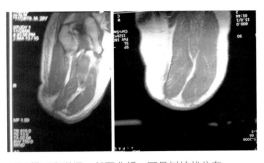

MRI 提示窦道深、长而曲折，可见树枝状分布

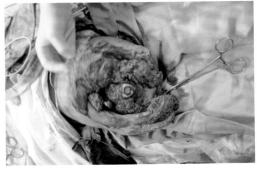

以亚甲蓝经窦道局部注射染色坏死组织，手术扩创彻底去除坏死组织

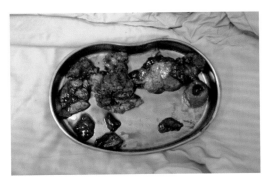

切除的坏死组织

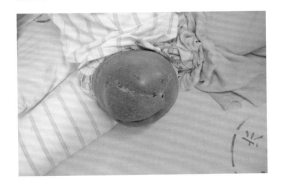

左图示：创面愈合。随访 1 年未复发。窦道病因复杂，且常弯曲、分支，往往经久不愈或反复破溃。彻底去除坏死组织及异物（如缝线线结、金属异物、骨蜡等）是治愈窦道的根本。有报道内镜探查有帮助，但对于弯曲、分支的曲长窦道仍应手术清创。术前可行 MRI、窦道造影等检查明确其具体形状及与周边重要组织器官的比邻关系，术中以亚甲蓝染色有利于指示坏死组织并彻底去除

（肖仕初）

方法 3　清创缝合术

方法 3-1：清创缝合术（修复感染窦道）

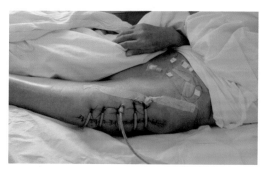

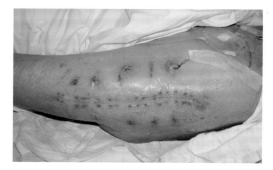

左髋关节感染窦道形成经彻底清创，尽量刮除人工关节周围的肉芽组织，分层次缝合，留置硬膜外导管 2 根，早期持续冲洗（引流管），尽早拔去引流管（3 天左右），后期用 5ml 空针或微泵经硬膜外导管给药，每日数毫升不等，持续时间 2～5 周

术后 1 个月

（贲道锋　肖仕初）

方法 3-2：清创缝合术（修复外伤性缺损）

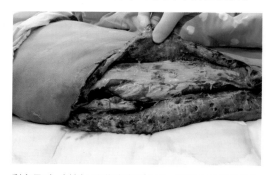

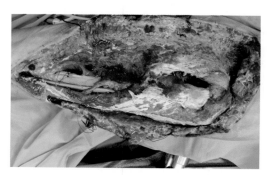

刮台风时，树倒下砸伤患者右大腿，伤后 2 周外地转入

入院后第 1 次清创术

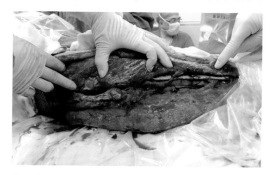

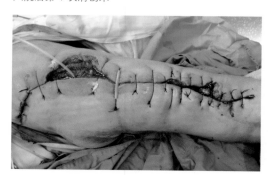

第 2 次清创术（伤后 3 周）

第 4 次清创（伤后 5 周）术后，部分封闭伤口

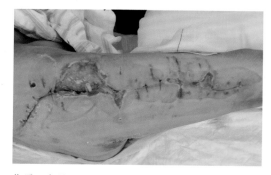

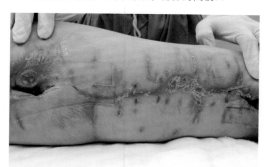

伤后 2 个月

伤后 2 个半月，创面基本愈合但仍有窦道

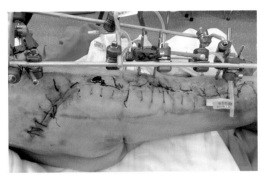

伤后 3 个月行内固定取出，外固定支架固定术

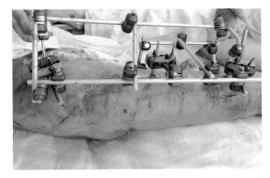

伤后 3 个半月

（贲道锋　马　兵）

方法 4　游离植皮 + VSD 负压治疗

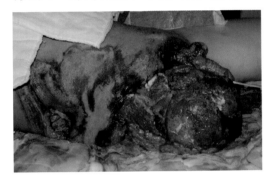

右大腿外伤截肢后

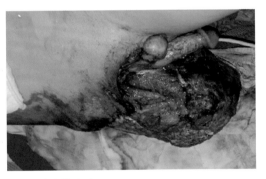

右大腿外伤截肢后

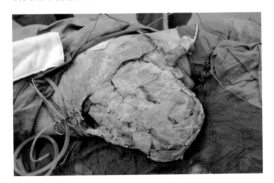

植皮术

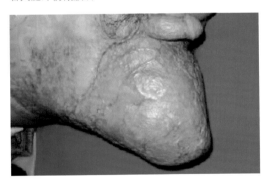

植皮术后 4 个月

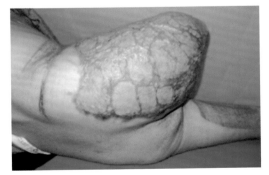

植皮术后 4 个月

（张丕红）

方法 5　瘢痕切除后真皮支架植入 + 超薄皮移植术

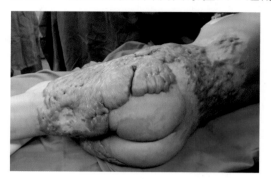

患儿幼时烫伤，左大腿为主多处瘢痕疙瘩形成

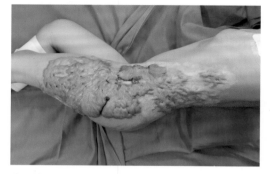

患儿幼时烫伤，左大腿为主多处瘢痕疙瘩形成

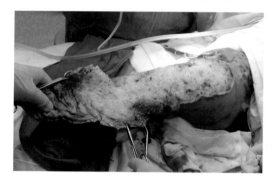

切除瘢痕疙瘩

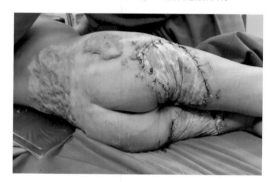

真皮支架移植术后 16 天

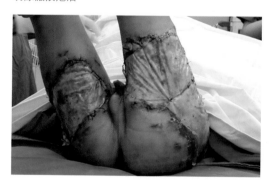

真皮支架移植术后 16 天

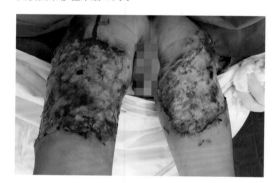

真皮支架移植术后 16 天

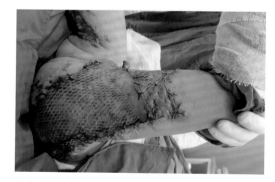

真皮支架移植术后 16 天行植皮手术

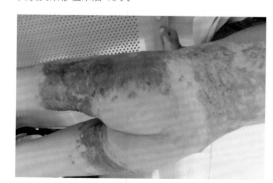

植皮术后 1 个月

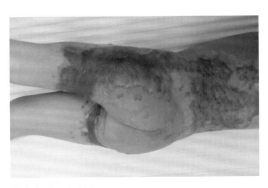

植皮术后 2 个半月

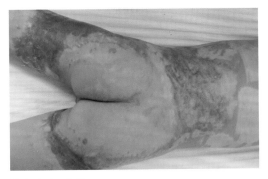

植皮术后 4 个月

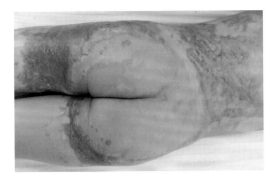

植皮术后 4 个月，臀部大腿未见明显瘢痕增生，有轻度收缩

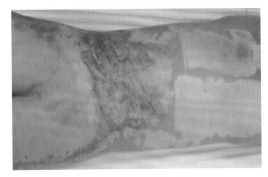

植皮术后 4 个月后背供皮区无瘢痕增生

（贲道锋 程大胜）

方法 6 双蒂皮瓣转移术

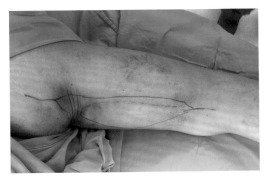

大腿后侧恶性肿瘤复发，拟切除范围

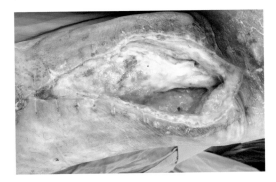

切除缝合后，切口裂开

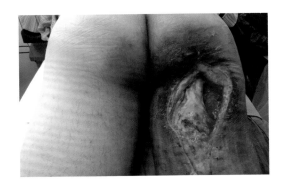

肿瘤切除缝合后，切口裂开

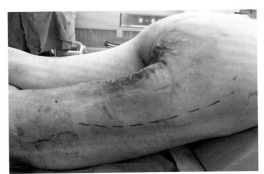

设计双蒂皮瓣

6

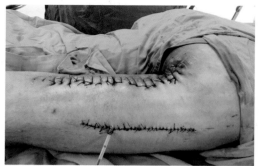

术毕

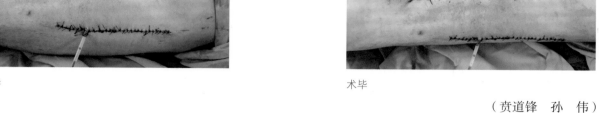

术毕

（贲道锋　孙　伟）

方法 7　局部皮瓣转移术

方法 7-1：局部皮瓣转移术

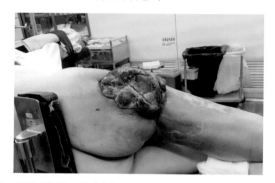

大腿后外侧恶性肿瘤复发

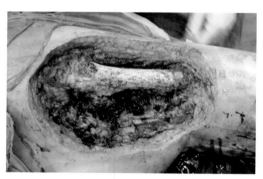

肿瘤扩大切除后股骨外露

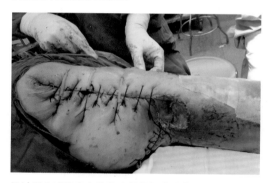

设计臀上动脉皮支为穿支的局部皮瓣转移覆盖

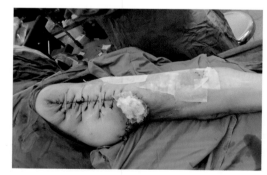

术毕

（贲道锋　孙　伟　左冬青）

方法 7-2：右大腿外伤、股骨骨折术后伤口不愈，膝外上局部皮瓣转移修复

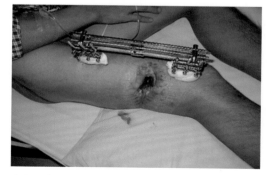

右大腿外伤股骨骨折术后 2 个月伤口不愈、骨外露

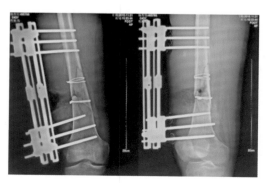

右股骨骨折固定情况

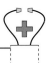

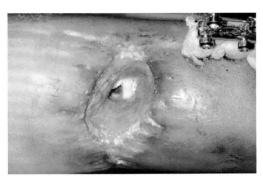

右大腿创面情况

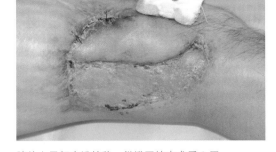

膝外上局部皮瓣转移、供瓣区植皮术后 2 周

（张丕红）

方法 8　缝匠肌肌瓣转移 + 网状皮移植术

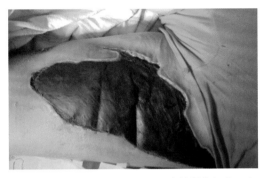

股静脉穿刺误穿入股动脉，拔出后未按操作标准压迫，造成股动脉周围组织受压坏死

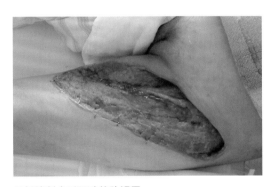

局部清创术后股动静脉裸露

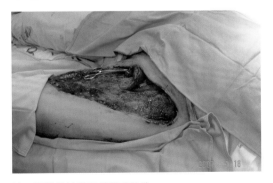

缝匠肌肌瓣转移覆盖股动静脉

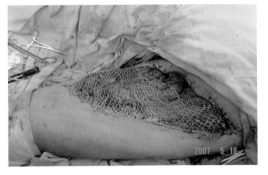

创面行网状植皮术

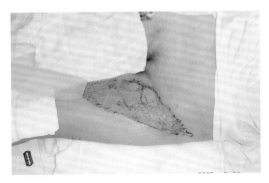

肌瓣转移植皮术后 10 天

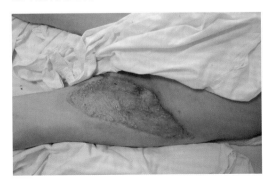

肌瓣转移植皮术后 1 个月

（贲道锋　胡晓燕）

方法 9　髂腰皮瓣转移术

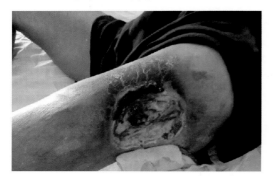

大腿放射性溃疡

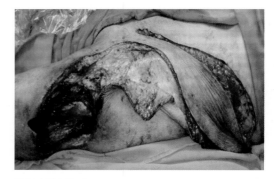

髂腰皮瓣切取中

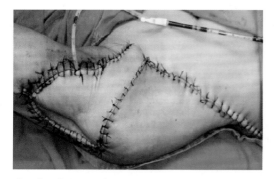

髂腰皮瓣转移覆盖溃疡切除后创面

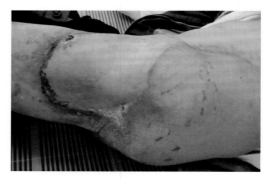

髂腰皮瓣转移覆盖术后 2 个月

（张丕红）

方法 10　扩张器植入扩张后皮瓣转移术

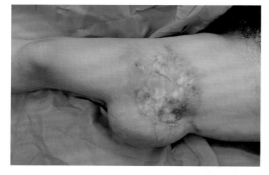

大腿前方瘢痕行扩张器植入术后 2 个月

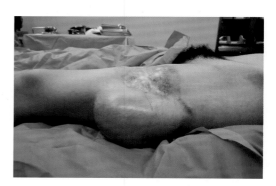

扩张器取出术前侧面观

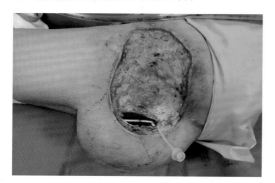

切除瘢痕

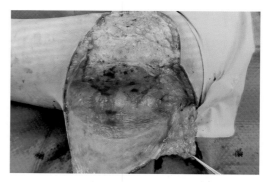

取出扩张器

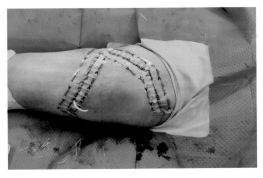

扩张后皮瓣转移到瘢痕切除后的创面

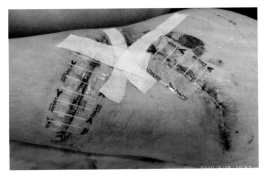

拆线后依然用减张器减轻切口张力

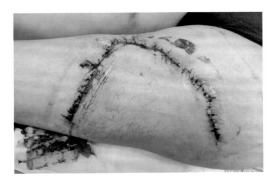

术后 2 周拆线

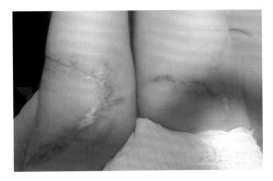

术后 40 天

（贾道锋　吕开阳　陈郑礼）

方法 11　岛状股前外侧皮瓣转移术

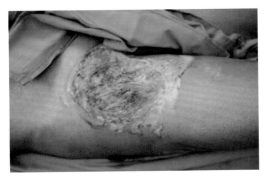

大腿腹股沟电烧伤创面

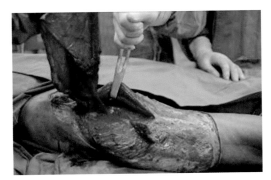

股血管鞘膜部分坏死，股动脉外膜有 2cm×1cm
大小较苍白，但血流尚通畅

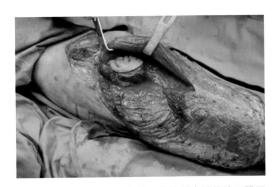

大腿腹股沟创面扩创、岛状股前外侧皮瓣从缝匠肌下
方转移

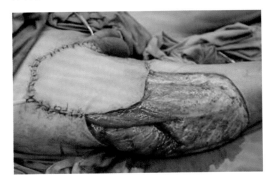

邻近岛状股前外侧皮瓣转移完毕，供瓣区游离植皮

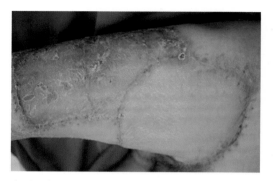

术后 2 个月

（张丕红）

方法 12　游离背阔肌肌皮瓣转移术

方法 12-1：游离背阔肌肌皮瓣转移术

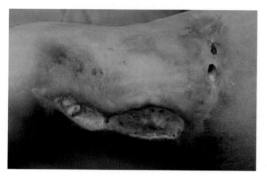

大腿纤维肉瘤、异体肌腱移植、放射性溃疡

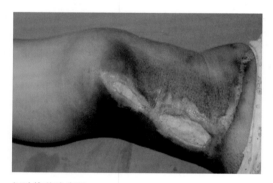

门诊换药治疗后

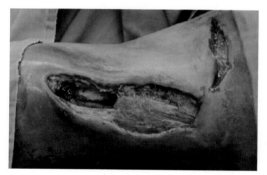

清创后

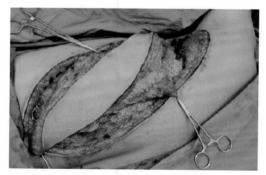

背阔肌肌皮瓣切取中

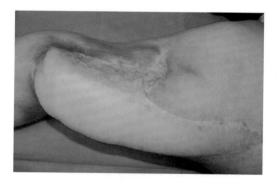

游离背阔肌肌皮瓣转移术后 2 个月

（张丕红）

方法 12-2：游离背阔肌肌皮瓣转移术

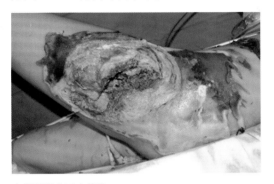

大腿臀部高压电烧伤

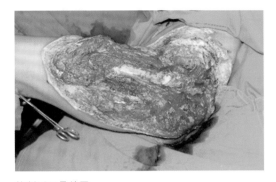

扩创后股骨外露

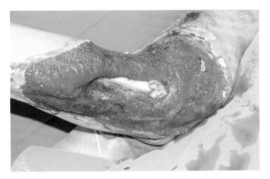

创面负压治疗后创面情况

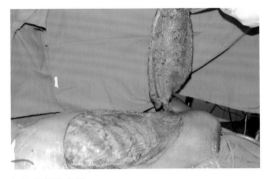

切取背阔肌皮瓣

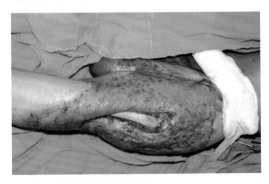

周围创面游离植皮后股骨外露

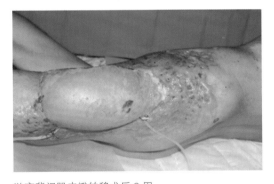

游离背阔肌皮瓣转移术后 3 周

（张丕红）

方法 13　膝内侧皮瓣 + 股外侧皮瓣转移术

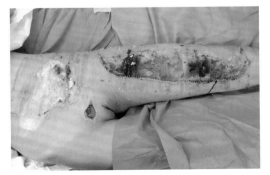

大腿撕脱伤直接缝合后皮瓣坏死，外地转入时所见

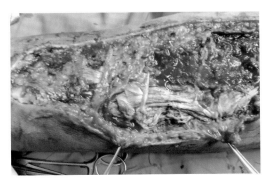

第一次行清创术，术中所见

6

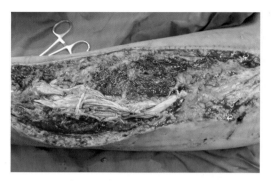

清创术毕

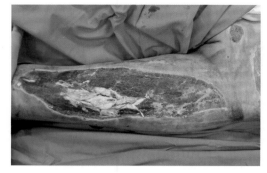

第二次术前

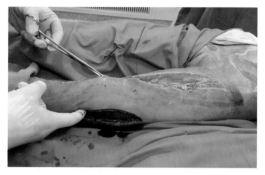

行大腿外侧皮瓣转移

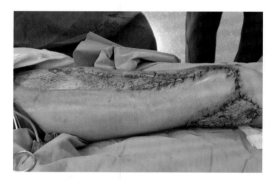

第三次手术行膝内侧皮瓣转移

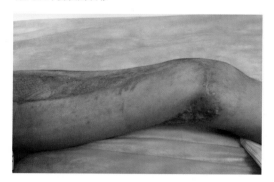

膝内侧皮瓣转移术后1个半月

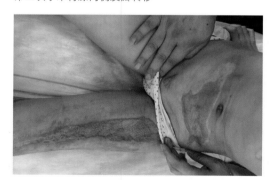

膝内侧皮瓣转移术后1个半月

（贲道锋　孙　瑜）

方法 14　脐旁皮瓣转移术

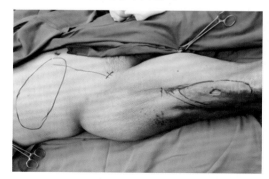

大腿肿瘤切除后放射性溃疡

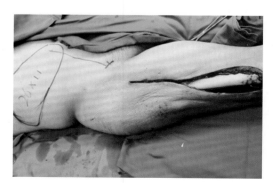

扩创与皮瓣设计

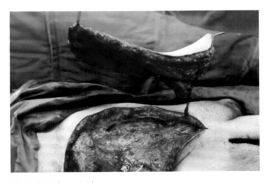

脐旁穿支皮瓣设计

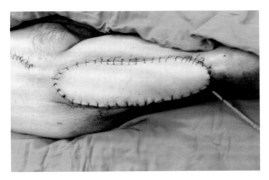

脐旁皮瓣转移后皮瓣血运好

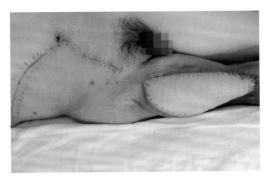

术后3周

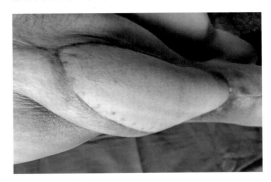

皮瓣术后1年

（沈余明）

6

第二节　膝关节

方法1　清创换药术

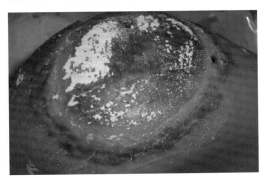

老年患者外院医源性膝关节理疗低温深度烫伤，患者家属拒绝手术，全程换药治疗直到基本愈合，烫伤后5天所见

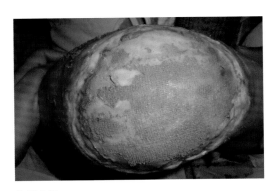

伤后2周

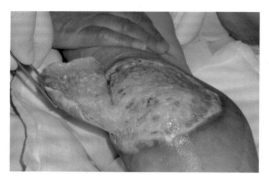

伤后 3 周床边剥去大部分焦痂

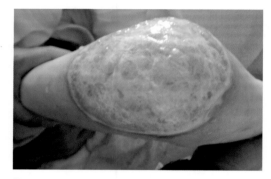

伤后 4 周

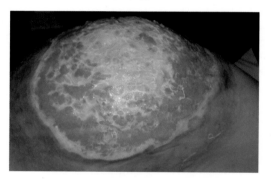

伤后 1 个半月

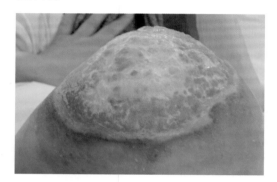

伤后 2 个月

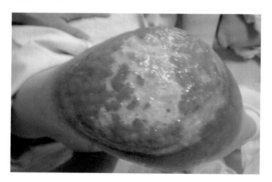

伤后 2 个月

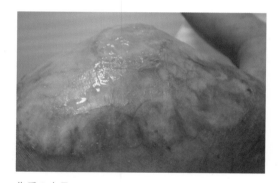

伤后 6 个月

（贲道锋　孙　瑜）

方法 2　膝内上局部皮瓣转移术

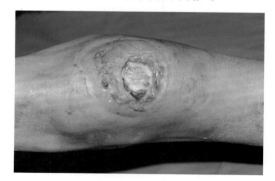

膝部电烧伤创面，髌骨外露

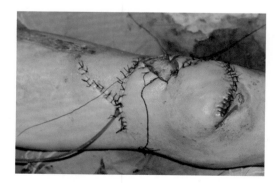

膝内上局部双叶皮瓣转移完毕

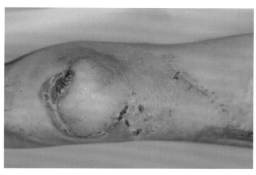

术后 3 周

（张丕红）

方法 3　扩张器植入扩张后皮瓣转移术

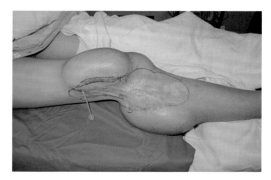

膝外侧瘢痕，行瘢痕周围扩张器植入术

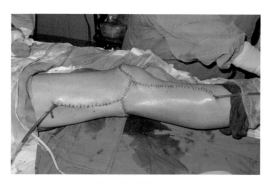

瘢痕切除后，扩张器皮瓣转移覆盖创面

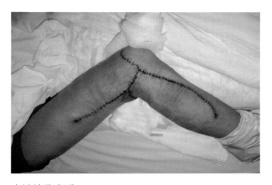

皮瓣转移术后

（毕宏达）

方法 4　膝内侧皮瓣转移术

方法 4-1：膝内侧皮瓣转移术

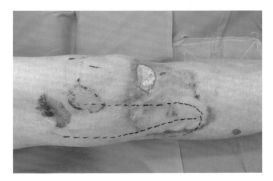

外伤后膝前创面经久不愈，设计以膝降动脉隐支为血供的膝内侧皮瓣

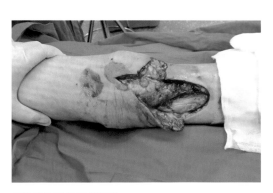

切除坏死组织皮瓣形成

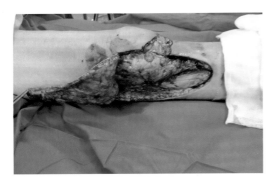

皮瓣形成

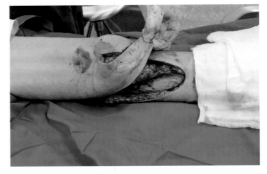

皮瓣转移覆盖创面

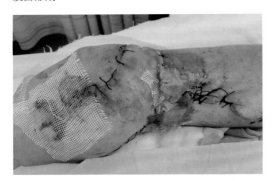

术毕

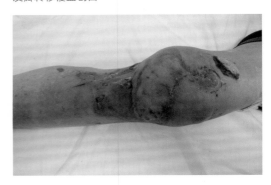

术后3周

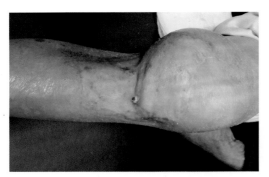

术后半年正面观

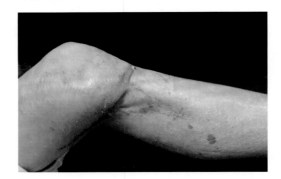

术后半年侧面观

（贲道锋　胡晓燕）

方法4-2：膝内侧皮瓣转移术（膝前切口不愈）

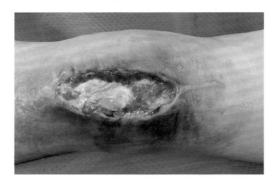

膝前创面关节液外渗

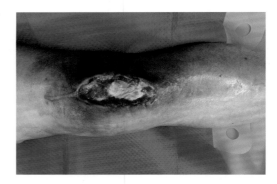

大体观

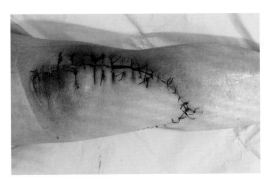

膝内侧皮瓣转移术后

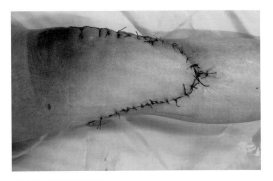

膝内侧皮瓣转移术后

（贲道锋　孙　瑜）

方法 4-3：膝内侧皮瓣转移术（关节置换术后感染）

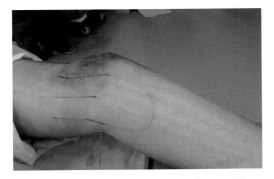

左腿胫骨上端骨肿瘤切除，关节置换术后切口感染

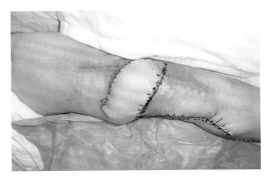

清创后皮瓣转移

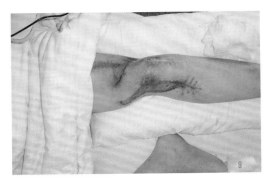

皮瓣转移术后 10 天

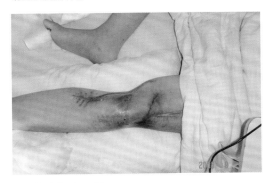

皮瓣转移术后 10 天

（贲道锋　路　卫）

方法 4-4：膝内侧皮瓣转移术（膝前髌骨外露）

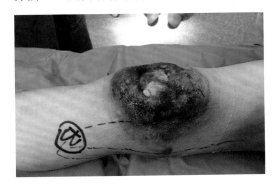

膝前创面髌骨外露，设计膝内侧皮瓣

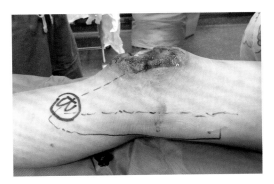

皮瓣设计线

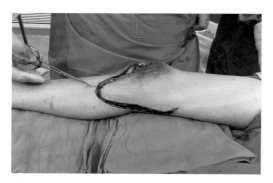

皮瓣切取完毕

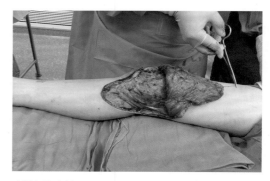

皮瓣切取完毕

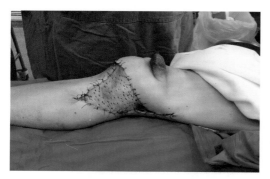

皮瓣转移供瓣区游离植皮

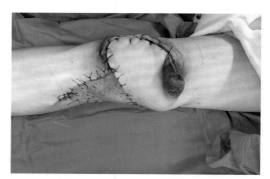

皮瓣转移供瓣区游离植皮

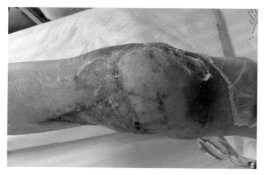

皮瓣转移术后 3 周

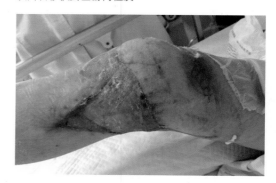

皮瓣转移术后 3 周

（贲道锋　孙　瑜）

方法 4-5：膝内侧皮瓣转移术（膝前内固定外露）

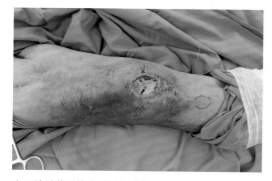

人工膝关节置换术后反复感染，关节腔跟创面相通，
创面存在半年余

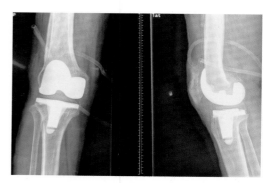

人工膝关节 X 线片

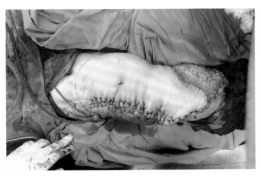

行人工膝关节取出关节融合＋膝内侧皮瓣转移术，正面观

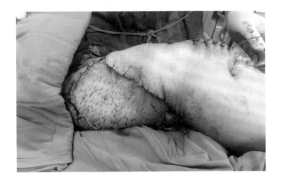

内侧观

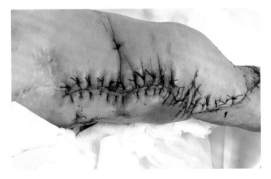

术后 12 天外侧面

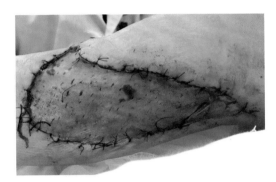

术后 12 天内侧面

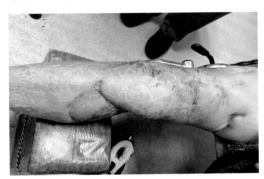

术后 4 个月

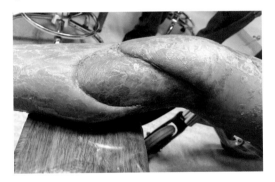

术后 4 个月

（贲道锋　李晓华）

方法 4-6：膝内侧皮瓣转移术（膝前瘢痕癌）

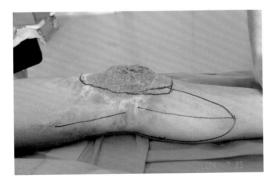

膝前瘢痕癌，设计肿瘤切除范围和膝内侧皮瓣

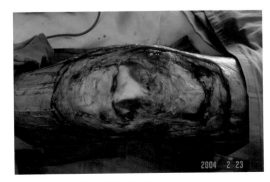

瘢痕癌切除完毕，关节腔外露

6

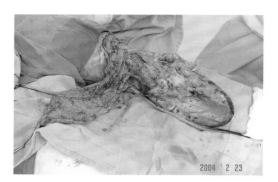

皮瓣形成

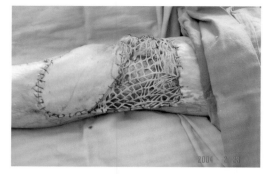

皮瓣转移覆盖关节腔前创面，其他创面和供瓣区网状皮移植

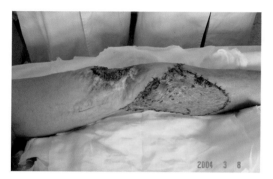

术后2周

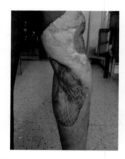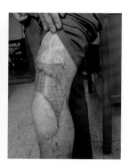

术后5个月

（贾道锋　路卫）

方法 4-7：膝内侧皮瓣转移术（膝前瘢痕挛缩）

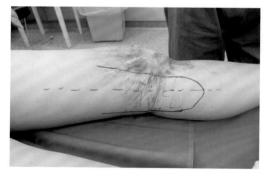

膝前瘢痕反复破溃影响功能

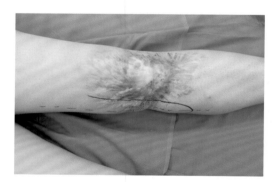

正面观

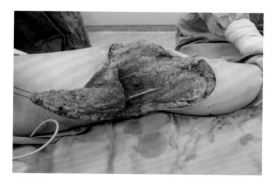

皮瓣形成

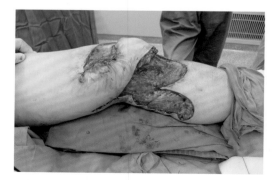

皮瓣转移

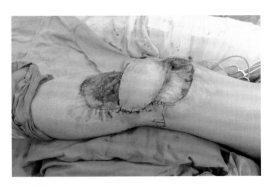

皮瓣转移完毕

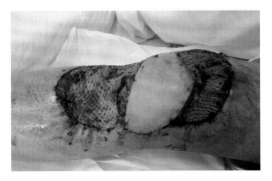

皮瓣转移术后 10 天外侧面观

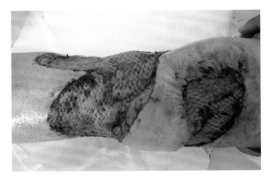

皮瓣转移术后 10 天正面观

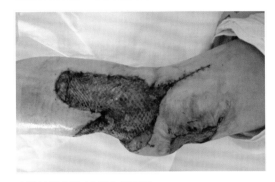

皮瓣转移术后 10 天内侧面观

（贲道锋　程大胜）

方法 4-8：膝内侧皮瓣转移术（腘窝血管瘤）

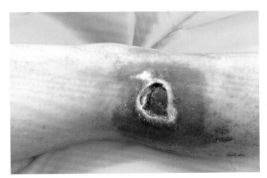

腘窝血管瘤创面多年经久不愈，局部行注射、放射多种治疗

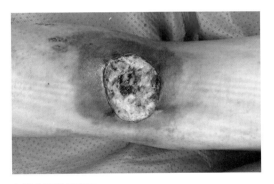

血管瘤切除后创面

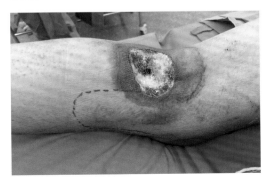

设计膝内侧皮瓣

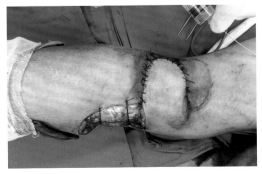

皮瓣转移完毕

6

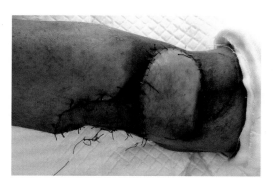

皮瓣转移术后 3 天

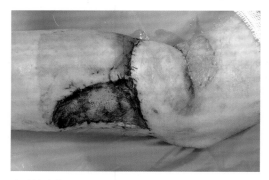

皮瓣转移术后 12 天

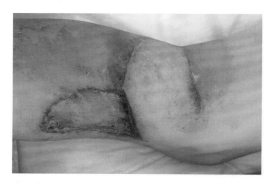

皮瓣转移术后 1 个半月

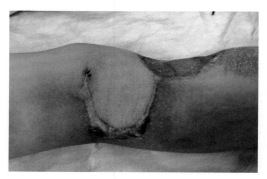

皮瓣转移术后 2 年

（贲道锋　胡晓燕）

方法 5　股前外侧皮瓣转移术

方法 5-1：逆行股前外侧皮瓣转移术

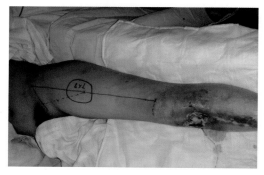

胫骨结节表面创面设计股前外侧肌皮瓣

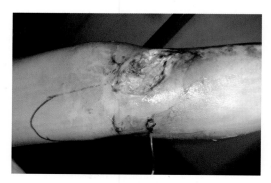

创面正面观

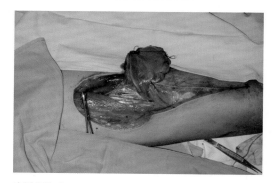

皮瓣切取中

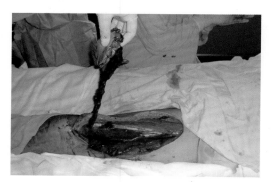

皮瓣形成

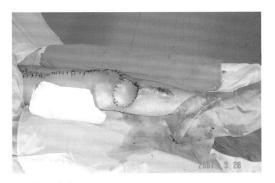

皮瓣转移完毕

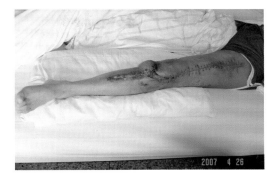

术后 2 周

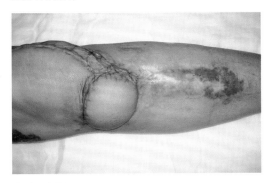

术后 3 个月

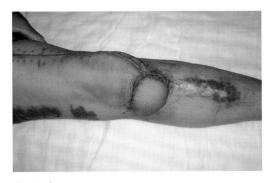

术后 3 个月

（贲道锋　马　兵）

方法 5-2：逆行股前外侧皮瓣转移术

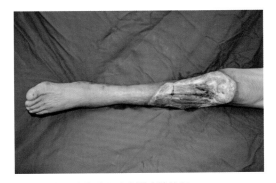

男，87 岁，烧伤致左膝小腿皮肤缺损

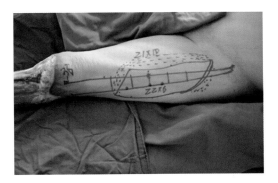

股前外侧皮瓣设计

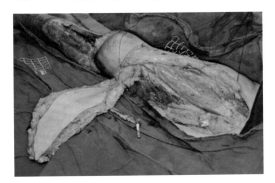

股前外侧皮瓣切取

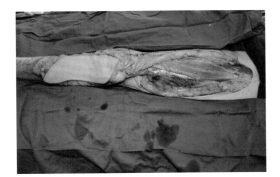

股前外侧皮瓣逆行转移

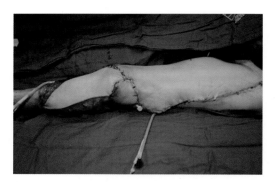

供区直接缝合、受区剩余创面植皮

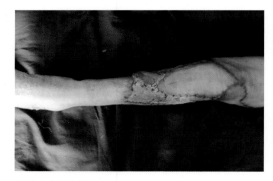

术后 1 个月外形

（魏在荣）

方法 6 　腓肠神经营养血管皮瓣转移术

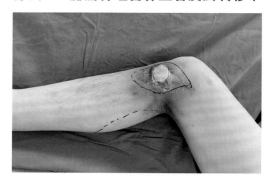

右膝内侧骨肿瘤复发，局部多次手术和放射治疗

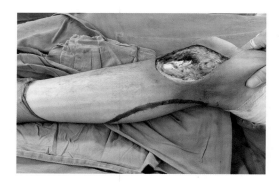

肿瘤切除后骨外露

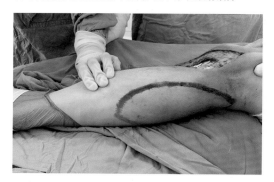

设计腓肠神经营养血管皮瓣顺行转移

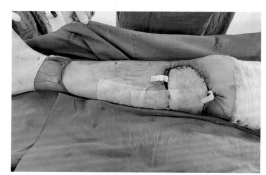

皮瓣切取转移术毕

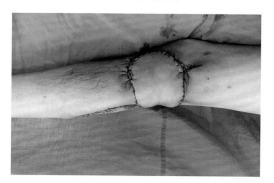

皮瓣转移术后 1 周

（贲道锋　孙　伟　孙梦熊）

方法 7　腓肠肌肌皮瓣转移术

方法 7-1：腓肠肌肌皮瓣+膝外上皮瓣转移术

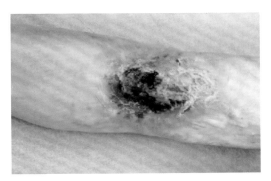

膝前瘢痕癌、髌骨侵犯

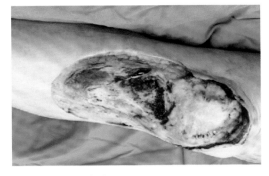

扩大切除、髌骨去除

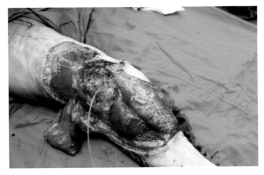

切取腓肠肌肌皮瓣

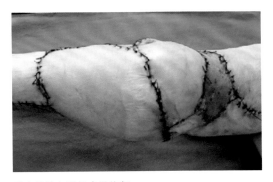

联合膝外上局部皮瓣修复

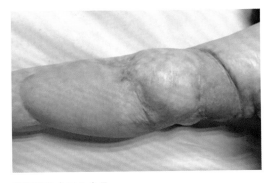

皮瓣转移术后 3 个月

（张丕红）

方法 7-2：腓肠肌肌皮瓣转移修复术

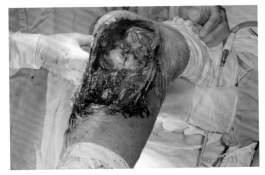

骨巨细胞瘤破溃感染，切除骨巨细胞瘤

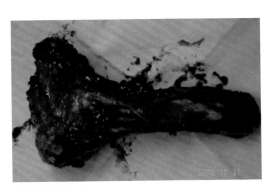

切除的瘤体标本

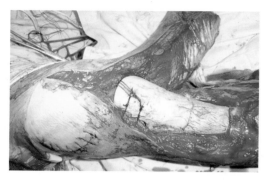

在植入人工膝关节前先植入骨水泥制造的关节模型

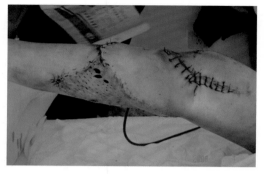

腓肠肌肌皮瓣转移覆盖关节模型

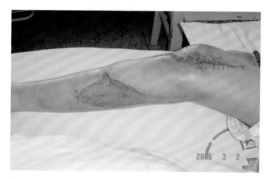

术后2个月内侧面观

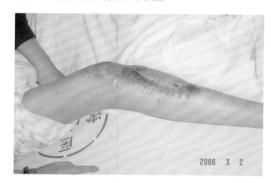

术后2个月外侧面观，患者6个月后行骨水泥取出＋
人工膝关节植入术

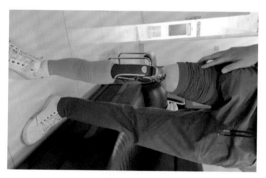

患者人工膝关节植入术后6年再次发生感染，行大腿
远端截肢术，这是截肢后9年的照片

（贲道锋　禹宝庆）

方法8　腓肠内侧动脉穿支皮瓣转移术

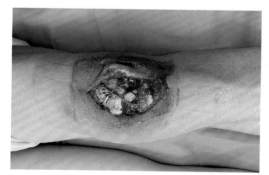

髌骨骨折术后皮肤缺损骨外露

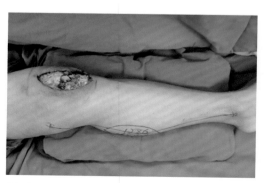

创面扩创

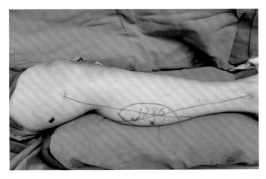

腓肠内侧动脉穿支皮瓣设计

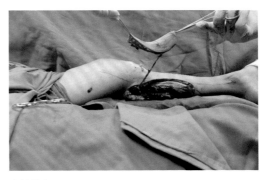

皮瓣掀起

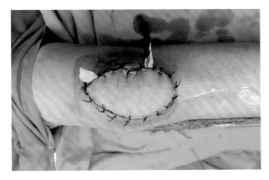

皮瓣转移即刻

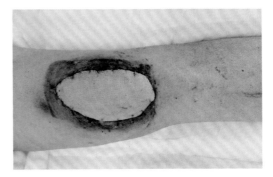

皮瓣术后 2 周

（沈余明）

6

第七章　小腿

第一节　小腿上段

方法 1　局部皮瓣转移术

方法 1-1：局部皮瓣转移术

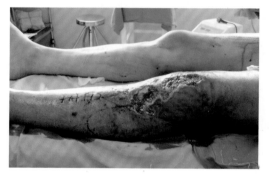

小腿膝前外伤后创面胫骨外露

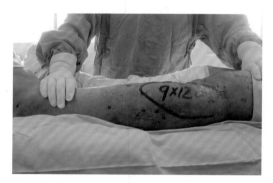

设计小腿外侧皮瓣

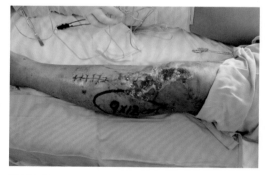

清创完毕

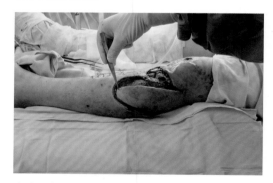

皮瓣形成

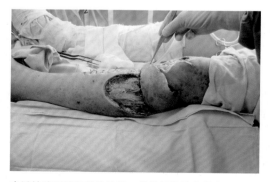

皮瓣转移覆盖胫前骨外露，其他部位游离植皮

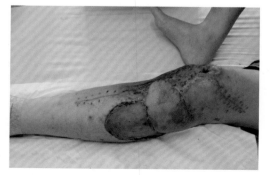

术后 2 周

（贲道锋　程大胜）

方法 1-2：局部皮瓣转移术

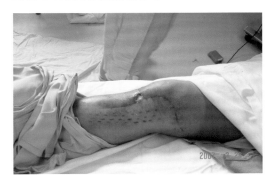

外伤后内固定术后，胫前钢板外露

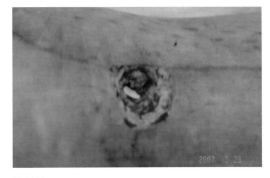

清创后

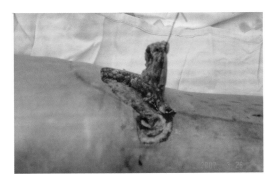

皮瓣形成

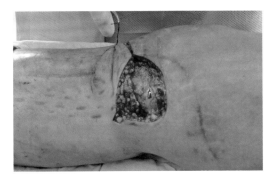

皮瓣转移

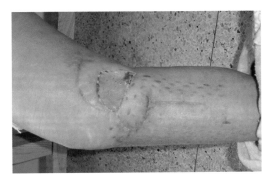

术后 10 天

（贲道锋　肖仕初）

方法 2　腓肠肌肌皮瓣转移术

方法 2-1：腓肠肌肌皮瓣转移术

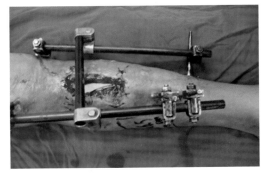

52 岁，男，车祸伤致皮肤缺损

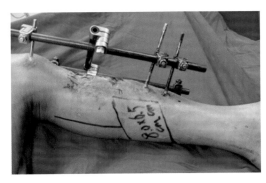

腓肠肌内侧头皮瓣设计

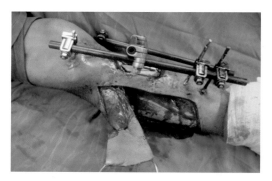

腓肠肌内侧头皮瓣切取

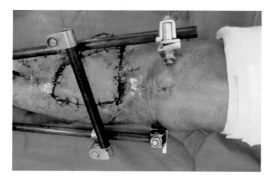

腓肠肌内侧头皮瓣转移

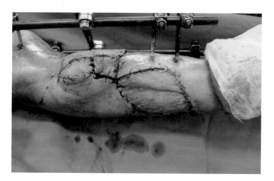

腓肠肌内侧头皮瓣供区植皮

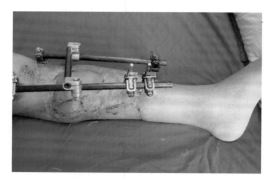

术后 1 个月外形

（魏在荣）

方法 2-2：腓肠肌肌皮瓣转移术（肌瓣插入空腔）

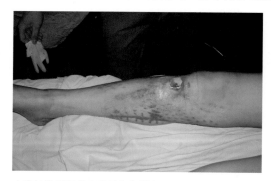

小腿外伤后胫前皮肤软组织缺损胫骨骨折处外露

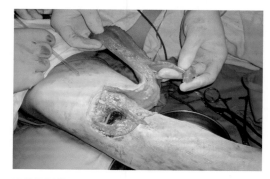

胫骨骨折缺损形成空腔，内固定钢板的钢钉外露，将腓肠肌肌皮瓣的部分腓肠肌与皮瓣分离

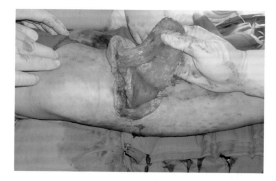

腓肠肌插入空腔

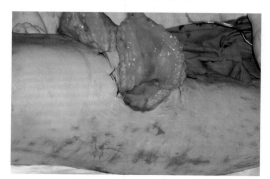

腓肠肌插入空腔后缝合固定

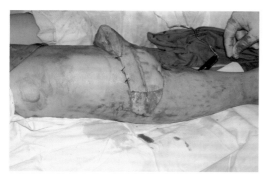

切除部分腓肠皮瓣皮肤形成"舌"样组织瓣

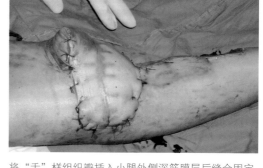

将"舌"样组织瓣插入小腿外侧深筋膜层后缝合固定

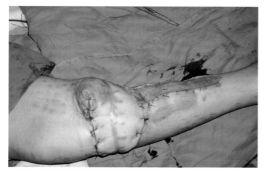

供瓣区植皮，术毕

（贲道锋　马　兵）

方法 2-3：腓肠肌肌瓣转移术（覆盖骨水泥表面）

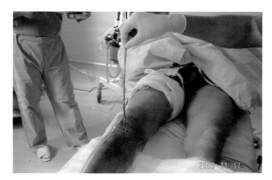

小腿慢性骨髓炎清创后形成 6cm×7cm×5cm 大小空腔

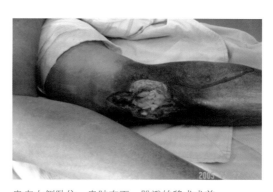

患者右侧卧位，患肢在下，肌瓣转移术术前

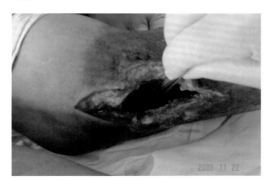

彻底清除骨髓腔内坏死组织后空腔深达胫骨后侧骨皮质，胫骨不能负重

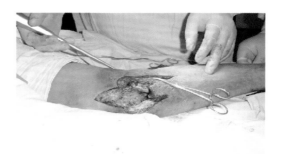

空腔底部已经红润

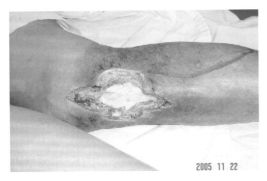

填塞含抗生素骨水泥

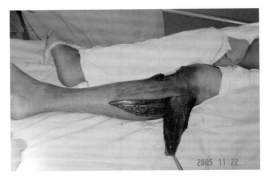

切取腓肠肌肌瓣

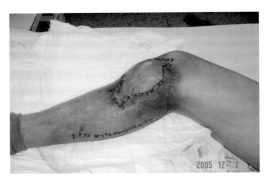

皮下隧道转移肌瓣覆盖骨水泥表面，肌瓣上游离植皮，
供瓣区直接拉拢缝合。术后使用硬膜外导管深部冲洗 1
周后出院。1 年后因低热，重新对远端进行刮除，持续
冲洗两周。后随访再无感染发生

（贲道锋　路　卫）

方法 2-4：腓肠肌肌瓣转移术

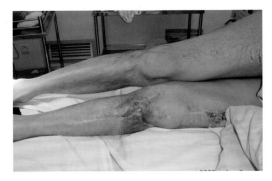

左下肢外伤后外院行内固定术，术后切口感染，切口
经久不愈半年

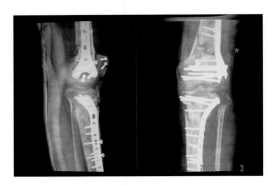

左下肢 X 线片

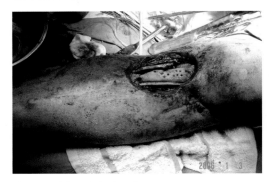

清除切口内坏死组织和异物

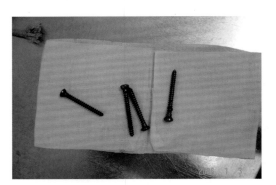

去除切口内松动的钢钉

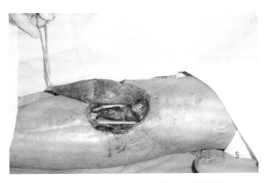

清创完毕切口情况，皮下隧道转移腓肠肌肌瓣

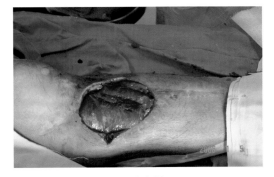

肌瓣填塞覆盖内固定间空隙和创面

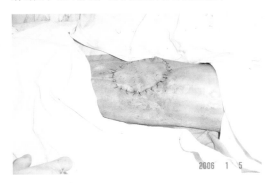

表面游离植皮

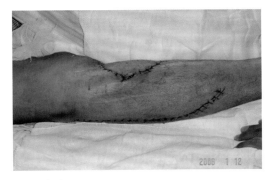

1周后出院

（贲道锋　肖仕初）

方法 3　腓肠内侧动脉穿支皮瓣转移术

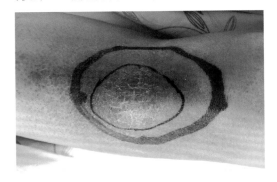

软组织恶性肿瘤

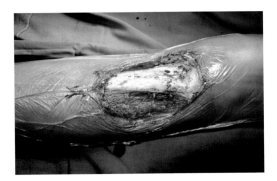

肿瘤切除

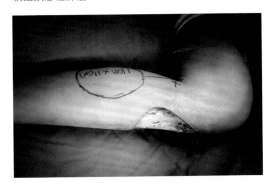

腓肠内侧动脉穿支皮瓣设计

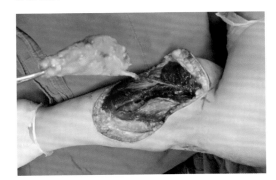

腓肠内侧动脉穿支皮瓣切取

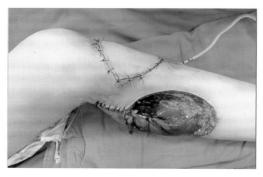

皮瓣转移即刻

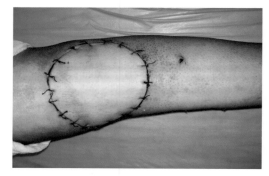

皮瓣转移术后 1 周（正面）

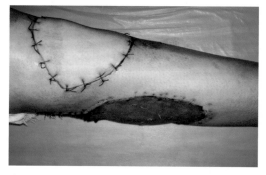

皮瓣转移术后 1 周（侧面）

（沈余明）

方法 4　腓肠内侧动脉穿支嵌合皮瓣转移术

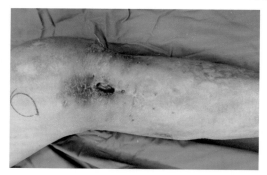

胫骨平台骨折后慢性骨髓炎

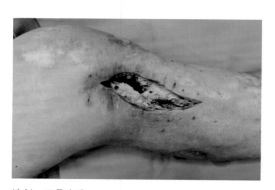

清创、死骨去除

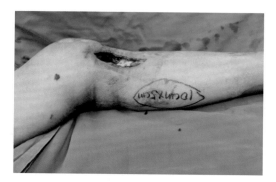

嵌合皮瓣设计

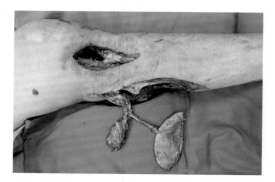

嵌合皮瓣切取

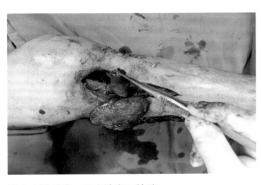

嵌合皮瓣转移、肌肉填塞无效腔

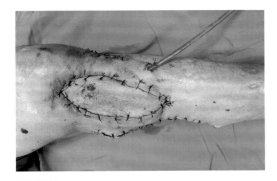

术后即刻

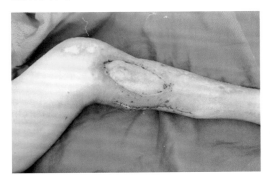

嵌合皮瓣术后 1 个月

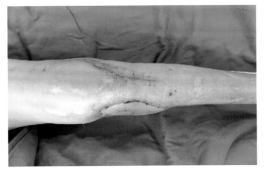

嵌合皮瓣术后 1 个月

（沈余明）

方法 5 双蒂瓣 + 腓肠肌肌瓣转移术

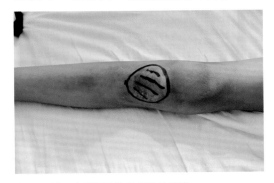

女，14 岁，小腿胫骨结节部位骨肉瘤

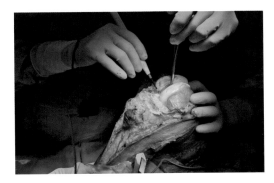

扩大切除肿瘤和周围软组织

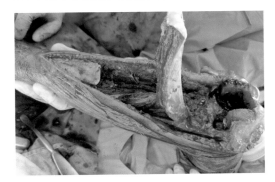

腓肠肌内侧头肌瓣切取

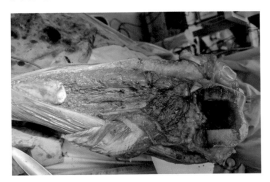

人工关节置换术区准备完毕

7

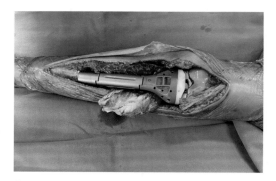

植入人工关节

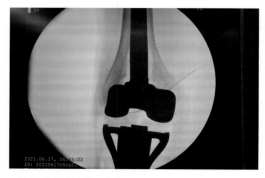

X线所见（膝关节正位）

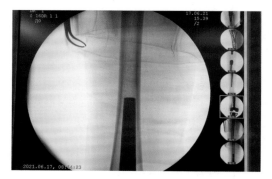

X线所见（胫骨）

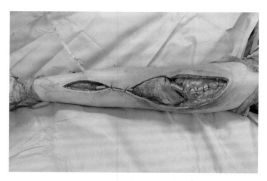

将髌韧带缝合到人工关节上，将腓肠肌内侧头覆盖在裸露的人工关节上

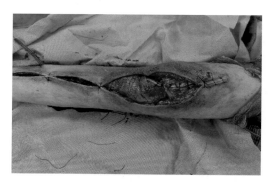

人工关节被腓肠肌和髌骨及髌韧带覆盖

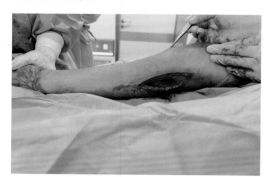

小腿内侧做辅助切口，形成双蒂皮瓣

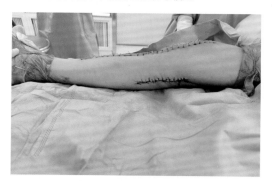

双蒂瓣覆盖关闭切口，侧面观

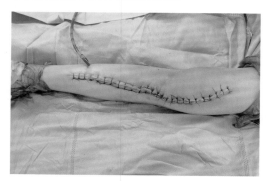

双蒂瓣覆盖关闭切口，正面观

（贾道锋　孙　伟　沈嘉康）

方法 6　骨搬运术

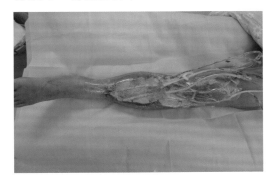

男，42 岁，左胫腓骨开放粉碎性骨折，感染。40 天后

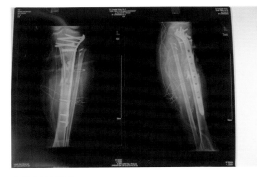

入院时 X 线片

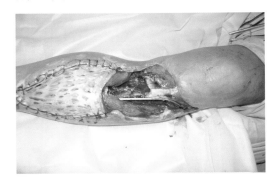

两次清创植皮后创面骨缺损 10cm

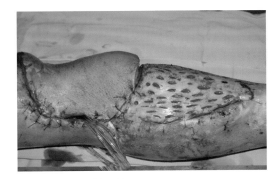

腓肠肌皮瓣覆盖缺损创面

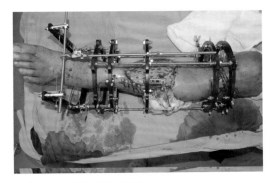

安装 Ilizarov 架向近侧骨搬运

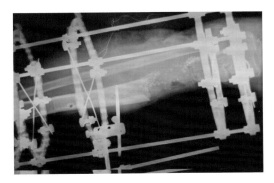

骨搬运术后 3 天

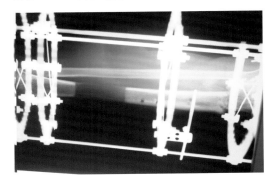

骨搬运术后 5 个月近端会师

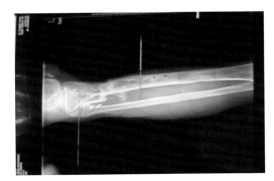

骨搬运术后 16 个月，骨塑形良好

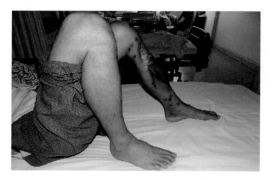

骨搬运术后 16 个月，骨塑形良好

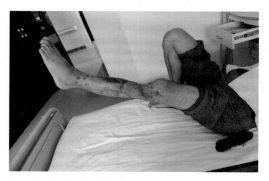

伤小腿愈后外形与功能

（张　春）

第二节　小腿中段

方法 1　骨钻孔培养肉芽植皮术

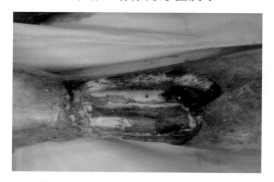

双下肢动脉硬化闭塞，胫骨外露

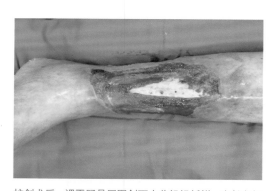

扩创术后，裸露胫骨周围创面肉芽组织新鲜，生长良好

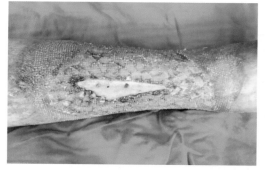

邮票皮移植胫骨周边创面 10 天，可见皮片全部成活，肉芽创面基本封闭愈合，行胫骨表面钻孔

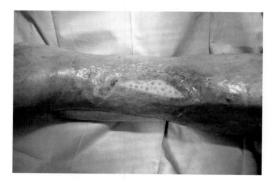

胫骨钻孔术后 7 天，可见少量肉芽组织生长

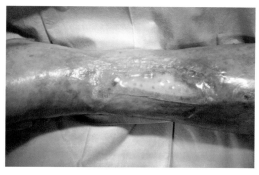

裸露胫骨表面第 1 次行真皮支架移植手术，可见支架血管化良好，胫骨表面肉芽组织生长良好

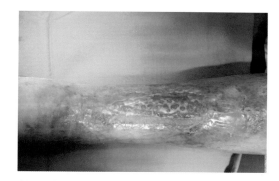

创面肉芽组织生长良好

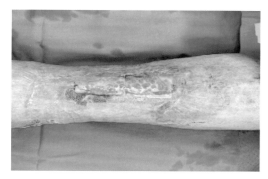

第 2 次行真皮支架移植手术

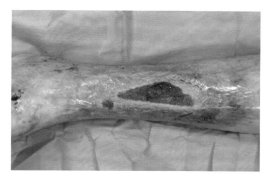

第 2 次移植术后 21 天，可见胫骨基本封闭，表面肉芽组织生长

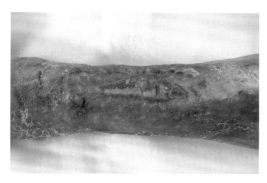

肉芽组织表面移植邮票皮术后 10 天，胫骨创面基本封闭

（纪世召）

方法 2　人工真皮支架植入 + 自体超薄皮片移植术

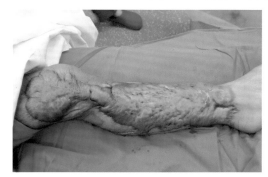

小腿膝瘢痕内侧面观

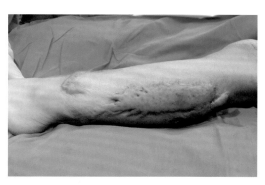

小腿瘢痕外侧面观

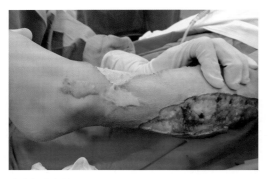

瘢痕切除完毕

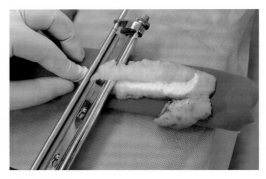

取部分瘢痕皮

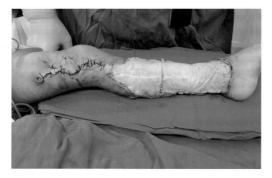

瘢痕切除后主要创面行人工真皮支架植入术，少许创面拉拢缝合或行瘢痕皮回植术，小腿内侧面观

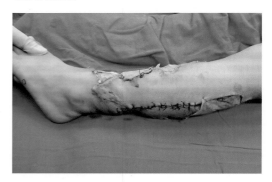

小腿外侧面观

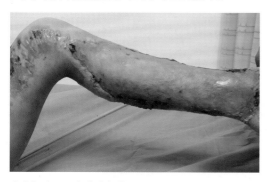

瘢痕切除人工真皮支架植入后 25 天，自体超薄表皮移植术后 11 天

（贲道锋　马　兵）

方法 3　拉拢缝合术

方法 3-1：拉拢缝合术

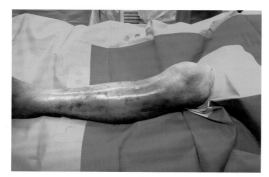

左下肢坏死性筋膜炎＋脓肿形成切开引流前

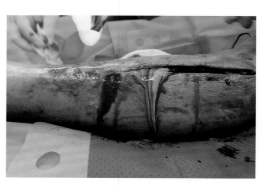

切开引流中，大量脓性组织液体从小腿肌间隙引出

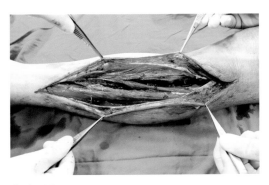

术后 1 周

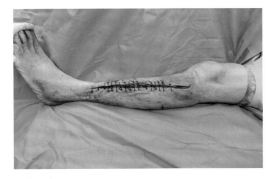

拉拢缝合

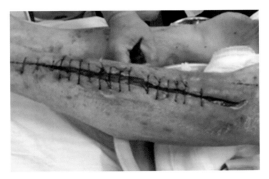

术后 16 天

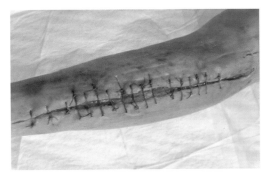

术后 19 天

（贲道锋 孙 瑜）

方法 3-2：拉拢缝合术（快速扩增皮肤）

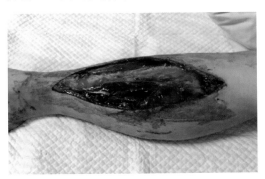

车祸致小腿皮肤软组织部分缺损伴较大范围胫骨外露，
创面大小约 9cm×22cm

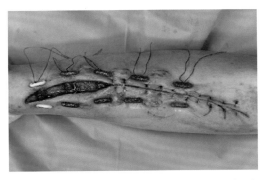

第 1 次手术，采用皮肤软组织快速扩增技术，封闭大
部分创面

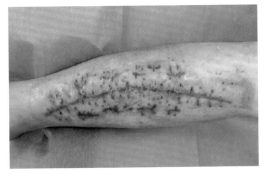

通过两次皮肤软组织快速扩增技术封闭创面，术后 14
天拆线

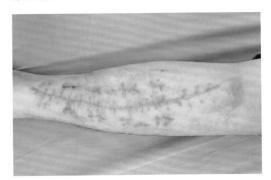

术后 6 个月随访，伤口愈合良好，轻度瘢痕增生

（纪世召）

347

方法 3-3：拉拢缝合术（快速扩增皮肤）

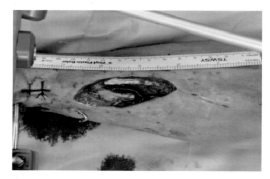

车祸后胫腓骨粉碎性骨折伴皮肤软组织坏死骨外露，
创面大小 10cm×3cm

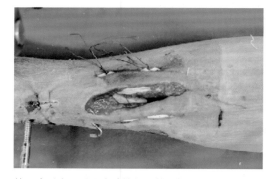

第 1 次手术，采用皮肤软组织快速扩增技术，填充软
组织缺损，缩小创面

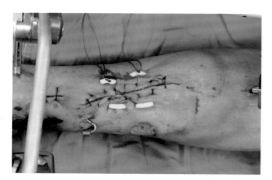

第 2 次手术，采用皮肤软组织快速扩增技术封闭创面

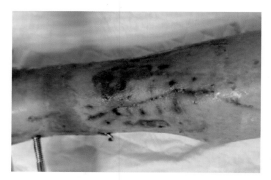

术后 3 个月随访，创面愈合良好，轻度瘢痕增生

（纪世召）

方法 3-4：拉拢缝合术（快速扩增皮肤）

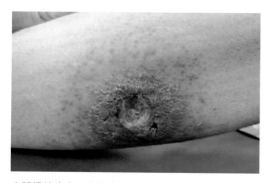

小腿慢性溃疡 2 个月余

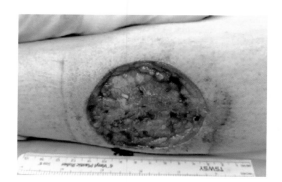

扩大切除后创面大小约 8cm×6.5cm

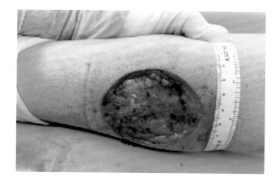

扩大切除后创面大小约 8cm×6.5cm

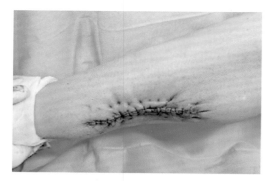

采用皮肤软组织快速扩增技术一次闭合创面

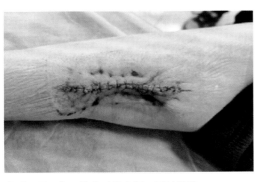

术后 7 天，伤口缝合对位良好，予以拆线

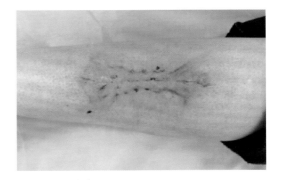

术后 2 个月随访

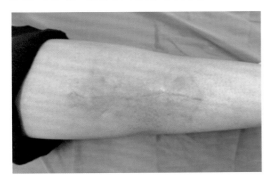

术后 3 个月随访

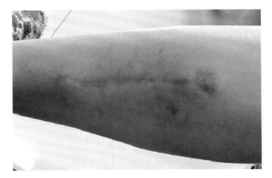

术后 8 个月随访，未见明显瘢痕增生

（纪世召）

方法 4　双蒂瓣转移术

4-1：双蒂瓣转移术

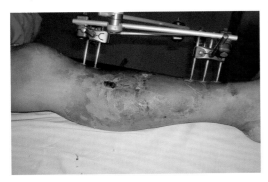

外伤后胫骨骨折胫前皮肤软组织坏死

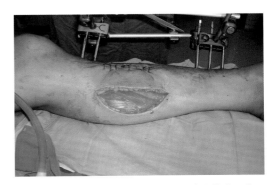

清创切除胫前坏死组织后小腿外侧双蒂瓣转移覆盖胫前缺损

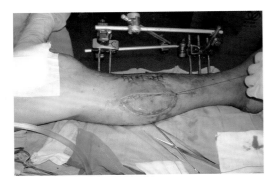

供瓣区游离植皮

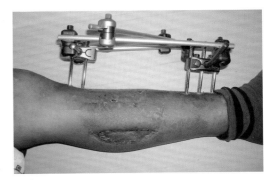

术后 4 周

（贡道锋　房　贺）

方法 4-2：双蒂瓣转移术

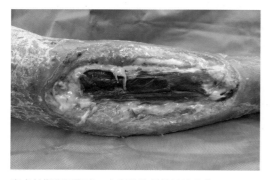

患者长期服用激素，小腿前外侧慢性溃疡数月

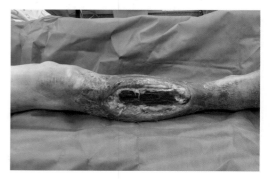

小腿整体观

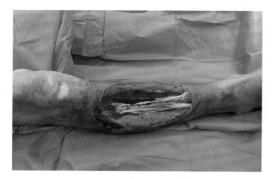

清创后创基肉芽形成保留少数肌腱组织

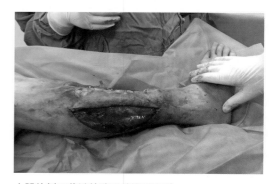

小腿外侧双蒂瓣转移覆盖裸露肌腱

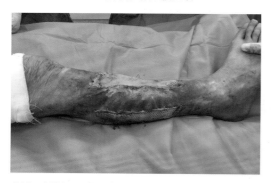

皮瓣两侧创面游离植皮

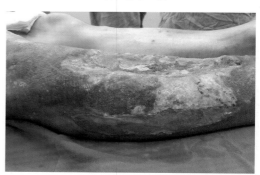

术后 3 周

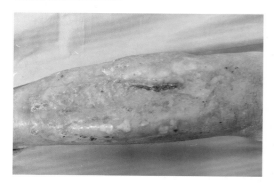

术后 4 周

（贲道锋　沈　拓）

方法 5　局部皮瓣转移术

方法 5-1：局部皮瓣转移术

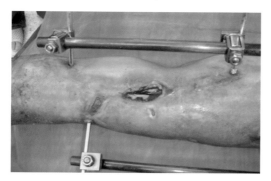

交通伤致小腿骨折术后皮肤缺损

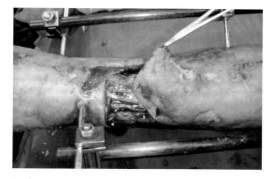

设计切取网状供血皮瓣覆盖骨外露创面

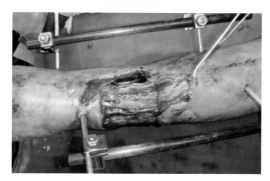

切取网状供血皮瓣

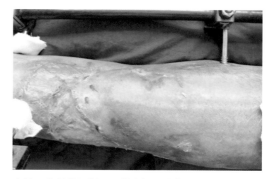

皮瓣覆盖骨外露创面，其余创面植皮覆盖

（魏在荣）

方法 5-2：局部皮瓣转移术（修薄回植）

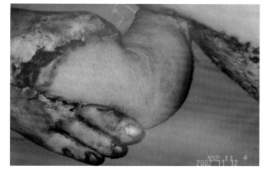

2002 年右足前端被重物砸伤后坏死缺损骨外露行交腿
腓肠肌肌皮瓣转移术

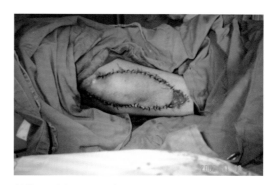

断蒂后左侧腓肠肌肌皮瓣回植供瓣区

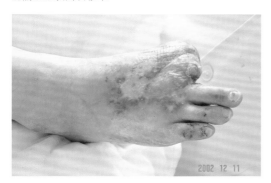

断蒂后 1 个月右足创面完全愈合

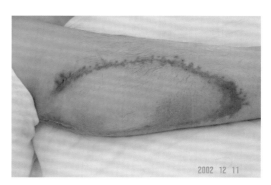

腓肠肌肌皮瓣回植后 1 个月供区愈合好

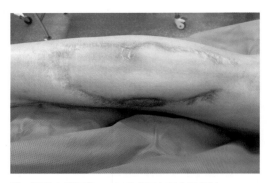

腓肠肌肌皮瓣回植13年后术区出现皮下硬结

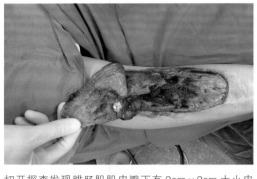

切开探查发现腓肠肌肌皮瓣下有2cm×2cm大小皮脂腺分泌物结节

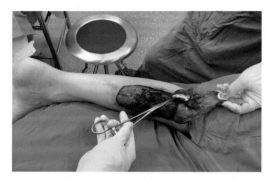

清除结节切除组织中可疑毛囊组织后将皮瓣修薄回植创面

（贾道锋　陈旭林　胡晓燕）

方法6　小腿后侧皮瓣转移术

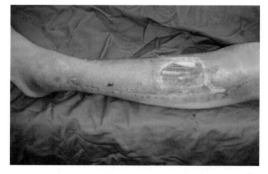

男，58岁，2012年11月，交通伤术后伴小腿外侧皮肤缺损

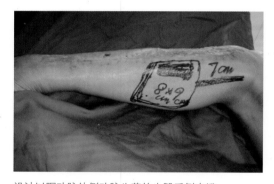

设计以腘动脉外侧动脉为蒂的小腿后侧皮瓣

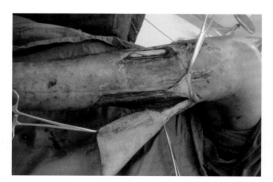

皮瓣切取

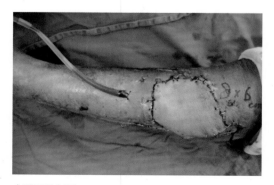

皮瓣覆盖创面

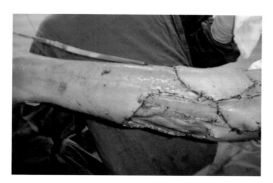

皮瓣供区植皮

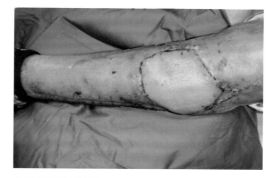

术后 2 周受区外形

（魏在荣）

方法 7　腓肠内侧动脉穿支皮瓣转移术

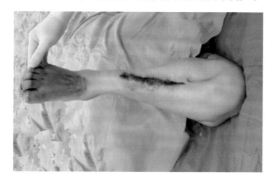

右胫前贴骨瘢痕

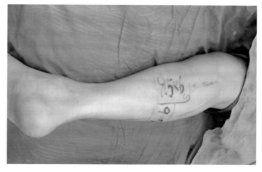

术前设计腓肠内侧动脉穿支皮瓣和腓肠神经营养血管皮瓣

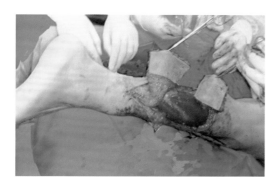

术中皮瓣切取

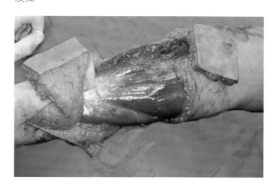

术中皮瓣切取

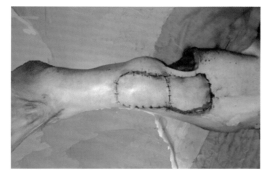

术中皮瓣转移覆盖创面

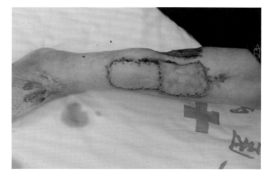

术后 4 周皮瓣外形

（魏在荣）

方法 8　腓动脉穿支符合组织瓣转移术

方法 8-1：腓动脉穿支符合组织瓣转移术

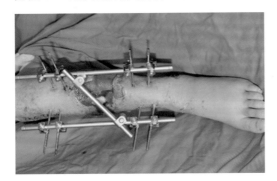

胫骨中端皮肤缺损伴骨外露

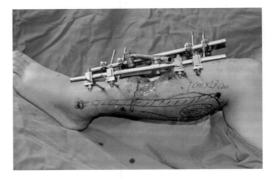

设计腓动脉穿支符合组织皮瓣

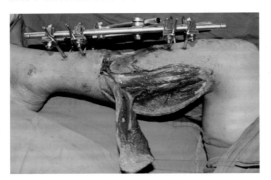

术中扩创，切取腓动脉高位穿支带部分肌肉组织瓣

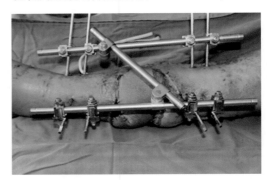

皮瓣转移覆盖创面，血供良好

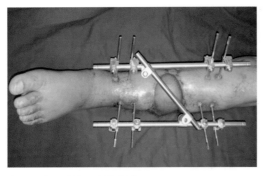

术后 3 个月随访，皮瓣成活

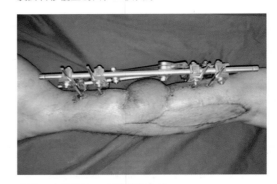

术后 3 个月随访，皮瓣成活良好

（唐修俊）

方法 8-2：腓动脉穿支皮瓣转移术

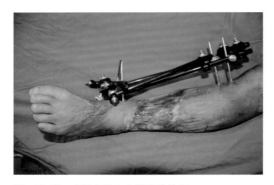

男，70 岁，交通伤致左小腿皮肤缺损

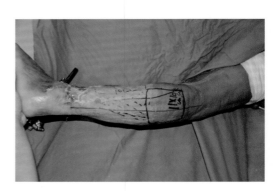

穿支皮瓣设计

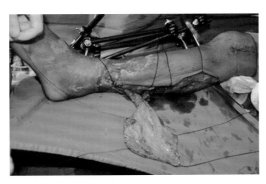

穿支皮瓣切取

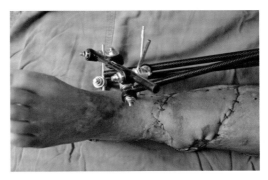

穿支皮瓣转移覆盖创面

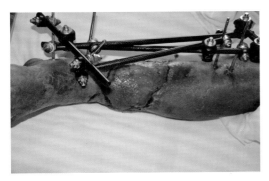

穿支皮瓣受区外形

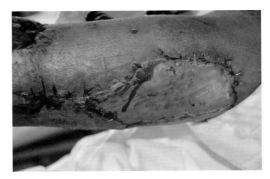

穿支皮瓣供区外形

（魏在荣）

方法 9　胫后动脉穿支复合组织皮瓣转移术

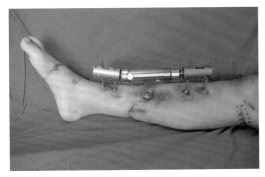

男，34 岁，外伤后胫前缺损

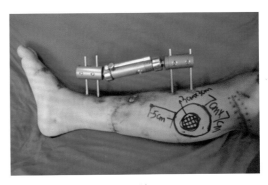

胫后动脉穿支复合组织瓣设计

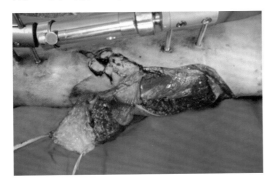

胫后动脉穿支复合组织瓣切取

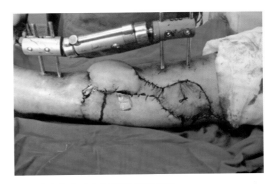

胫后动脉穿支复合组织瓣转移覆盖

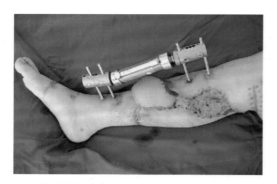

2 周后复合组织瓣外形

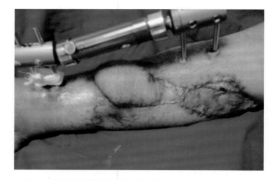

2 个月后复合组织瓣及供区外形

（魏在荣）

方法 10　腓肠神经营养血管皮瓣转移术

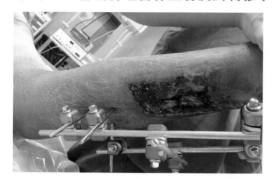

外伤后胫骨多发骨折胫前皮肤软组织坏死，清创后骨折处完全裸露

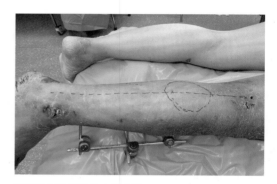

设计腓肠神经营养血管皮瓣

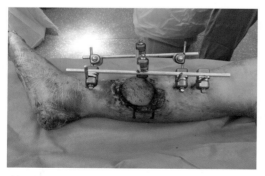

皮瓣转移后

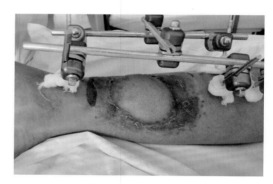

术后 3 个月

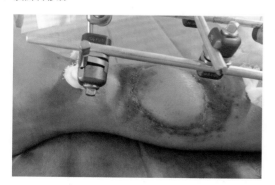

术后 4 个月

（贾道锋　王光毅）

方法 11 小腿外侧皮瓣 + 内踝上皮瓣转移术

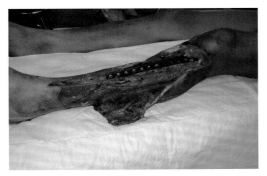

外伤后胫骨腓骨骨折内固定外露皮肤软组织缺损

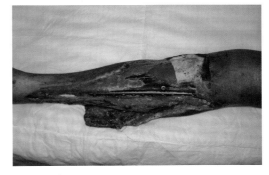

小腿正上方所见

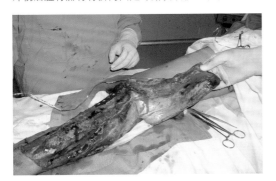

切取形成小腿外侧皮瓣

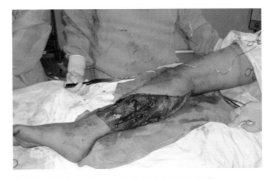

皮瓣转移覆盖大部分外露的胫腓骨和内固定

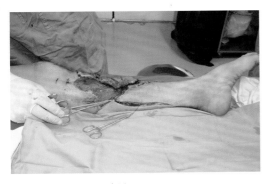

设计小腿内侧内踝上皮瓣

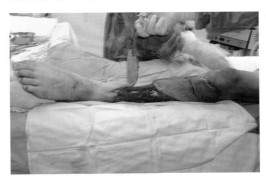

内踝上皮瓣形成

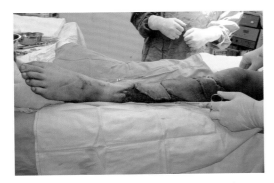

内踝上皮瓣转移覆盖剩余外露的胫腓骨和内固定

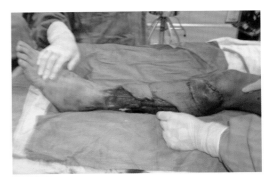

两个皮瓣转移完毕

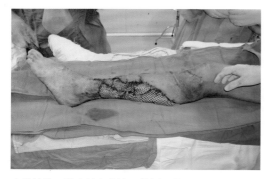

皮瓣转移+游离植皮完毕，外侧面观

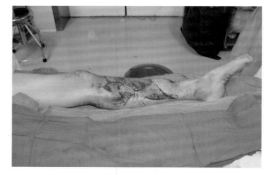

皮瓣转移+游离植皮完毕，内侧面观

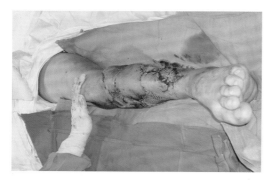

上方观

（贲道锋　王光毅）

方法 12　腓肠肌肌皮瓣转移术

方法 12-1：腓肠肌肌皮瓣转移术

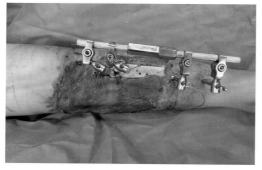

男童交通伤后胫骨骨折部分外露胫骨干性坏死，外院
行外固定支架固定术，术后转入我院

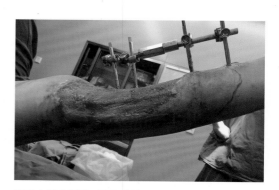

设计小腿内侧腓肠肌肌皮瓣

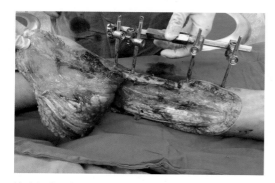

清除部分没有血供的胫骨，肌皮瓣形成中

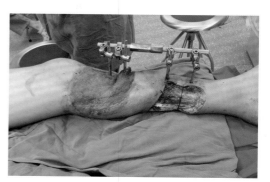

肌皮瓣转移

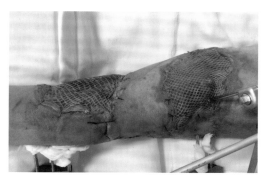

术后 2 周皮瓣存活好网状植皮封闭所有创面

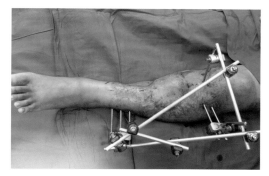

腓肠肌肌皮瓣转移 + 网状植皮术后 3 个月

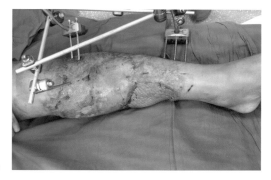

腓肠肌肌皮瓣转移 + 网状植皮术后 3 个月

（贲道锋 孙 瑜）

方法 12-2：腓肠肌肌皮瓣转移术（内外侧头）

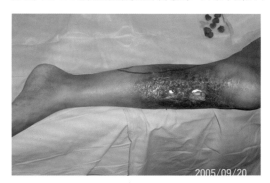

小腿外伤后胫骨腓骨骨折内固定术后，切口不愈合内固定外露数周

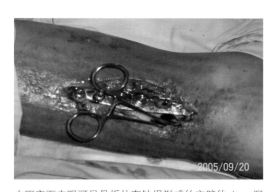

内固定下肉眼可见骨折处有缺损形成的空腔约 4cm 深

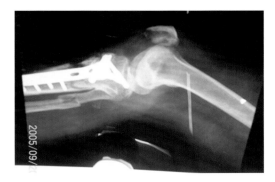

X 线片

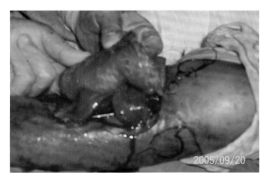

将腓肠肌内外侧头分别插入内固定下的两个空腔后缝合固定

7

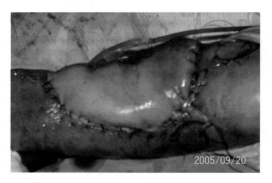

术后持续冲洗引流 2 周

（贾道锋　路 卫）

方法 13　比目鱼肌肌瓣转移术

方法 13-1：比目鱼肌肌瓣转移术

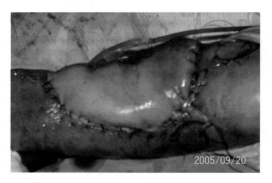

胫前瘢痕反复破溃形成瘢痕癌切除后胫骨外露

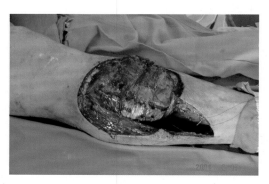

比目鱼肌肌瓣转移覆盖裸露胫骨肌瓣上面游离植皮

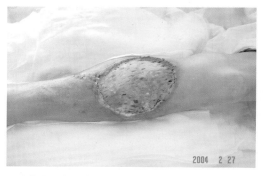

肌瓣转移游离植皮术后 10 天

（贾道锋　路 卫）

方法 13-2：比目鱼肌肌瓣转移术

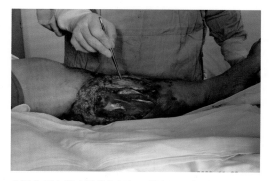

交通伤后小腿皮肤软组织坏死缺损，大部分腓肠肌缺如，胫骨外露

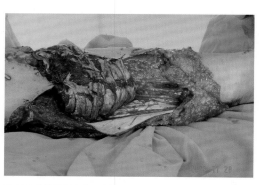

比目鱼肌肌瓣转移覆盖裸露胫骨，其他创面游离植皮

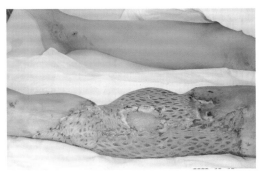

肌瓣转移 + 网状皮移植术后 18 天

（贾道锋 路 卫）

方法 14 腓骨长肌肌瓣转移术

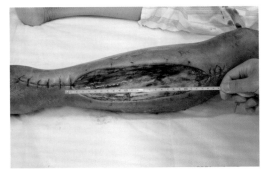

小腿外侧交通伤后皮肤软组织缺损，创面 24cm×8cm，
创基坏死组织多

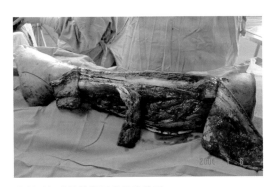

清创后行腓骨长肌覆盖部分骨面

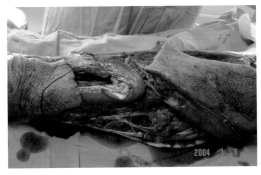

皮瓣和游离植皮覆盖其他创面

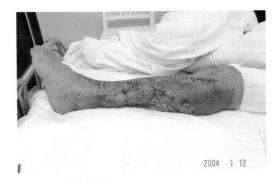

术后 6 天皮瓣存活好

（贾道锋 路 卫）

方法 15 股前外侧穿支游离皮瓣转移术

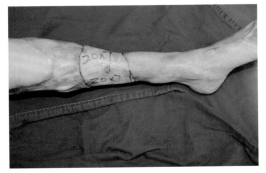

女，39 岁，烧伤致左小腿瘢痕溃疡 30 年

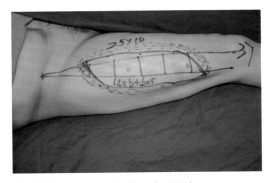

"三纵五横法"股前外侧穿支皮瓣设计

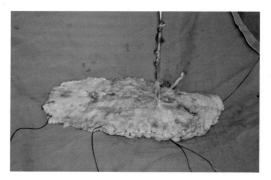

股前外侧穿支皮瓣切取

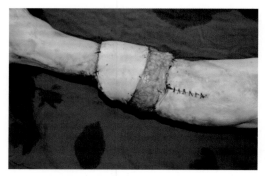

股前外侧穿支皮瓣游离覆盖

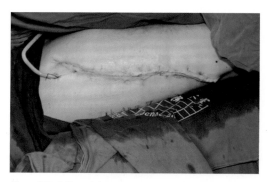

供区采用"遵义缝合法"关闭

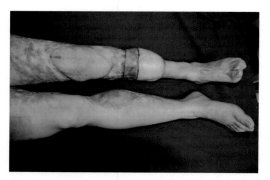

术后 1 年外形

（魏在荣）

方法 16　胸背动脉穿支游离皮瓣转移术

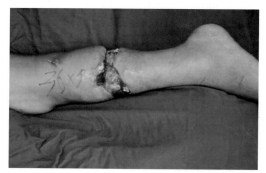

男，41 岁，外伤小腿离断再植后皮肤缺损

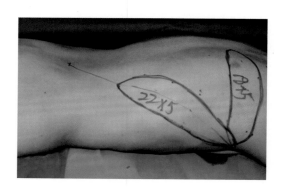

分叶背阔肌穿支皮瓣设计

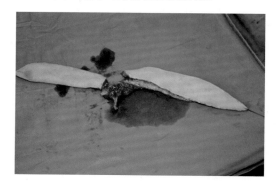

分叶穿支皮瓣切取

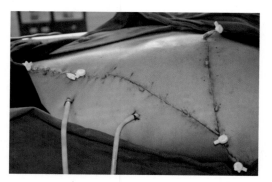

供区直接缝合

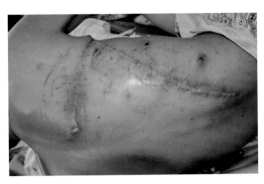

术后 1 个月供区外形

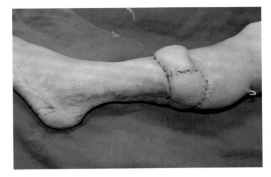

术后 1 个月受区外形

（魏在荣）

方法 17　股深动脉穿支游离皮瓣转移术

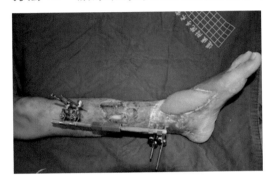

男，42 岁，外伤致小腿皮肤缺损

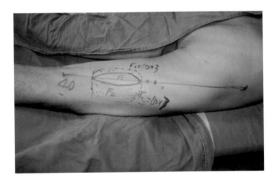

股深动脉穿支皮瓣设计

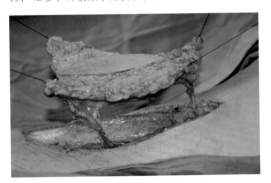

穿支皮瓣切取

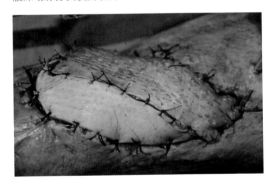

皮瓣覆盖、筋膜瓣植皮

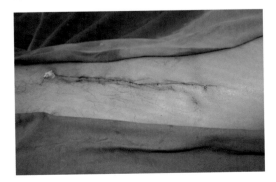

供区采用"遵义缝合法"直接缝合

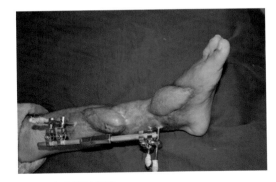

术后 2 个月受区外形

（魏在荣）

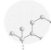
方法 18　腓肠肌肌瓣 + 桥式交腿游离背阔肌肌皮瓣转移术

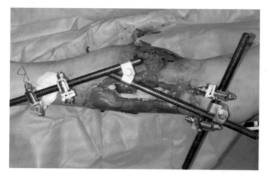

左下肢开放伤

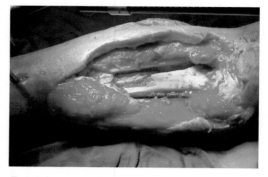

骨髓腔外露

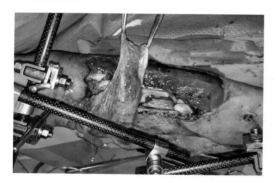

用同侧腓肠肌肌瓣填塞胫骨骨髓腔

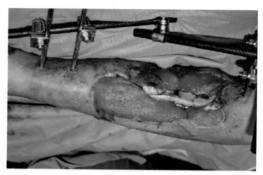

仍有骨外露

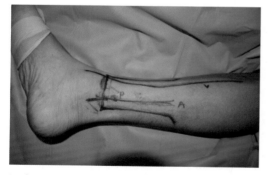

设计切取对侧小腿胫后血管皮瓣

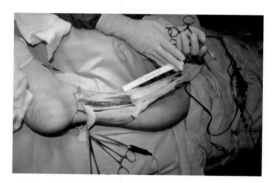

对侧胫后血管皮瓣切取完成

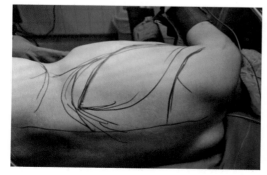

设计背阔肌肌皮瓣

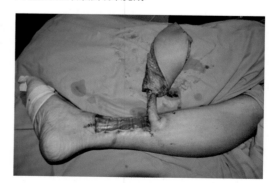

将背阔肌肌皮瓣游离后接于胫后血管

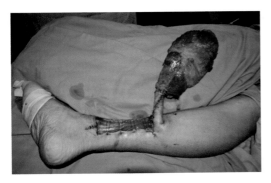

将背阔肌肌皮瓣游离后接于胫后血管

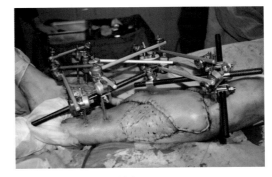

桥式交腿皮瓣修复左侧创面

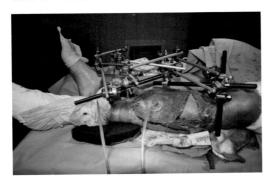

术后负压封闭引流

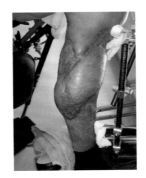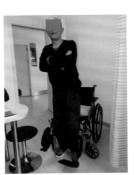

术后 3 个月

（毕宏达）

方法 19　骨搬运术

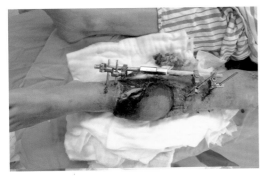

男，26 岁，左胫腓骨开放粉碎性骨折，感染。2 个月后

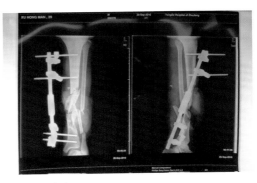

入院时 X 线片

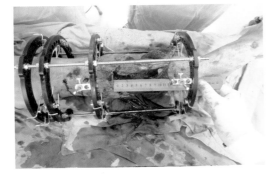

两次清创后，创面骨缺损 10cm

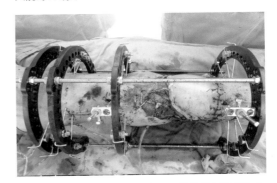

骨搬运，邻近皮瓣部分覆盖创面，其他创面游离植皮

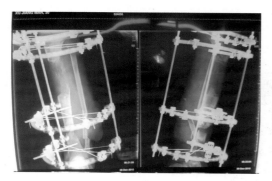

骨搬运术后 77 天

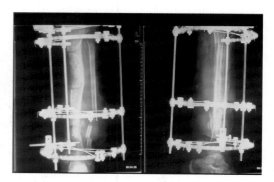

骨搬运术后 6 个半月

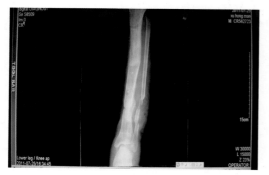

骨搬运术后 9 个半月，骨愈合良好

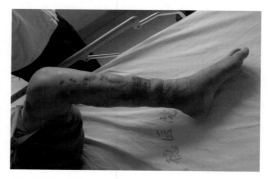

术后外形与功能

（张　春）

第三节　小腿下段

方法 1　胫后动脉穿支皮瓣转移术

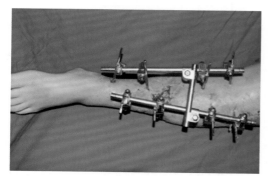

术前胫骨小面积外露

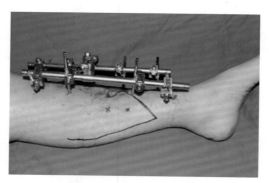

胫后动脉穿支旋转皮瓣设计

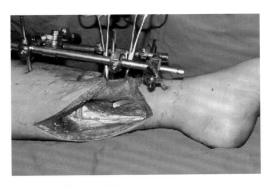

术中胫后动脉穿支显露

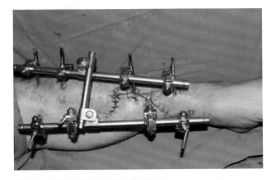

胫后动脉穿支旋转推进修复创面

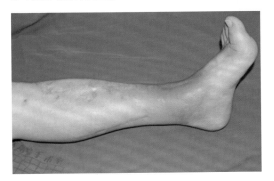

术后 1 年随访，皮瓣恢复良好

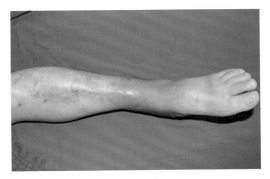

术后胫前恢复良好，无明显瘢痕

（唐修俊）

方法 2　小腿外侧皮瓣转移术

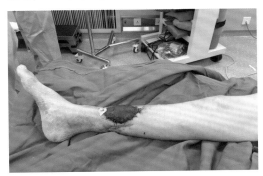

外伤后胫骨骨折内固定术后，胫前骨外露组织缺损，外院行腓肠神经营养血管皮瓣转移手术，术后皮瓣坏死

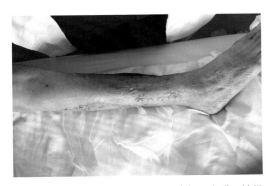

小腿前外侧可见胫骨骨折内固定手术切口和腓肠神经营养血管供区

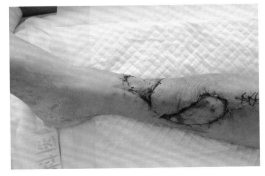

清除坏死的腓肠神经营养血管皮瓣后胫骨内固定外露部位用小腿外侧皮瓣覆盖，其他部位游离植皮，术后10 天内侧面观

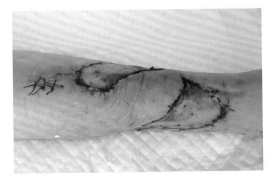

小腿外侧皮瓣转移加游离植皮术后 10 天外侧面观

（贲道锋）

方法3 双蒂瓣转移术

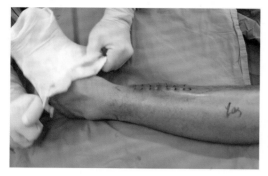

小腿中下段骨肿瘤，胫前切口取肿瘤组织送病理

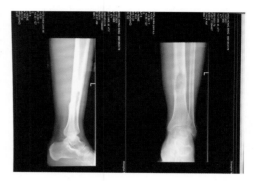

X线所见

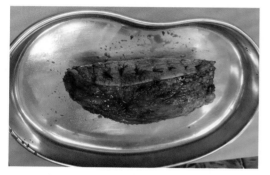

扩大切除部分胫骨和周围病灶

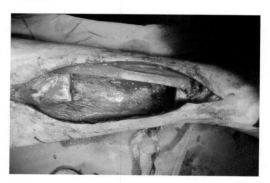

肿瘤切除后胫骨和小腿前侧组织缺损

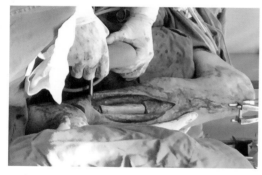

异体骨植入

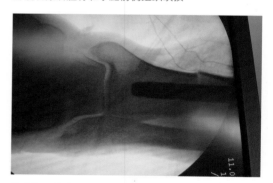

髓内钉固定中

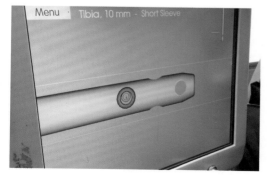

髓内钉导航系统

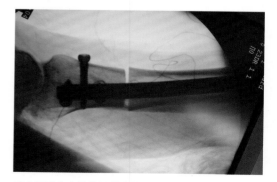

髓内钉固定自异体胫骨完毕后X线所见

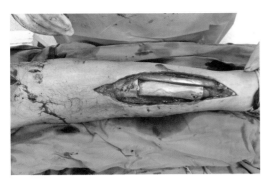

骨科术毕切口正面观

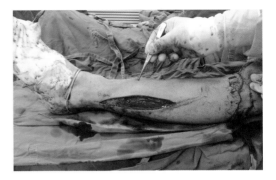

设计小腿外侧双蒂瓣

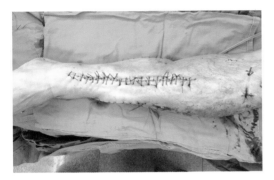

双蒂瓣转移覆盖创面

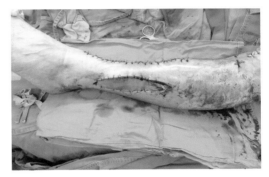

供瓣区游离植皮，患者术后 10 天出院，出院后 1 个月、
3 个月、半年回访小腿愈合好，未出现过创面

（贲道锋 孙 伟 沈嘉康）

方法 4 腓动脉穿支皮瓣转移术

方法 4-1：腓动脉穿支皮瓣转移术

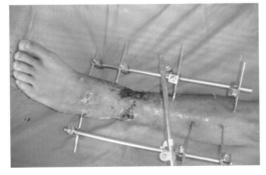

小腿下段环形皮肤缺损

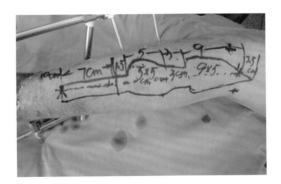

设计带蒂腓动脉穿支皮瓣

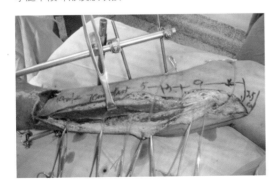

穿支探查

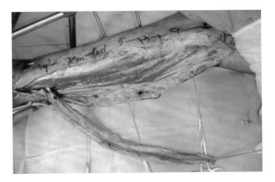

皮瓣切取完毕

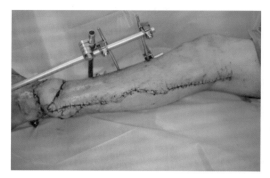

术毕即刻外形

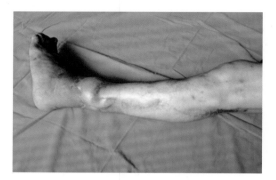

术后 3 年供区外形

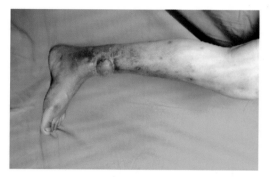

术毕 3 年皮瓣远端外形

（魏在荣）

方法 4-2：腓动脉穿支皮瓣转移术

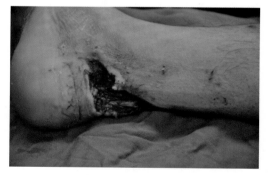

男，18 岁，重物砸伤跟后复合组织缺损

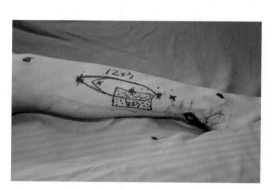

穿支复合组织瓣设计

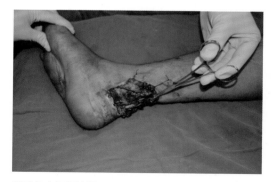

跟后复合组织缺损

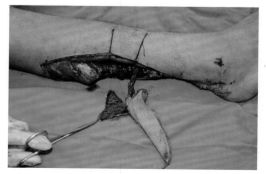

穿支复合组织瓣切取

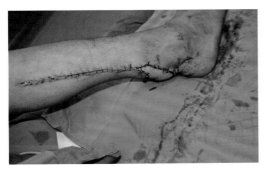

穿支复合组织瓣修复跟后缺损

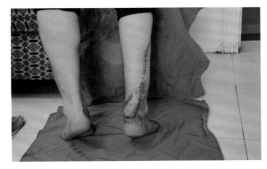

术后 6 个月跟腱负重

（魏在荣）

方法 5　腓肠神经营养血管皮瓣转移术

方法 5-1：腓肠神经营养血管皮瓣转移术

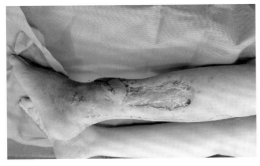

患者外伤后小腿前内侧深度创面，外院行外踝上腓动脉穿支皮瓣转移，皮瓣远端坏死

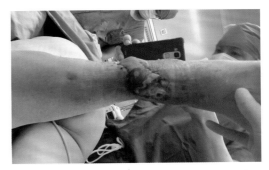

用于覆盖胫前内侧深度创面的外踝上腓动脉穿支皮瓣的最远端坏死，创面依然裸露

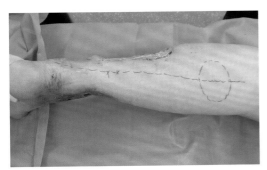

设计小腿后侧腓肠神经营养血管皮瓣

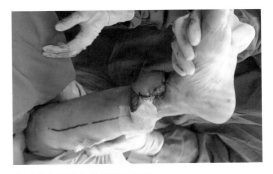

皮瓣从小腿后内侧转移到创面

（贲道锋　马　兵）

方法 5-2：腓肠神经营养血管皮瓣转移术（复合腓肠肌）

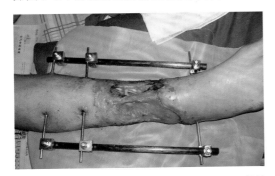

2008 年汶川地震映秀镇救护所伤员，地震伤后胫骨骨折，骨科行外固定手术时已将严重损伤的胫后动脉离断结扎，小腿胫前中下 1/3 组织缺损胫前动脉和骨裸露

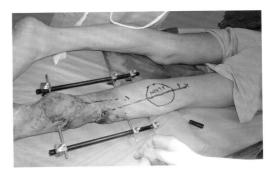

设计腓肠神经营养血管皮瓣

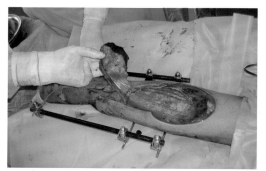

因胫前缺损较深，切除皮瓣时携带部分腓肠肌

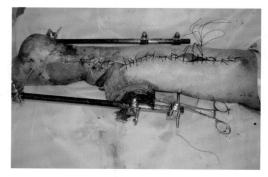

供区直接拉拢缝合，带腓肠肌的腓肠神经营养血管皮瓣从小腿外侧转移到小腿前侧创面

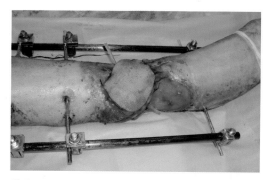

带腓肠肌的腓肠神经营养血管皮瓣转移到小腿前侧缺损部位，周围创面游离植皮

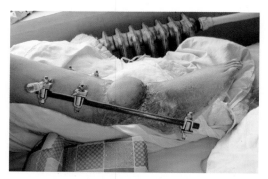

术后1个月

（贲道锋　许硕贵　王家林）

方法6　胫后动脉穿支复合组织皮瓣转移术

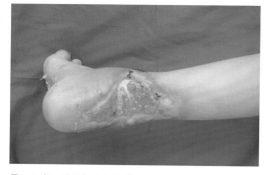

男，5岁，跟后复合组织缺损

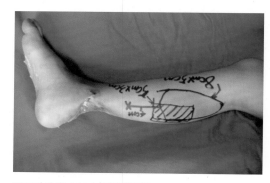

胫后动脉穿支复合组织瓣设计

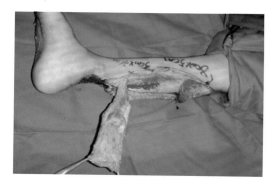

胫后动脉穿支复合组织瓣切取

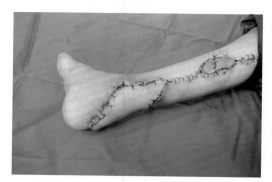

胫后动脉穿支复合组织瓣转移覆盖

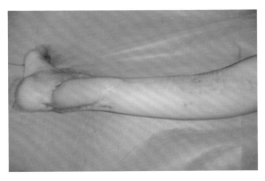

2 年后复合组织瓣外形

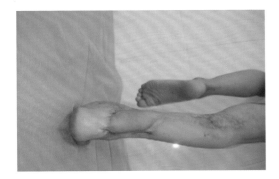

2 年后提踵站立

（魏在荣）

方法 7 腹壁下动脉穿支皮瓣游离转移术

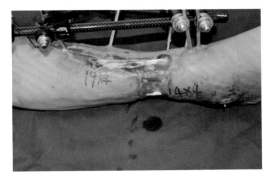

男，64 岁，外伤致小腿皮肤缺损

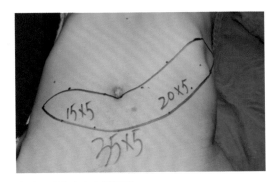

腹壁下动脉穿支皮瓣设计

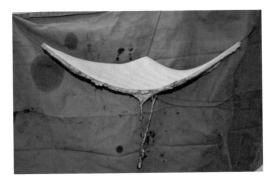

穿支皮瓣切取

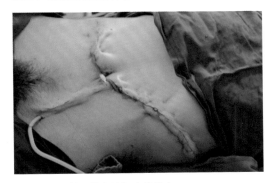

供区采用"遵义缝合法"直接缝合

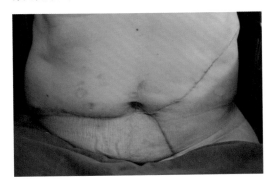

术后 1 个月供区外形

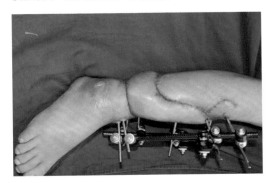

术后 1 个月受区外形

（魏在荣）

方法 8　股前外侧皮瓣游离转移术

方法 8-1：游离股前外侧 Follow-through 皮瓣桥接转移术

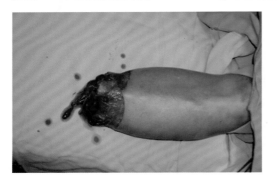

左下肢离断伤近心端

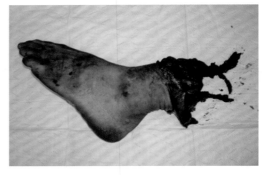

左下肢离断部分

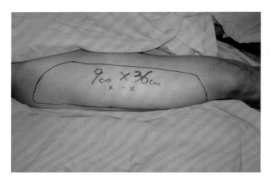

设计股前外侧皮瓣

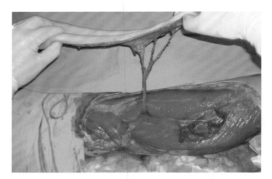

切取股前外侧皮瓣

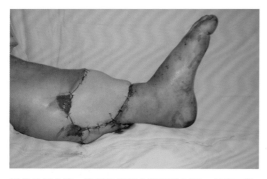

股前外侧皮瓣一期桥接胫后血管覆盖创面，保留下肢
长度，内侧面观

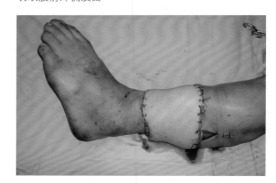

外侧面观

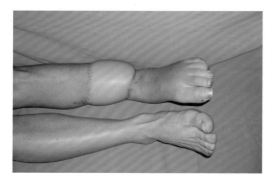

术后随访

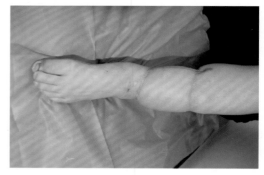

术后随访

（糜菁熠）

方法 8-2：游离股前外侧皮瓣转移术

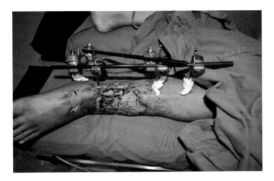

小腿开放性骨折，胫骨骨髓炎

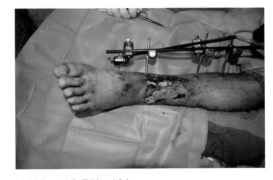

清创中见游离骨块无活力

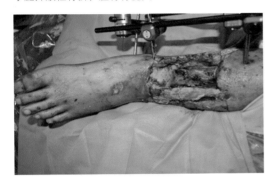

截除坏死骨，拟二期行骨搬移

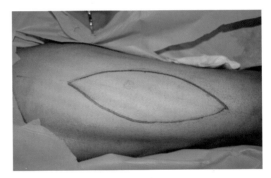

设计股前外侧皮瓣

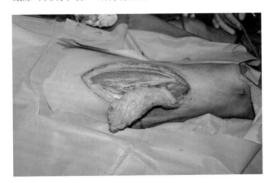

深筋膜表面剥离皮瓣，解剖穿支

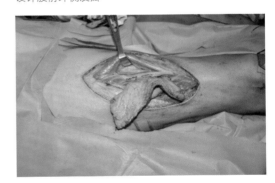

探查股前外降支血管

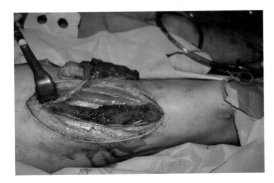

解剖血管蒂，皮瓣携带少量肌肉填充无效腔

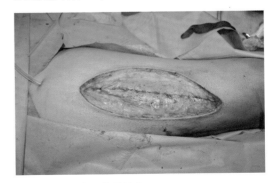

闭合深筋膜，供区拉拢缝合

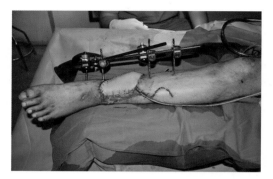

吻合血管（胫后与股前外降支端侧吻合），固定皮瓣

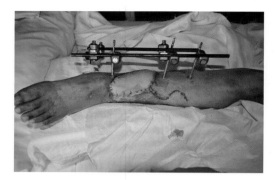

术后 14 天

（毕宏达）

方法 9　腓肠内侧动脉穿支 + 胫后动脉穿支皮瓣接力转移术

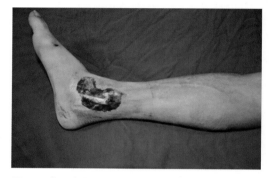

男，55 岁，外伤致内踝皮肤缺损

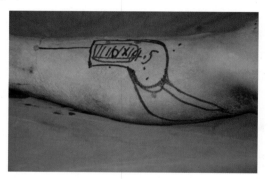

胫后动脉穿支、腓肠内侧动脉穿支皮瓣设计

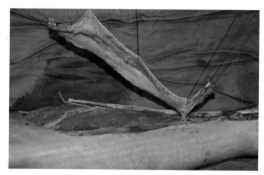

胫后动脉穿支皮瓣切取

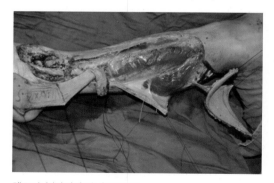

腓肠内侧动脉穿支皮瓣切取

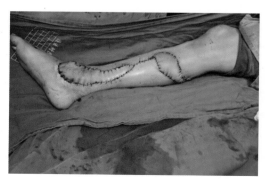

两块穿支皮瓣接力修复

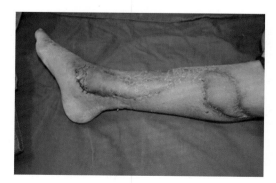

1 个月后皮瓣外形

（魏在荣）

第八章　踝

第一节　内踝

方法 1　取大腿真皮移植术

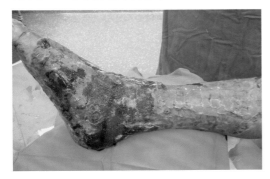

烧伤后右足内踝等多处散在创面

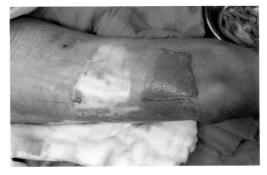

先取大腿超薄表皮

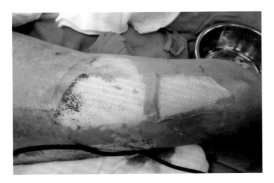

再取厚真皮

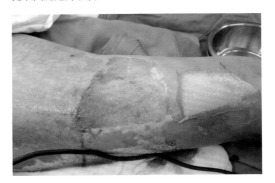

将超薄表皮回植大腿供皮区

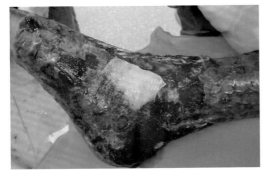

将厚真皮移植到内踝处

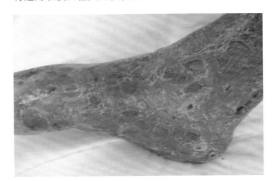

术后 1 个月右足创面愈合好

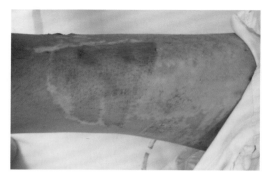

术后 1 个月供皮区愈合好

（贲道锋　郑兴锋）

方法 2　局部皮瓣转移术

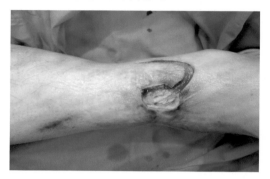

内踝慢性创面清创后设计局部皮瓣

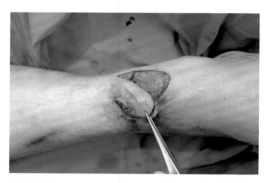

皮瓣转移

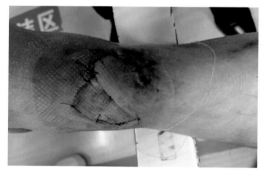

皮瓣转移术后 1 周

（贲道锋　伍国胜）

方法 3　内踝上皮瓣转移术

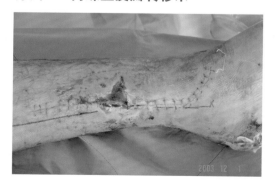

外伤后胫骨骨折内固定术后切口不愈合皮肤软组织坏死

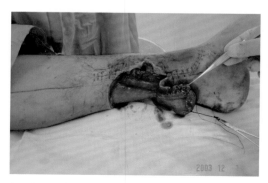

切取以胫后动脉内踝上皮支为血供的皮瓣

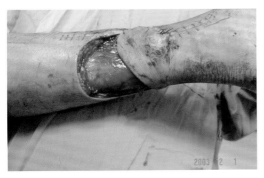

皮瓣转移覆盖胫骨和内固定

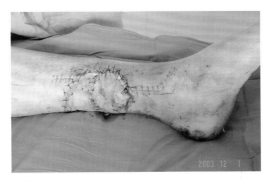

供瓣区游离植皮

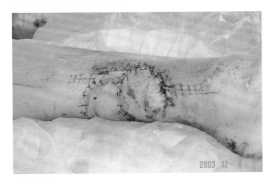

术后 3 天

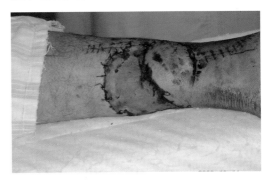

术后 10 天

（贲道锋　肖仕初）

方法 4　隐神经营养血管皮瓣转移术

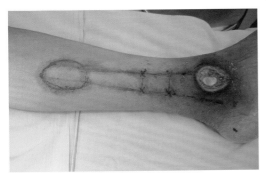

女，60 岁，左内踝低热烫伤、骨外露，经久未愈，糖尿病 10 余年

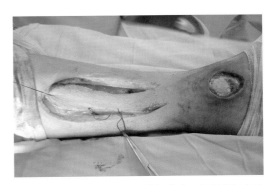

设计隐神经营养血管皮瓣，蒂部稍宽，尽可能包含较多的隐神经伴随链式血管网

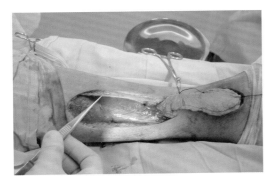

旋转皮瓣覆盖创面，大隐静脉保留（见镊子所示）

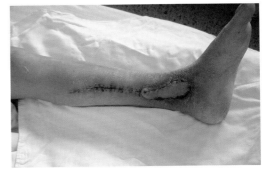

皮瓣血供良好，创面愈合

（肖仕初）

方法5 胫后动脉穿支皮瓣转移术

方法5-1：胫后动脉穿支推进皮瓣转移术

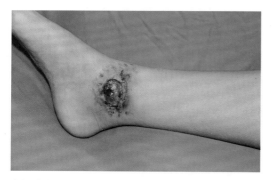

车祸伤致内踝皮肤坏死1周入院内踝处皮肤坏死

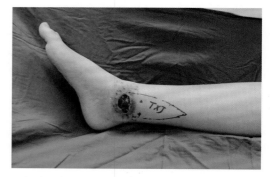

局部腱膜外露，设计胫后动脉穿支皮瓣

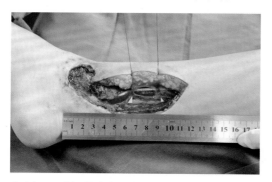

术中切开一侧显露穿支血管

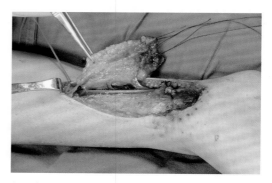

切取皮瓣保留皮神经并向上松解神经

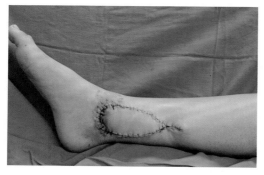

推进修复术后即刻外观

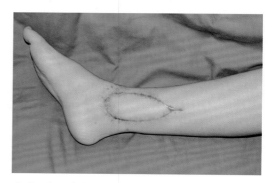

术后4个月随访，皮瓣感觉好

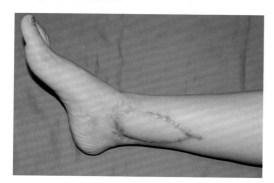

术后13个月随访皮瓣外观满意

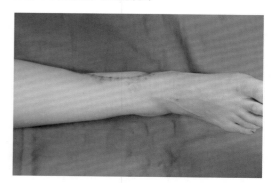

术后侧面外观满意，皮瓣无臃肿

（唐修俊）

方法 5-2：胫后动脉穿支皮瓣转移术

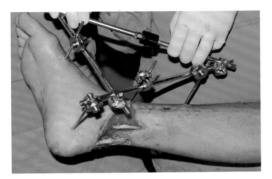

高处坠落伤致右下肢踝关节骨折，术前右足内踝跟腱间皮肤软组织缺失伴跟腱外露

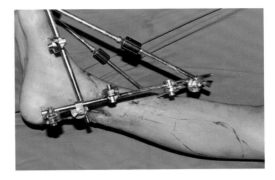

设计胫后动脉穿支皮瓣

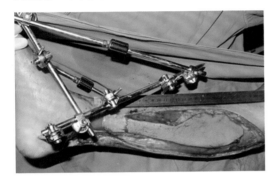

术中切取皮瓣

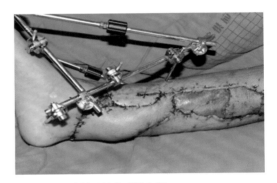

术后 1 周，皮瓣及植皮成活良好

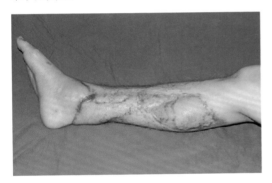

术后 1 年，皮瓣及植皮恢复好

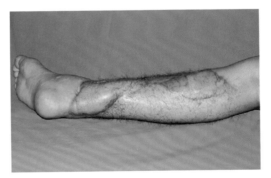

术后 1 年跟后皮瓣无破溃，踝关节功能正常

（唐修俊）

方法 5-3：胫后动脉穿支皮瓣转移术

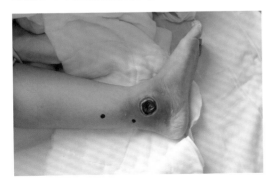

男，25 岁，热水袋烫伤 2 个月

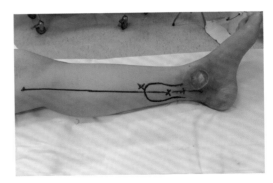

胫后动脉穿支皮瓣设计

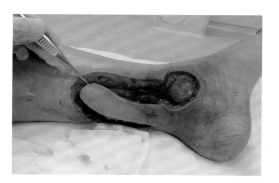

胫后动脉穿支皮瓣切取

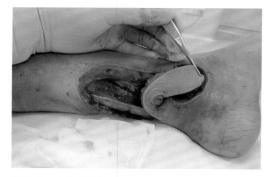

胫后动脉穿支皮瓣转移

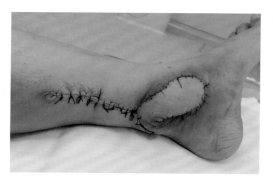

胫后动脉穿支皮瓣供区直接缝合

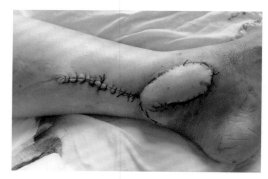

术后 2 天外形

（窦　懿　郑捷新）

方法 5-4：胫后动脉穿支肌瓣＋局部皮瓣转移术

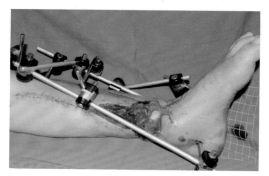

左足重物压伤踝关节内侧骨外露，入院后骨折复位支架外固定，行胫后动脉穿支肌肉瓣转移覆盖创面，术后皮瓣远端部分坏死，仍有少许骨外露

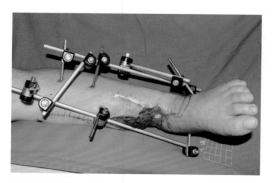

设计局部皮神经营养皮瓣

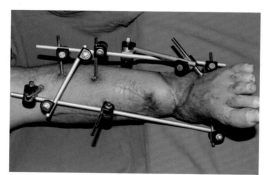

术后 3 个月皮瓣外观

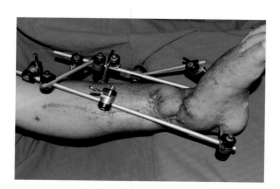

术后 3 个月随访，局部未见感染征象

（唐修俊）

方法 6　腓肠神经营养血管皮瓣转移术

方法 6-1：腓肠神经营养血管皮瓣转移术

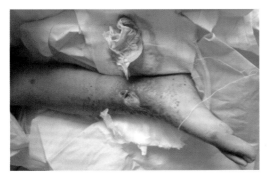

右足外伤术后内踝感染创面深达骨面

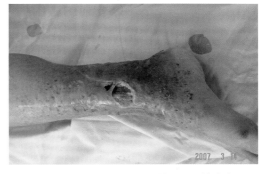

术前细菌培养 + 药敏，冲洗，置管保留，持续冲洗

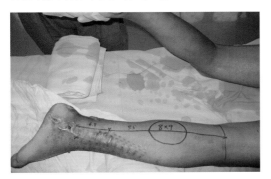

沿小隐静脉走行方向做切口，跟腱处偏跟腱

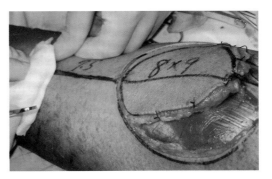

腓肠神经及其营养血管在小隐静脉的外侧

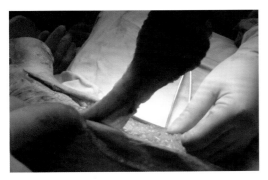

分离中可利用主要伴行血管的透光阴影快速分离，注意中轴是在小隐静脉外 0.7cm 左右

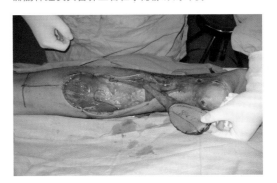

分离过程中注意观察，如能完全覆盖供区，不必分离到（出）穿支处

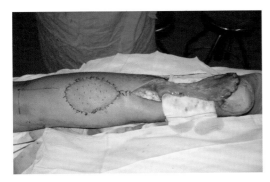

供区如不能拉拢缝合，可行游离皮片移植

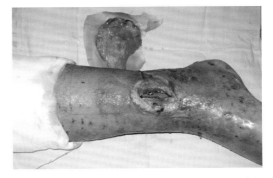

受区反复仔细清创，并适度增加组织接触范围，避免"边边"直接缝合，尽量做到"面面"对和

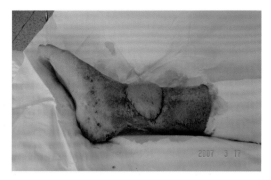

蒂部往往单薄，可通过隧道进入受区；术后 3 天

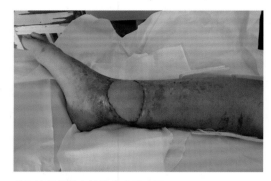

腓肠神经营养血管转移术后 4 天

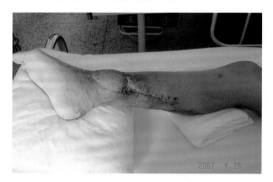

术后 5 周

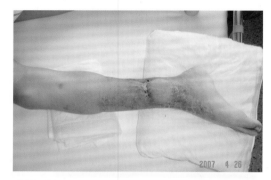

术后 5 周

（贲道锋　肖仕初）

方法 6-2：腓肠神经营养血管皮瓣转移术

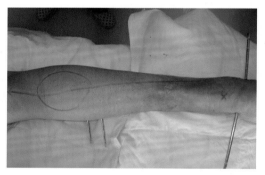

右足内踝创面，设计腓肠神经营养血管皮瓣

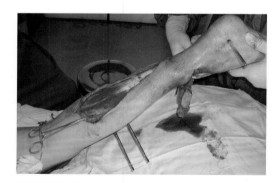

内固定法固定

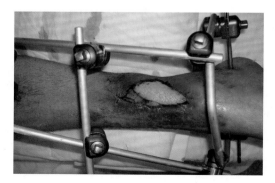

皮瓣转移术后 17 天

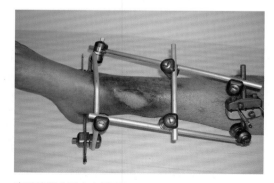

皮瓣转移术后 1 个半月

（肖仕初　贲道锋）

方法7 足背动脉皮瓣转移术

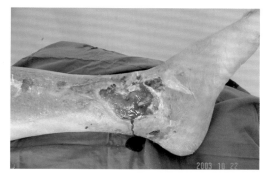

外伤后胫骨远端骨折内固定术后，内踝皮肤软组织坏死

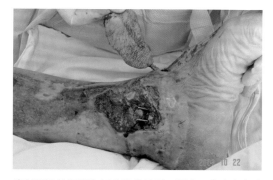

清创后胫骨远端和部分关节外露，设计足背动脉皮瓣转移覆盖

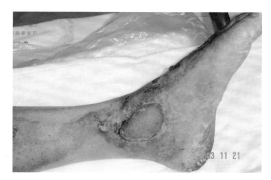

皮瓣转移术后1个月

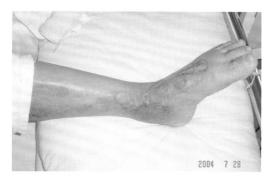

皮瓣转移术后9个月

（贡道锋 路卫）

方法8 游离股前外侧皮瓣转移术

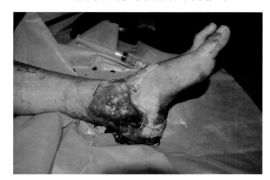

内踝骨外露创面

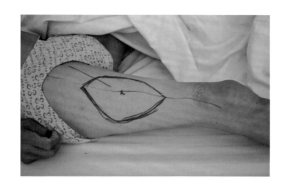

设计股前外侧皮瓣

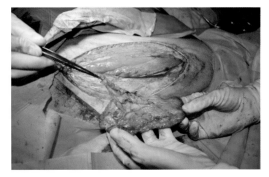

切取皮瓣，携带皮神经

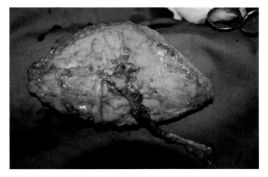

带感觉神经的股前外侧皮瓣

8

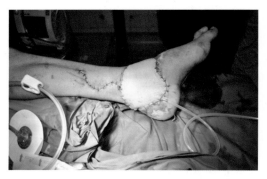

吻合血管，皮神经与隐神经吻合

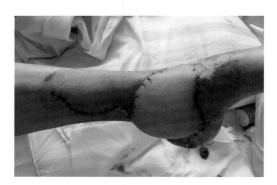

术后 14 天

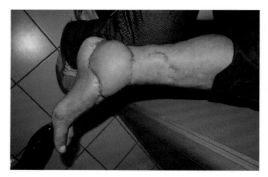

术后 1 年，局部感觉恢复

（毕宏达）

第二节　踝前

方法 1　清创换药 + PRP 技术

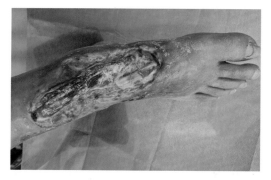

患者因下肢动脉闭塞，糖尿病数十年，小腿动脉球囊扩张术后 1 周，2020 年 1 月 16 日行清创术前照片示右踝前皮肤软组织坏死肌腱骨外露

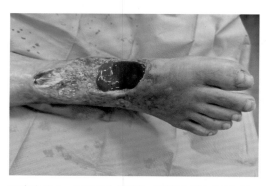

两次清创术，清创后应用酸性成纤维细胞生长因子和 PRP 于创面

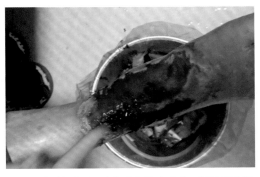

患者原计划春节后再次住院行植皮手术，但因新冠疫情不能来沪住院，遂在家使用 aFGF 和凝胶敷料换药，这是术后 20 天创面情况

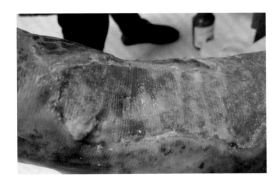

术后 6 周

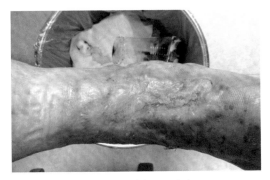

术后 2 个半月，创面明显缩小，近愈合

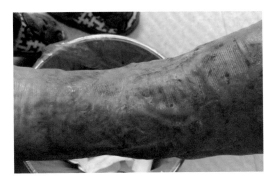

术后 2 个半月，创面明显缩小，近愈合

（贲道锋 马 兵 房 贺）

方法 2 腓动脉穿支皮瓣转移术

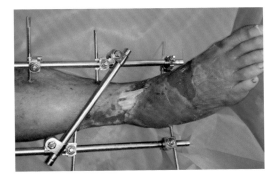

术前踝前皮肤缺损伴肌腱外露

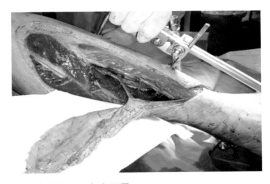

术中皮瓣切取及穿支显露

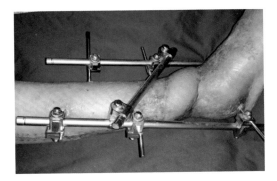

术后 3 个月，皮瓣成活良好

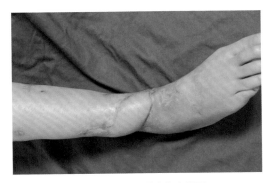

术后 5 个月，皮瓣外形可，踝关节功能可

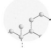
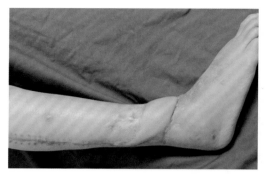

术后 5 个月侧位，供区仅见线状瘢痕

（唐修俊）

方法 3 腓动脉穿支腓浅神经营养血管皮瓣转移术

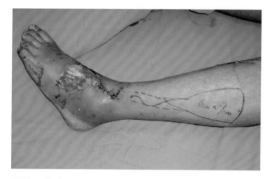

踝前足背外伤后肌腱外露

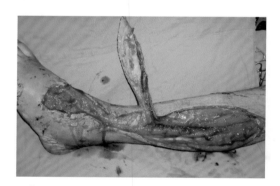

腓浅神经营养血管皮瓣掀起

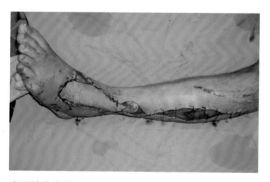

皮瓣转移完毕

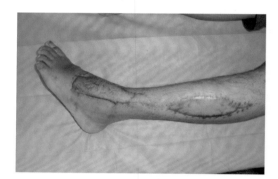

皮瓣术后 2 个月

（糜菁熠）

方法 4 腓肠神经营养血管皮瓣转移术

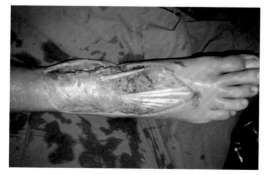

踝前足背皮肤撕脱伤

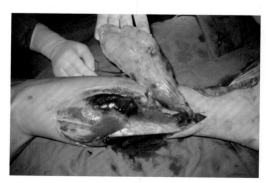

腓肠神经营养血管皮瓣掀起

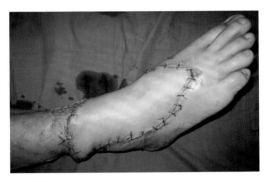

术后即刻

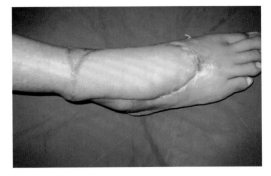

皮瓣术后 2 个月

（沈余明）

方法 5　游离股前外侧皮瓣转移术

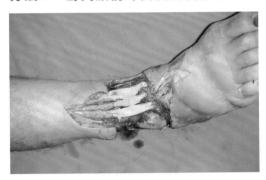

男，50 岁，重物压伤，术前右踝前皮肤缺失伴肌腱外露，清创后保留变性的肌腱

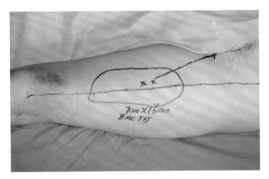

设计股前外动脉穿支皮瓣

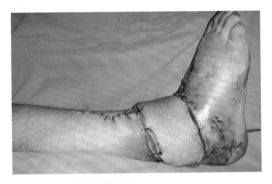

术后游离皮瓣修复踝前创面

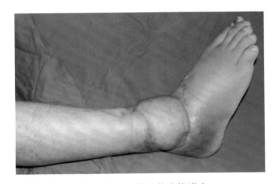

术后 1 年，皮瓣外形可，踝关节功能满意

（唐修俊）

第三节　外踝

方法1　内踝上胫后动脉穿支皮瓣转移术

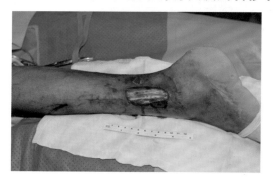

外踝肌腱内固定外露

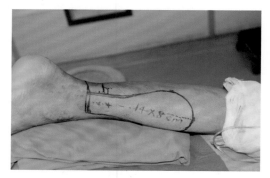

胫后动脉穿支皮瓣设计

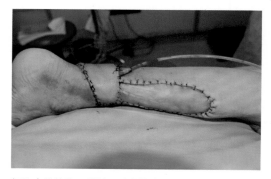

切取皮瓣转移，供瓣区游离植皮

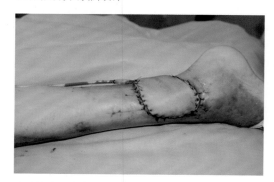

皮瓣转移覆盖外踝处创面，术毕

（毕宏达）

方法2　双蒂皮瓣转移术

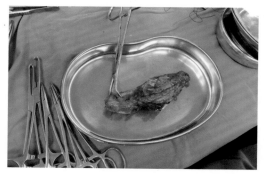

外踝骨肿瘤切除

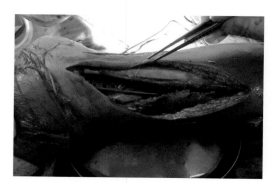

内固定法固定

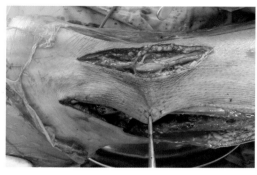

双蒂皮瓣转移覆盖内固定，切口内可见小隐静脉和腓肠神经

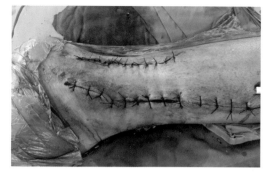

皮瓣转移覆盖内固定，供瓣区切口皮肤拉拢缝合，术毕

（贲道锋　孙　瑜）

方法 3　腓动脉穿支皮瓣转移术

方法 3-1：腓动脉穿支皮瓣转移术

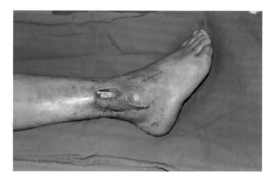

右足外踝腓骨下端骨外露，创面约 7cm×5cm

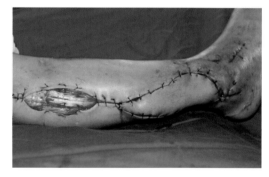

术中腓动脉穿支皮瓣转移术后即刻

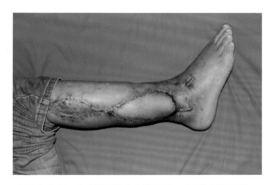

术后 1 个月，皮瓣及植皮成活良好，足部功能正常

方法 3-2：腓动脉穿支皮瓣转移术

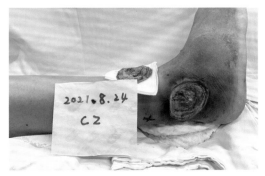

男，30 岁，慢性溃疡 3 年

（唐修俊）

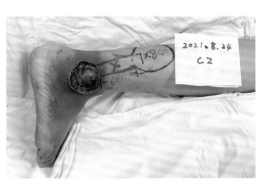

腓动脉穿支皮瓣设计

8

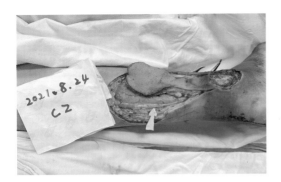

腓动脉穿支皮瓣切取（保留腓肠神经）

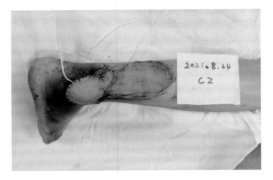

腓动脉穿支皮瓣供区植皮

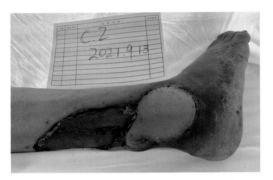

术后 20 天外形

（窦　懿　郑捷新）

方法 4　腓肠神经营养血管转移术

方法 4-1：腓肠神经营养血管皮瓣转移术

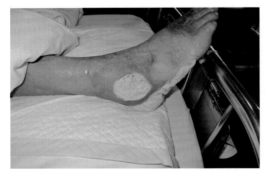

外踝痛风石创面

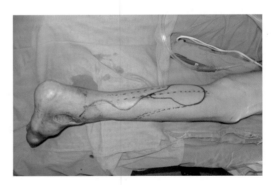

反复清创，设计腓肠神经营养血管皮瓣

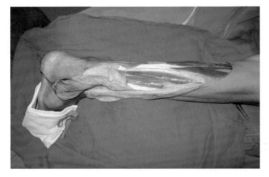

切取腓肠神经营养血管皮瓣

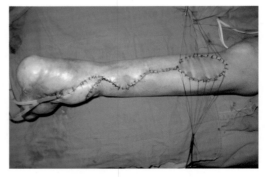

腓肠神经营养血管皮瓣转移完毕，供瓣区部分植皮

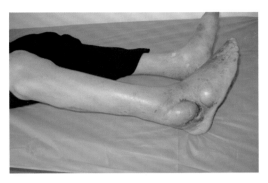

术后 1 年

（毕宏达）

方法 4-2：腓肠神经营养血管皮瓣转移术

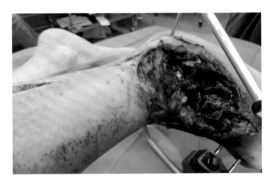

左足外侧外伤后皮肤软组织缺损范围约 12cm×10cm，
深达骨间隙

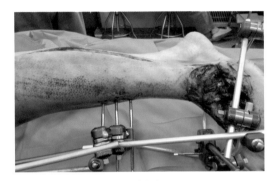

小腿外侧有外院早期切开减张切口

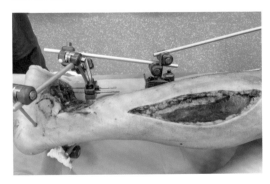

沿着减张切口设计腓肠神经营养血管皮瓣

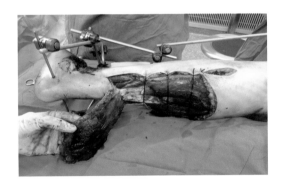

皮瓣切取过程中携带部分腓肠肌

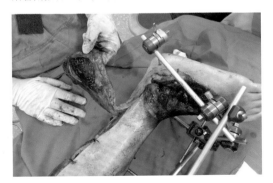

带腓肠肌的腓肠神经营养血管皮瓣分离到外踝上约 7cm
足够转移覆盖创面

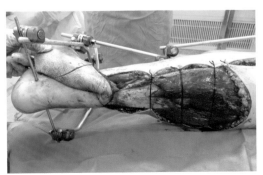

转移覆盖足外侧创面

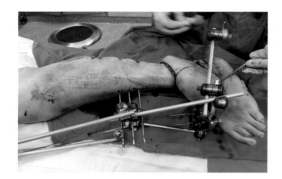

皮瓣能到达足背外侧创面的最远端

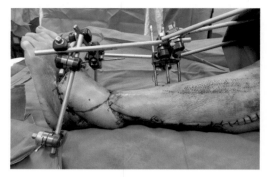

术后 5 天

（贲道锋　胡晓燕）

方法 4-3：腓肠神经营养血管皮瓣转移术

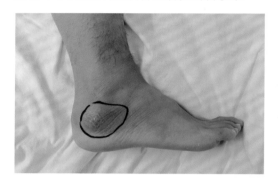

跟骨骨肉瘤向右足外踝处突出

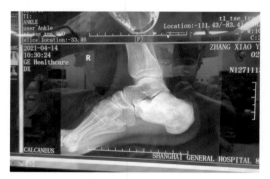

CT 所见

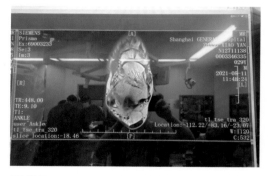

CT 所见

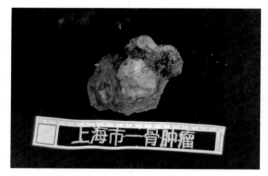

扩大切除跟骨骨肉瘤标本约 8cm×9cm×11cm

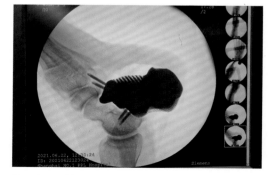

植入金属跟骨

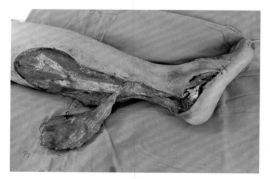

切取腓肠神经营养血管皮瓣，皮瓣椭圆形面积约 8cm×10cm，仅保留 5cm×7cm 皮肤

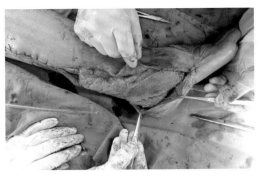

照片示椭圆形皮瓣仅保留 5cm×7cm 皮肤，周边皮下
软组织填塞切口下金属跟骨表面空腔

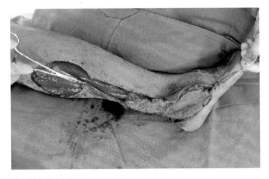

皮瓣转移到位

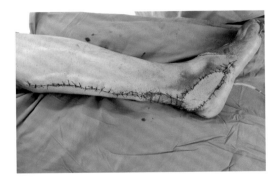

术毕

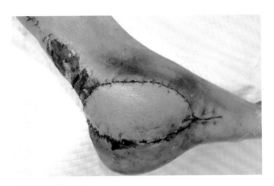

术后 2 周拆线时

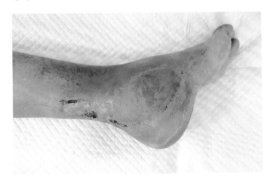

术后 3 个月

（贲道锋　沈嘉康　伍国胜）

方法 5　游离股前外侧肌皮瓣移植术

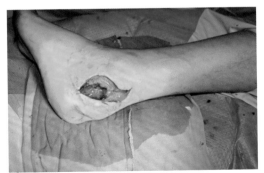

跟骨骨髓炎创面，患者伴臂丛神经根性损伤

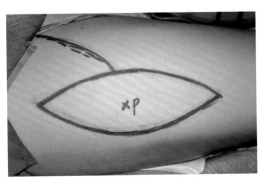

设计股前外皮瓣

8

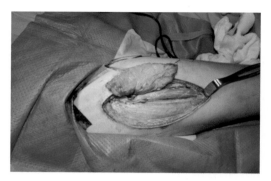

深筋膜表面分离皮瓣

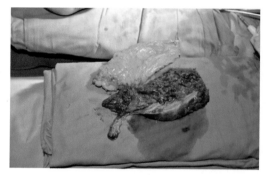

切取肌皮穿支皮瓣

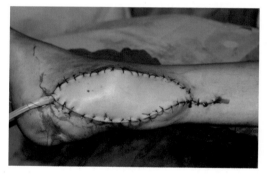

吻合腓动脉穿支

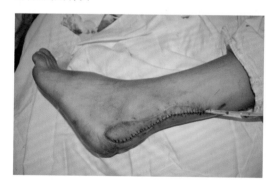

修薄术后即刻

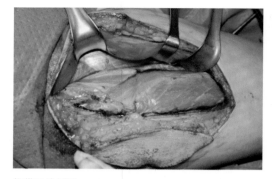

携带股外侧肌

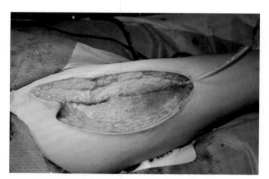

供区直接缝合

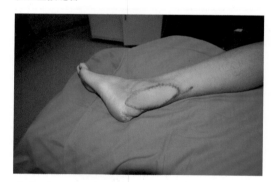

术后 1 年，臂丛神经损伤修复，要求皮瓣修薄

（毕宏达）

第四节　踝部较大创面

方法 1　双蒂瓣 + 腓肠神经营养血管皮瓣转移术修复内外踝双侧创面和内固定外露

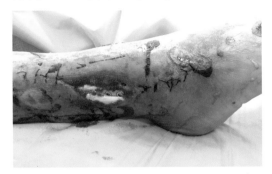

交通伤胫腓骨双骨折内固定术后，外侧腓骨内固定外露

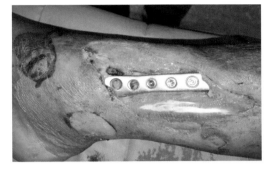

内侧胫骨内固定外露

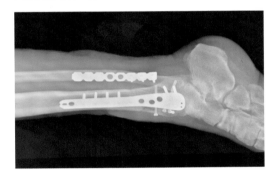

右小腿侧位 X 线片

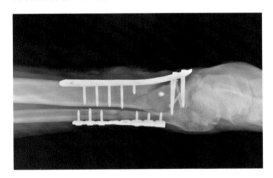

右足正位 X 线片

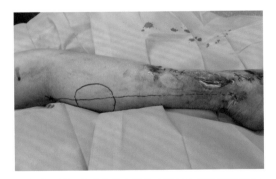

设计腓肠神经营养血管皮瓣从小腿后内侧转移覆盖内踝创面

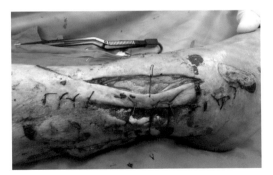

设计双蒂皮瓣覆盖小腿外踝附近腓骨内固定

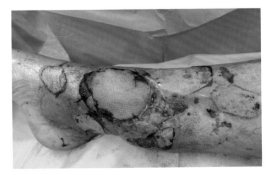

腓肠神经营养血管皮瓣转移覆盖内踝上创面 1 周

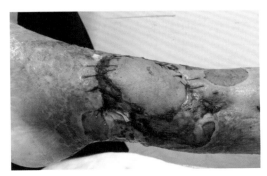

腓肠神经营养血管皮瓣转移后 3 周

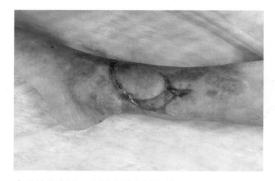

皮瓣转移术后 2 个月小腿内侧面观

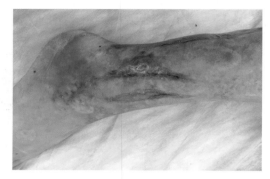

皮瓣转移术后 2 个月小腿外侧面观

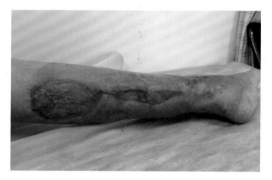

皮瓣转移术后 2 个月小腿后侧面观

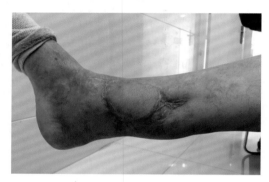

术后 1 年

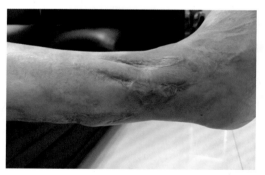

术后 1 年

（贲道锋　李俊强　郑龙坡）

方法 2　交腿超大腓肠神经营养血管皮瓣转移术

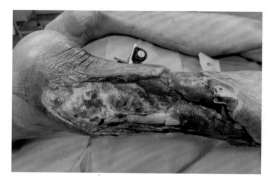

交通伤右足胫腓骨双骨折小腿远端外踝骨外露，创面约 27cm×13cm

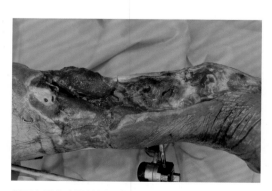

创面主要在小腿外侧，有较多坏死组织

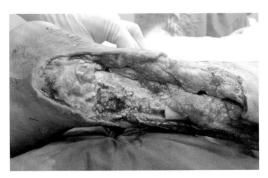

去除游离的腓骨，彻底清创后胫骨骨折处裸露

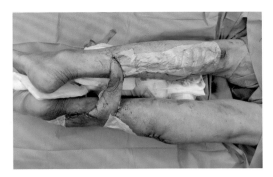

设计超大腓肠神经营养血管皮瓣，皮瓣近心端距离腘窝正中线 3cm，皮瓣交腿转移术后

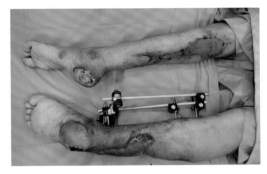

断蒂术后，供瓣区大部分拉拢缝合，仅少许创面植皮

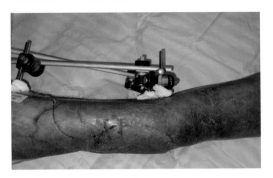

断蒂后 4 个月右小腿正面观

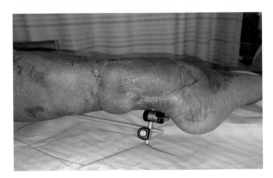

断蒂后 4 个月右小腿侧面观，皮瓣覆盖全部创面，面积约 24cm×13cm

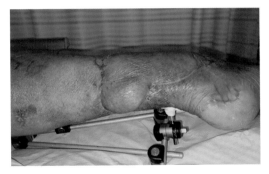

断蒂后 4 个月右小腿后面观

（贲道锋 马兵）

方法 3 超大腓肠神经营养血管皮瓣修复跟腱外踝足背外侧创面

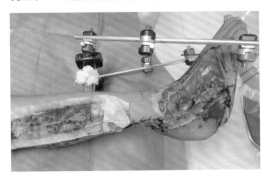

交通伤右足外侧软组织广泛缺损，外院行腓肠神经营养血管皮瓣转移术后，皮瓣与创面基地不能贴合，皮瓣缝合处裂开

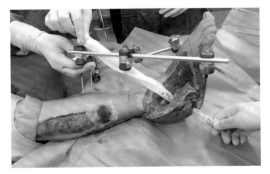

分 2 次清创，术中仔细清除足外侧创面的坏死组织，发现皮瓣与创基完全分离，在足外侧和皮瓣上的坏死组织基本脱落干净后，将皮瓣重新分离向足远端推进并固定缝合，皮瓣不能覆盖的部位游离植皮

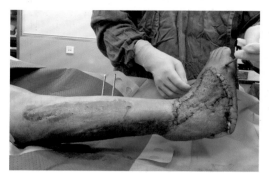

皮瓣重新分离推进缝合加植皮后 2 周

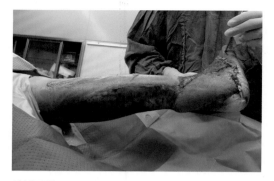

后侧面观

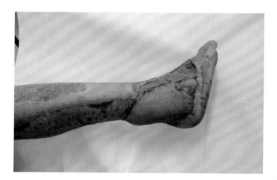

皮瓣重新分离推进缝合加植皮后 5 周

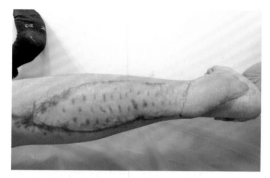

皮瓣重新分离推进缝合加植皮后 3 个半月

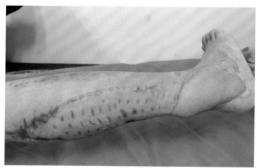

皮瓣重新分离推进缝合加植皮后 3 个半月

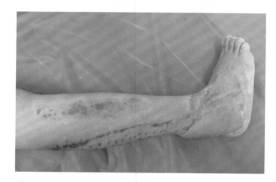

皮瓣重新分离推进缝合加植皮后 5 个月

（贾道锋　孙　瑜　李俊强）

方法 4　带腓肠肌超大腓肠神经营养血管皮瓣转移术

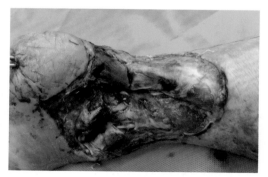

交通伤后左足跟腱内外踝小腿远端 16cm×18cm 大小深度创面，多次清创后仍有坏死组织，保留变性的跟腱大部分肌腱

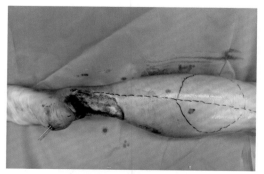

设计超大腓肠神经营养血管皮瓣，皮瓣面积约 13cm×14cm，皮瓣近心端距离腘窝正中线约 4cm

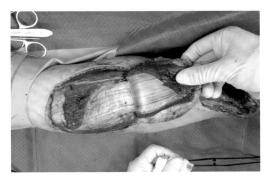

将腓肠肌外侧头全部切断与腓肠神经营养血管皮瓣一起转移

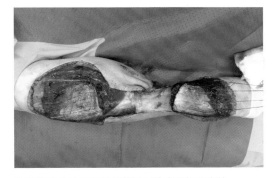

携带腓肠肌的腓肠神经营养血管皮瓣切取完毕

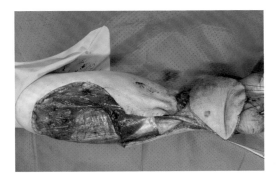

皮瓣转移后能完全覆盖跟腱和内外踝处创面不留无效腔，小腿远端创面用皮瓣的蒂部覆盖

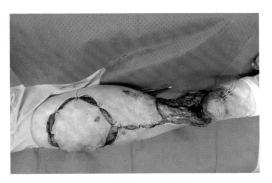

因皮瓣大、携带组织量较多，延期转移

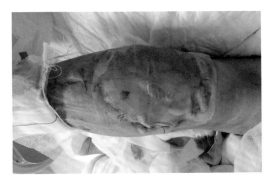

1周后观察皮瓣血供好

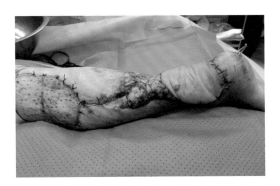

腓肠神经营养血管皮瓣转移术后2周局部出现红肿感染

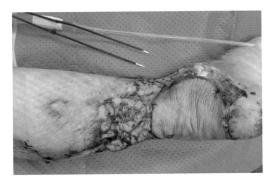

内踝前有坏死组织和分泌物

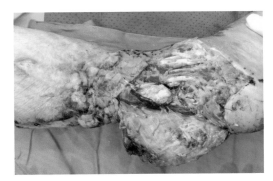

拆开皮瓣缝合线，暴露原来创面后清除残留坏死组织

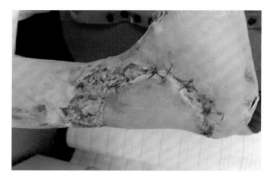

重新清创缝合后 2 周

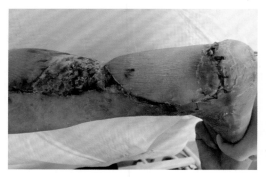

皮瓣重新清创缝合后 1 个月

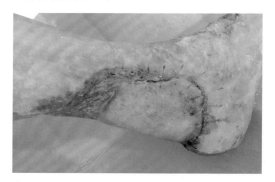

皮瓣重新清创缝合后 3 个月

（贲道锋　李骏强）

方法 5　游离背阔肌皮瓣转移术

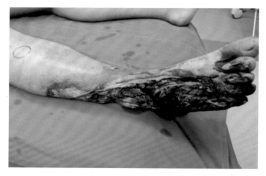

足外侧外踝小腿远端深度烧伤

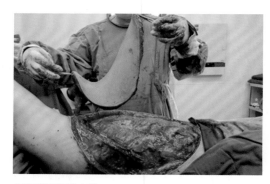

切取背阔肌肌皮瓣

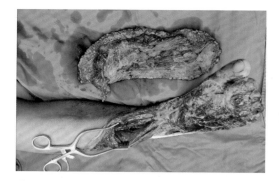

清创后基底红色，肌皮瓣转移

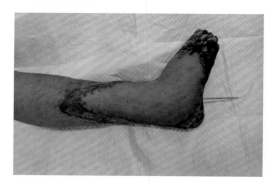

术后 1 个月

（沈余明）

第九章 足

第一节 跟腱

方法 1 球囊扩张成形术 + 真皮支架植入术 + 游离皮片移植术

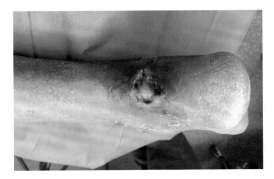

糖尿病足，左足胫后足跟慢性溃疡、跟腱裸露

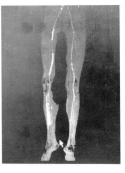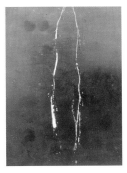

下肢 CTA 显示双下肢血管硬化，左侧胫前动脉狭窄、胫后动脉闭塞

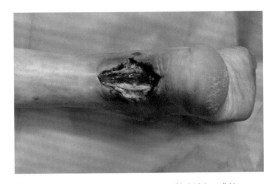

第一次扩创手术，去除坏死组织、控制创面感染

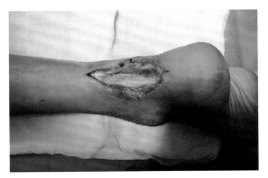

第二次扩创手术，可见创面感染得到控制，较大面积跟腱裸露

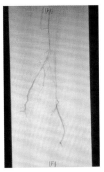

球囊扩张成形开通左下肢胫前动脉 – 足背动脉，胫后动脉 – 足底动脉

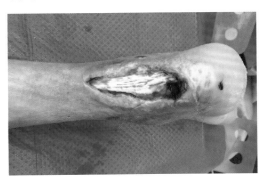

第 1 次行真皮支架移植手术术前

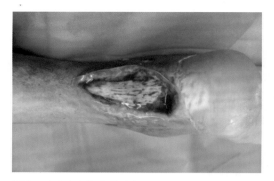

行第一次真皮支架移植手术

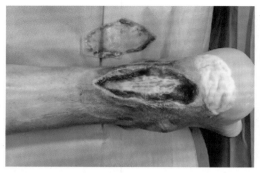

第一次真皮支架移植术后10天，可见血管化良好，肌腱表面覆盖真皮支架

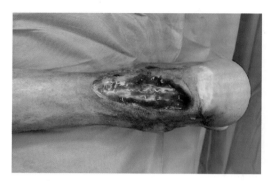

行第二次真皮支架移植手术

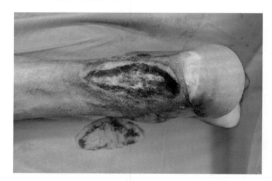

第二次真皮支架移植术后10天，可见支架血管化良好，肌腱基本覆盖

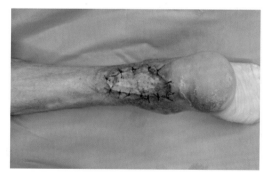

行刃厚皮移植覆盖封闭创面

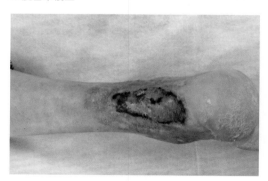

植皮术后2周后随访，可见植皮成活良好

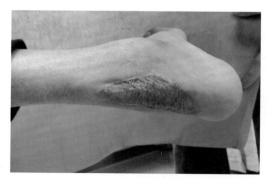

植皮术后7个月随访，未见明显瘢痕增生，足踝屈伸功能正常

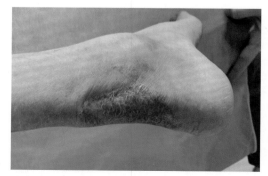

植皮术后7个月随访

（纪世召　陈甜胜）

方法 2 局部皮瓣转移术

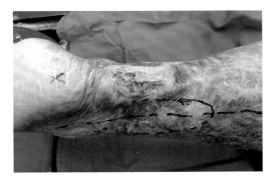

跟腱慢性溃疡经久不愈

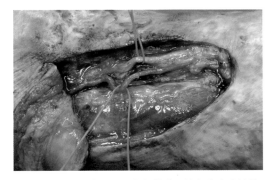

切取外踝上局部皮瓣，注意保护腓肠神经和小隐静脉

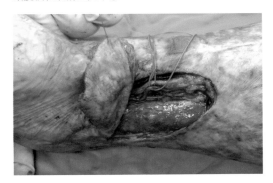

皮瓣转移覆盖清创后的跟腱创面

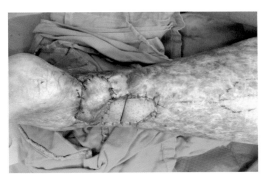

供瓣区植皮

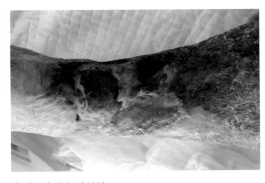

术后1个月门诊随访

（贾道锋　胡晓燕）

方法 3 腓动脉穿支皮瓣转移术

方法 3-1：腓动脉穿支皮瓣转移术

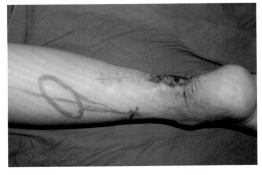

跟腱断裂术后切口反复不愈，穿支皮瓣设计

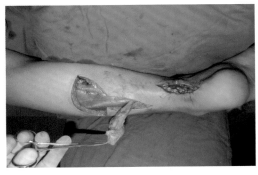

皮瓣切取

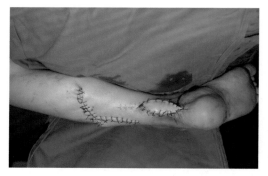

皮瓣转移，供瓣区直接缝合

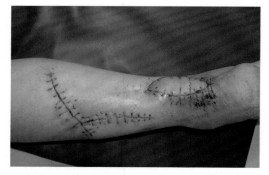

皮瓣术后 2 周

（沈余明）

方法 3-2：腓动脉穿支皮瓣转移术

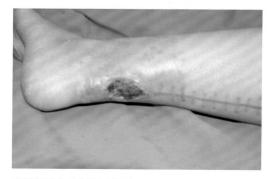

跟腱断裂术后皮肤与跟腱坏死

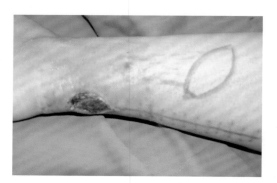

皮瓣设计

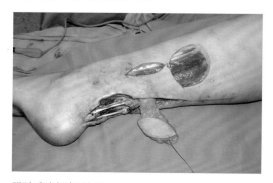

跟腱重建与皮瓣切取

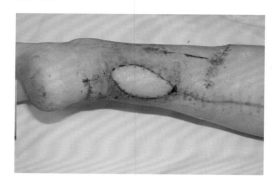

皮瓣术后 3 周

（沈余明　覃凤均　杜伟力）

方法 4　腓肠神经营养血管皮瓣转移术

方法 4-1：腓肠神经营养血管皮瓣转移术

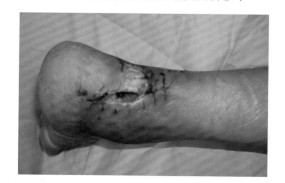

右足跟腱外露

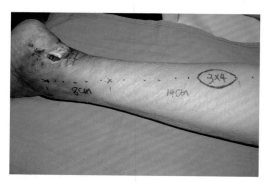

腓肠神经营养血管皮瓣设计

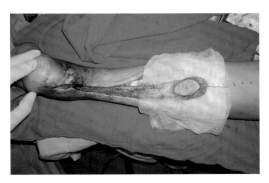

皮瓣切除完毕

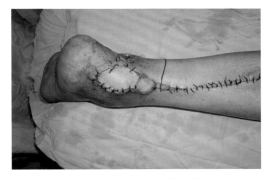

皮瓣转移覆盖跟腱创面，供瓣区直接拉拢缝合

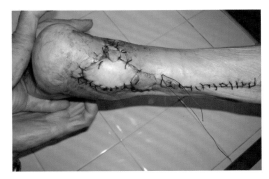

皮瓣转移术后 2 天

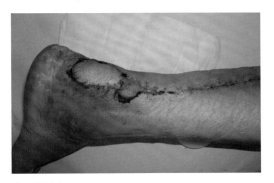

皮瓣转移术后 15 天

（肖仕初　贲道锋）

方法 4-2：腓肠神经营养血管皮瓣转移术＋跟腱修补术

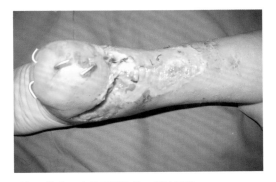

跟部开放伤，皮肤跟腱缺损，跟骨骨折

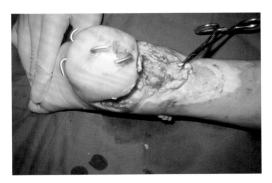

创面清创

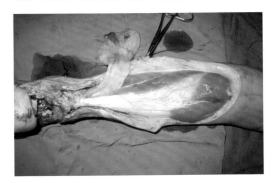

切取腓肠神经营养血管皮瓣

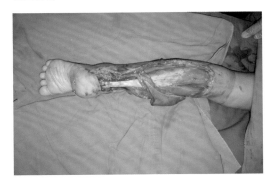

跟腱修补

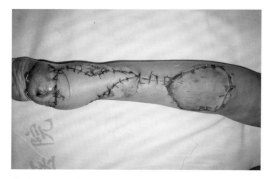

皮肤、跟腱修复术后 1 周

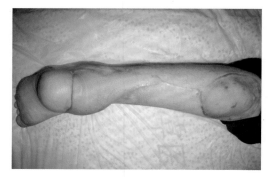

术后半年

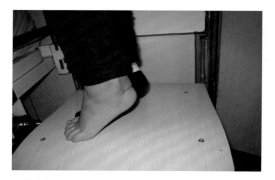

术后半年

（沈余明　覃凤均　王　成）

方法 4-3：腓肠神经营养血管皮瓣转移术

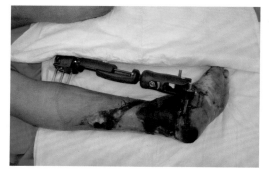

外伤后小腿内踝跟腱等处皮肤软组织坏死

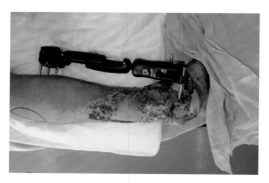

清创后设计皮瓣

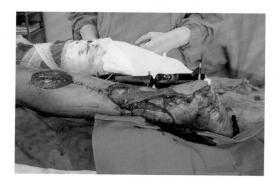

皮瓣转移

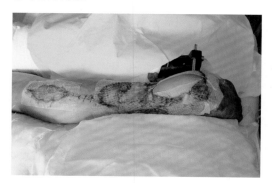

皮瓣转移术后 5 天

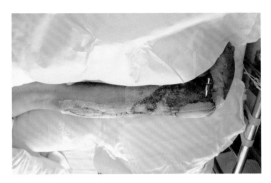

皮瓣转移术后 5 天

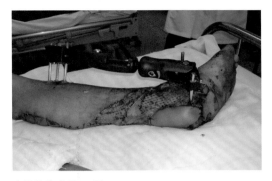

皮瓣转移术后 10 天

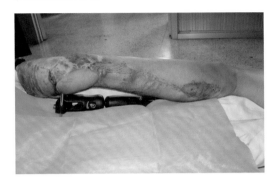

皮瓣转移术后 3 周

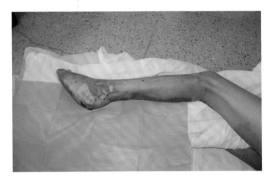

皮瓣转移术后 3 周

（贡道锋　程大胜）

方法 4-4：腓肠神经营养血管皮瓣转移术（随访 1 个月）

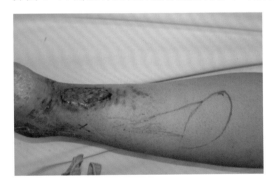

跟腱断裂修补术后切口感染、不愈合

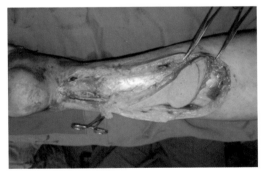

切取腓肠神经营养血管皮瓣

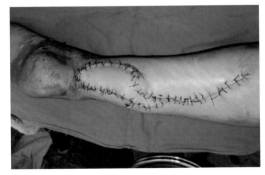

皮瓣转移

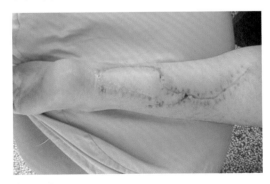

术后 1 个月

（沈余明　覃凤均　杜伟力）

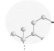
方法 4-5：腓肠神经营养血管皮瓣转移术（术后 4 个月随访局部外观）

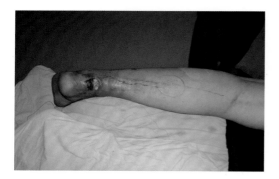

运动时跟腱断裂行跟腱修补术后切口不愈合，跟腱外露

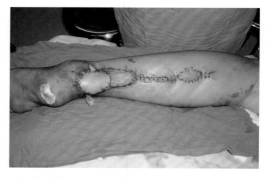

腓肠神经营养血管皮瓣转移覆盖跟腱

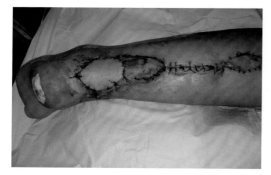

术后 1 周

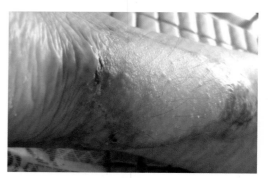

皮瓣转移术后 4 个半月

（贲道锋　胡晓燕）

方法 4-6：腓肠神经营养血管皮瓣转移术（深度烧伤＋植皮＋术后半年随访外观功能）

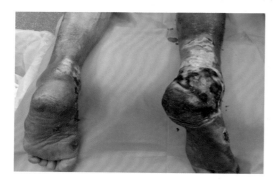

双足火焰烧伤

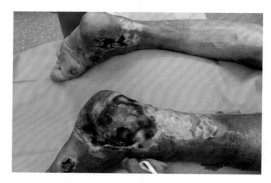

右足跟附近创面为深度焦痂

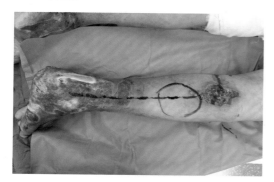

清创后右足跟腱外露，设计腓肠神经营养血管皮瓣

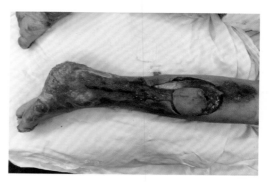

皮瓣切取完毕

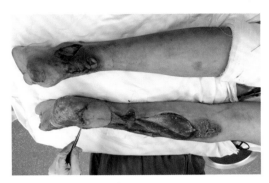

皮瓣转移覆盖裸露的跟腱

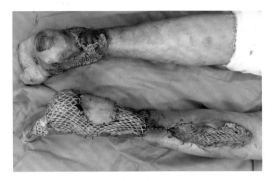

供瓣区和其余创面网状皮移植

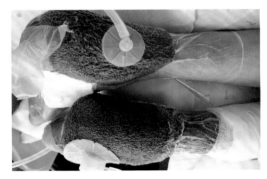

用负压引流装置固定术区

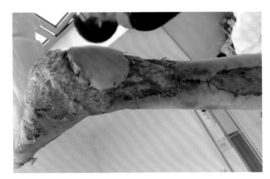

术后 1 周，打开负压引流装置后所见

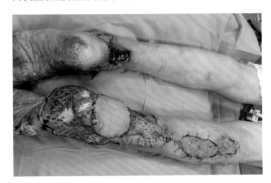

术后 1 周皮瓣血供好，足底植皮去仍有少许残余创面

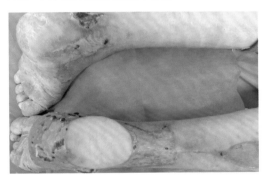

术后 1 个月

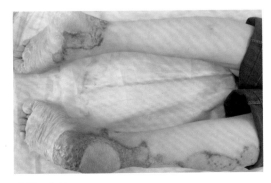

术后 6 个月

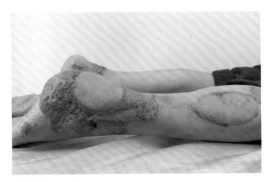

术后 6 个月

（贲道锋　胡晓燕）

9

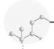

方法 5　腓骨长肌腱移位跟腱重建 + 胫后动脉穿支皮瓣转移术

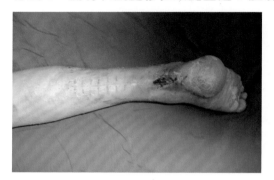

跟腱断裂术后切口感染皮肤跟腱缺损

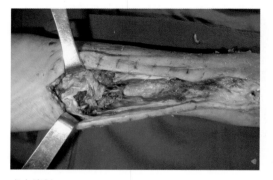

术中清创

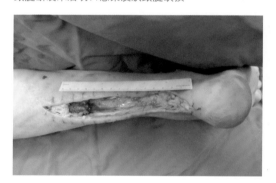

跟腱缺损 12cm

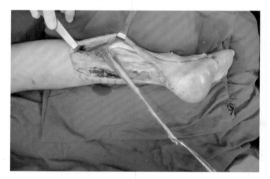

腓骨长肌腱移位跟腱重建

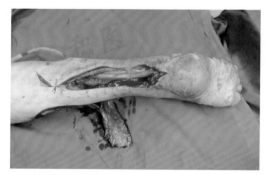

胫后动脉穿支皮瓣切取

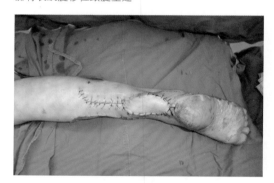

皮瓣转移

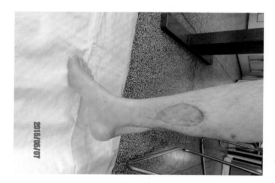

术后半年

（沈余明　张　琮　程　琳）

方法 6　交腹股沟皮瓣转移术

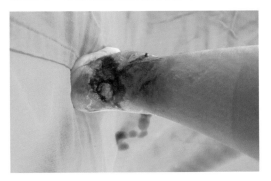

儿童跟腱部位车轮辐伤，跟骨外露

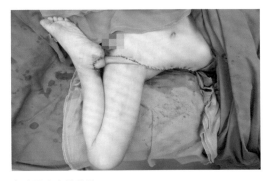

交腹股沟皮瓣移植

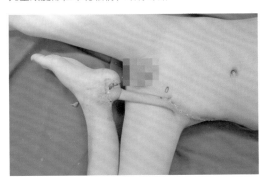

皮瓣术后 3 周

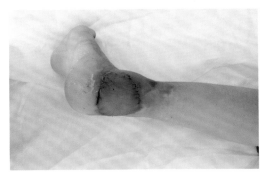

皮瓣断蒂后

（沈余明　覃凤均　杜伟力）

方法 7　腓肠肌肌皮瓣交腿转移术（外固定支架固定法）

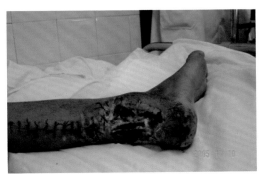

踝关节骨折内固定术后，内踝跟腱处切口感染，跟腱部分坏死外露

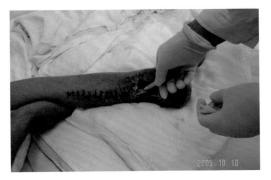

内踝跟腱之间有空腔

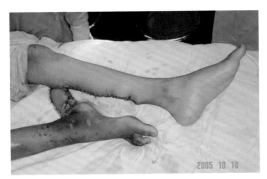

交腿腓肠肌肌皮瓣插入空腔并覆盖内踝跟腱处创面

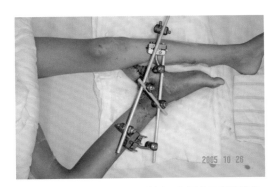

使用外固定支架固定交腿肌皮瓣，方便术区观察换药，外固定支架能拆卸有利于下肢的功能锻炼

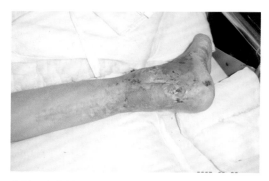

术后 1 个半月

（贲道锋　路　卫）

方法 8　跟腱皮瓣转移术

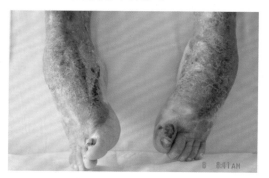

大面积烧伤后双足下垂正面观

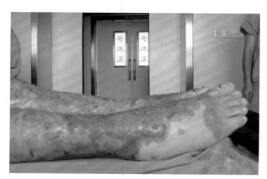

侧面观

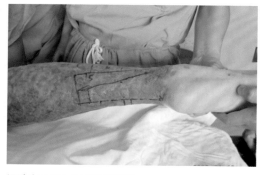

设计右足内上外下跟腱皮瓣

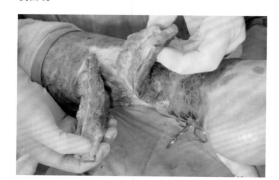

切取跟腱皮瓣

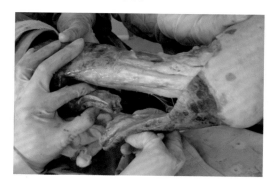

跟腱皮瓣切取完毕

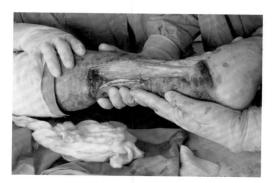

踝关节背伸位，跟腱瘢痕瓣转移术

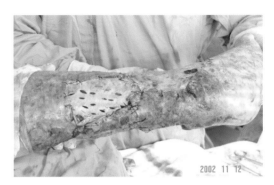

术毕，后侧面观

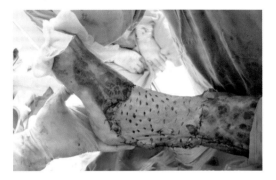

术毕，内侧面观

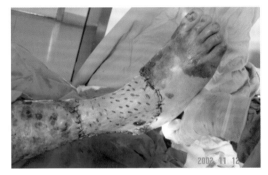

术毕，外侧面观

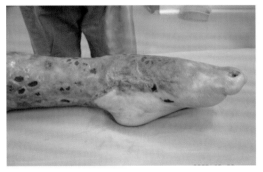

右足跟腱皮瓣术后 40 天，行左足跟腱皮瓣转移术，术前

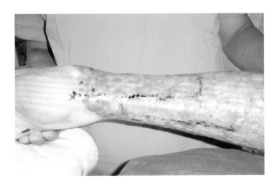

同样设计内上外下跟腱皮瓣

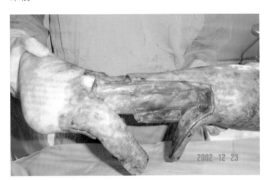

跟腱皮瓣切取完毕

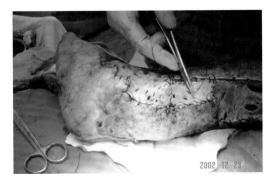

其他创面游离植皮

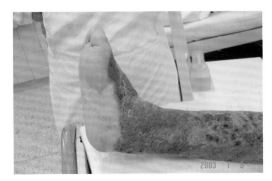

右足跟腱皮瓣＋游离植皮术后 56 天内侧面观

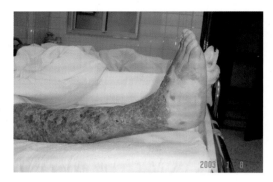

右足跟腱皮瓣 + 游离植皮术后 56 天外侧面观

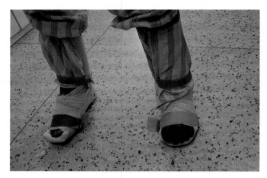

右足跟腱延迟术后 96 天，左足跟腱延迟术后 55 天

（贲道锋　陈旭林　马　兵）

第二节　足跟

方法 1　跖外侧筋膜皮瓣转移术

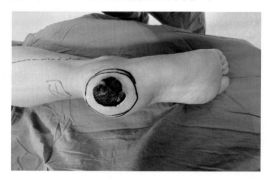

足底黑色素瘤，患者拒绝截肢，行扩大切除，肿瘤切除范围约 8cm×8cm 大小

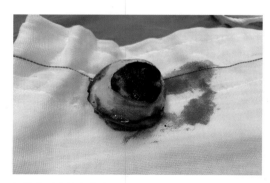

切除的足底黑色素瘤

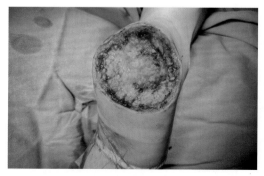

足底黑色素瘤切除后足跟创面

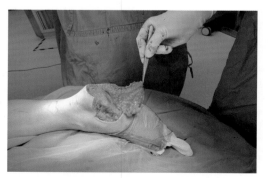

相对于其他皮肤组织，足底中间的皮肤组织是最接近足底结构的组织，能最大限度耐磨耐压，跖外侧筋膜皮瓣切取中

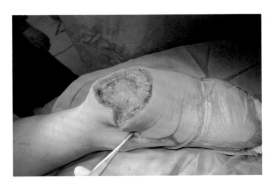

皮瓣切取中

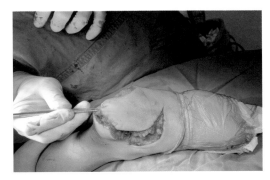

皮瓣转移到足底

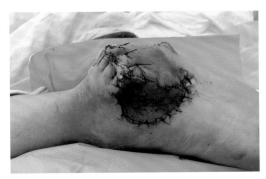

术后 1 周

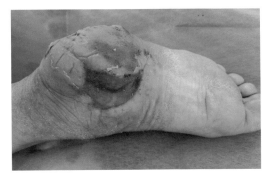

术后 1 个半月

（贲道锋 沈嘉康）

方法 2 腓肠神经营养血管皮瓣转移术

方法 2-1：腓肠神经营养血管皮瓣转移术（带部分腓肠肌内侧头）

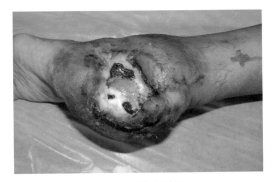

外伤后跟部皮肤缺损、跟骨部分缺损

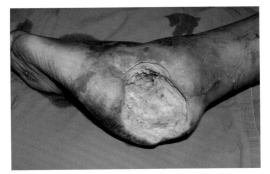

清创

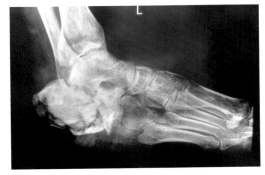

术前 X 线片

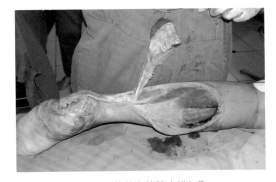

腓动脉穿支腓肠神经营养血管肌皮瓣切取

9

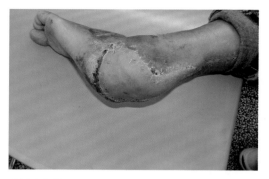

术后 1 个月

（沈余明　程　琳　赵筱琢）

方法 2-2：腓肠神经营养血管皮瓣转移术（腓肠神经、小隐静脉解剖位置）

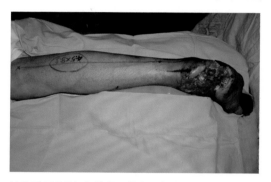

外伤后足跟软组织缺损跟骨内固定外露

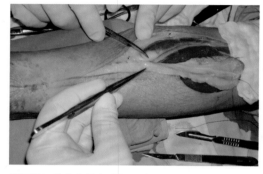

腓肠神经营养血管皮瓣切取过程中可见小隐静脉位于腓肠神经的内侧

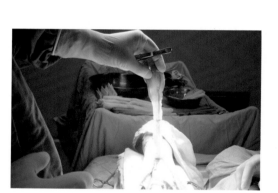

术中利用灯光可以看到明显的小隐静脉影，外侧大约 0.7cm 就是腓肠神经及其营养血管，切取时内侧可以贴着小隐静脉剪，外侧距离腓肠神经 1cm 剪

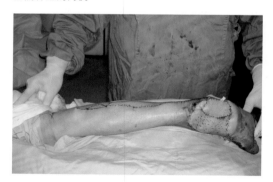

皮瓣转移完毕

（贡道锋　程大胜）

方法 2-3：腓肠神经营养血管皮瓣转移术（带少许腓肠肌）

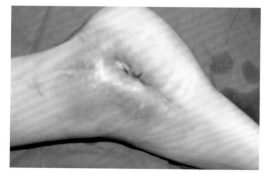

跟骨骨髓炎

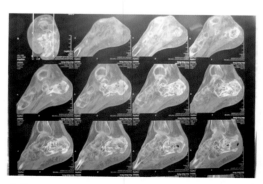

术前 CT

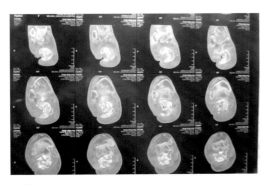

术前 CT

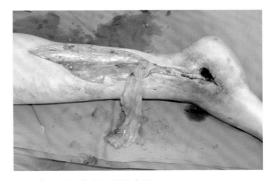

切取腓肠神经营养血管肌皮瓣

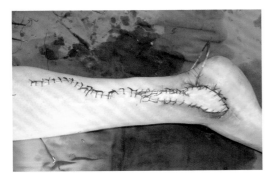

肌皮瓣转移

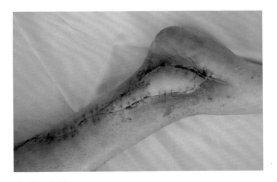

术后 1 个月

（沈余明　赵筱琢）

方法 2-4：腓肠神经营养血管皮瓣转移术

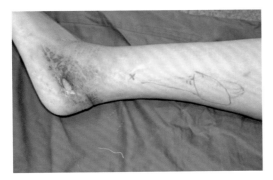

跟骨骨髓炎

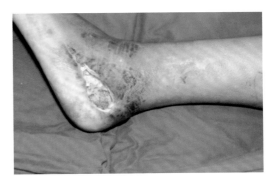

清创

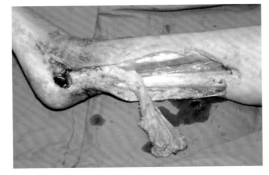

切取腓肠神经营养血管皮瓣

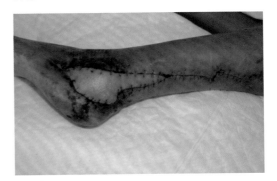

皮瓣术后 2 周

（沈余明　胡骁骅）

方法 2-5：腓肠神经营养血管皮瓣转移术

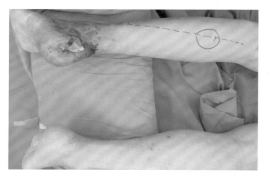

清创术后3周，足跟大部分创面愈合，但跟骨外露，设计腓肠神经营养血管皮瓣

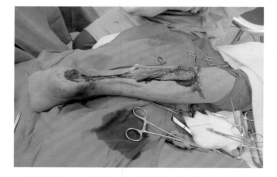

皮瓣转移完毕，供瓣区和皮瓣蒂部游离植皮

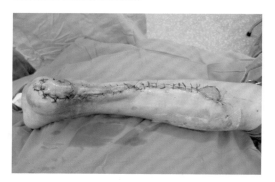

术毕

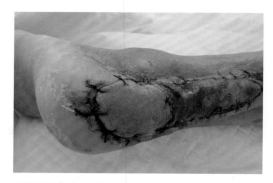

皮瓣转移术后10天

（贲道锋　左冬青）

方法 2-6：腓肠神经营养血管皮瓣转移术（修复贴骨瘢痕）

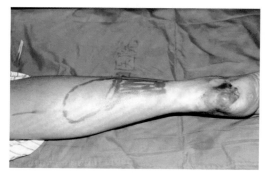

足底跟部贴骨瘢痕

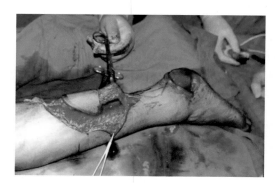

腓肠神经营养血管皮瓣掀起

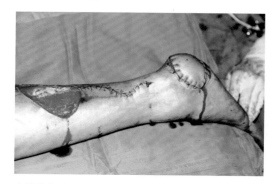

皮瓣转移

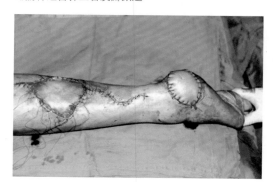

皮瓣术后即刻

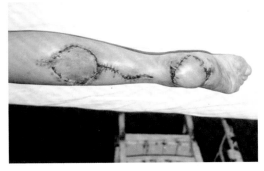

皮瓣术后 1 周皮瓣血运好，供瓣区皮片成活好

（沈余明　覃凤均　杜伟力）

方法 2-7：腓肠神经营养血管皮瓣转移术（供区人工真皮移植）

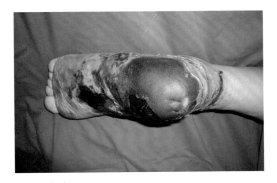

足跟部皮肤坏死

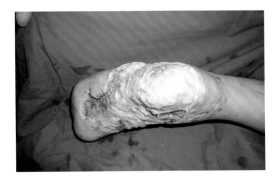

清创

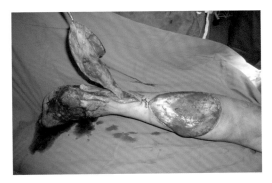

皮瓣掀起

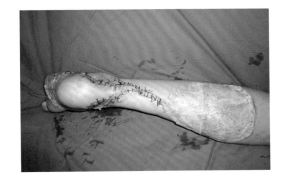

皮瓣转移，供瓣区人工真皮移植

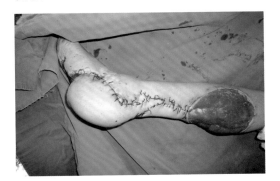

皮瓣及人工真皮术后

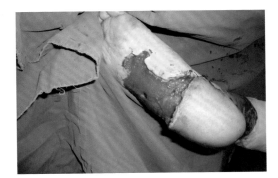

皮瓣及人工真皮术后

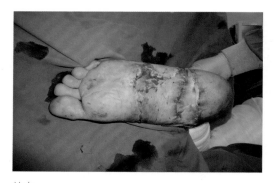

植皮

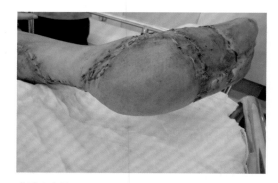

术后 2 个月

（沈余明　王　成　张　琮）

方法 2-8：腓肠神经营养血管皮瓣转移术（更替足跟瘢痕组织）

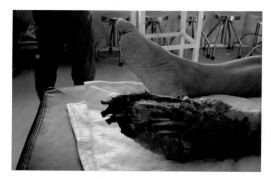

左足毁损伤外侧面观

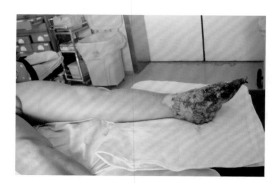

左足毁损伤内侧面观

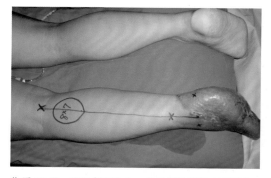

伤后 24 天，左足创面愈合，但足跟软组织少不耐磨，
设计腓肠神经营养血管皮瓣转移覆盖足跟

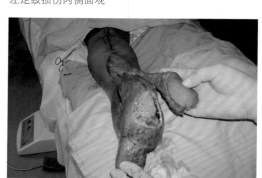

切除足跟表面薄层瘢痕皮后将皮瓣转移覆盖

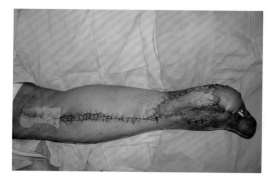

皮瓣转移完毕

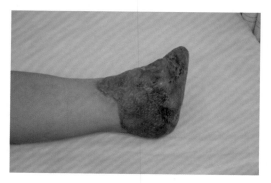

术后 6 个月

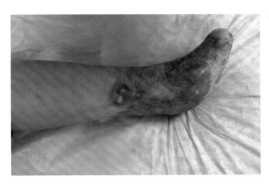

术后 7 年复诊，内侧面观。期间足底没有出现溃疡

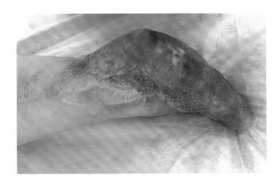

术后 7 年，外侧面观

（贲道锋　肖仕初）

方法 3　腓骨短肌肌瓣 + 腓肠神经营养血管皮瓣转移术

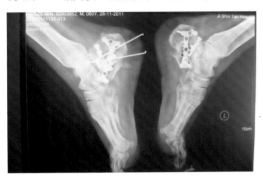

跟骨内固定术后感染

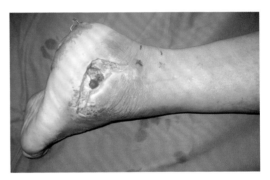

清创

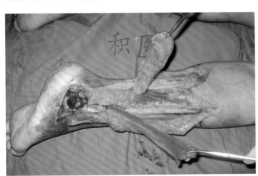

腓肠神经营养血管皮瓣联合腓骨短肌肌瓣移植

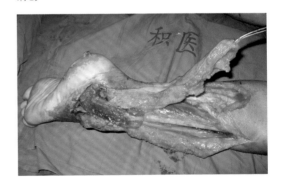

腓肠神经营养血管皮瓣联合腓骨短肌肌瓣移植

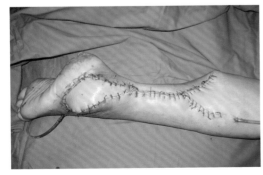

术后即刻

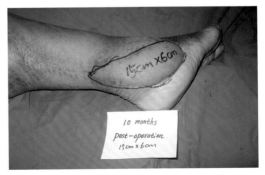

术后 10 个月

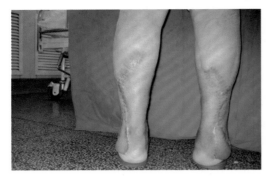

术后 1 年随访

（沈余明　程　琳　赵筱琢）

方法 4　胫后动脉穿支皮瓣转移术

方法 4-1：远端蒂胫后动脉穿支皮瓣转移术

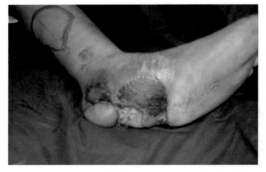

皮肤与跟骨部分缺损

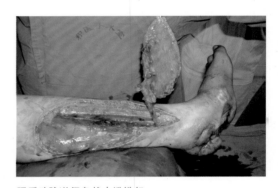

胫后动脉逆行岛状皮瓣掀起

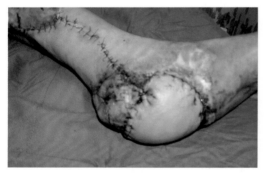

术后 1 周

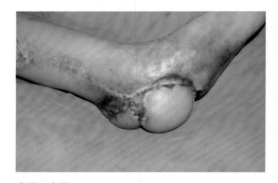

术后 1 个月

（沈余明　覃凤均　胡骁骅）

方法 4-2：远端蒂胫后动脉穿支皮瓣转移术

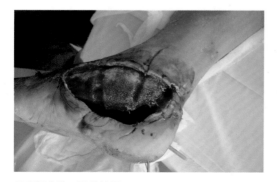

足跟部皮肤、跟骨缺损

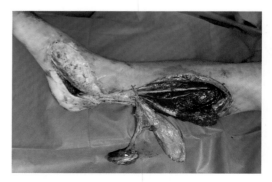

胫后动脉逆行岛状嵌合皮瓣切取

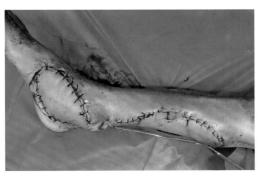

术后

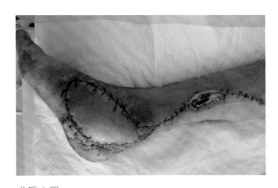

术后 1 周

（沈余明　覃凤均　程　琳）

方法 5　足底内侧皮瓣转移术

方法 5-1：足底内侧皮瓣转移术

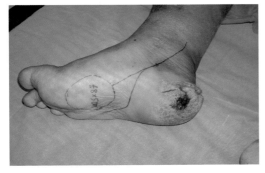

足底慢性溃疡反复破溃，需切除范围约 7cm×6cm，设计足底内侧皮瓣

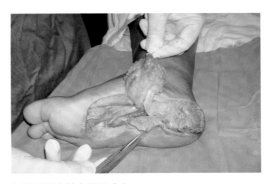

切除足跟病灶皮瓣形成中

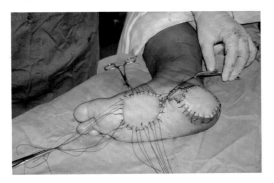

皮瓣转移至足跟，供瓣区游离植皮

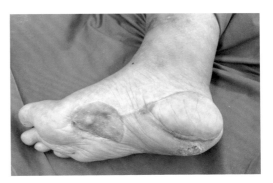

术后 11 年，皮瓣和供皮瓣区情况

（贲道锋　金晓明　戚　锋）

方法 5-2：足底内侧皮瓣转移术

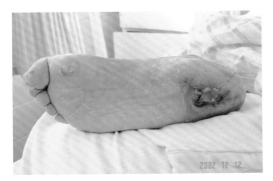

右足跟慢性溃疡 20 多年

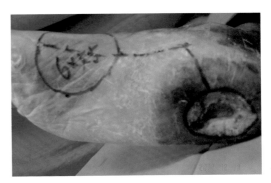

设计右足底内侧皮瓣

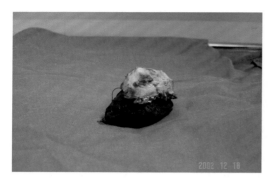

切除溃疡

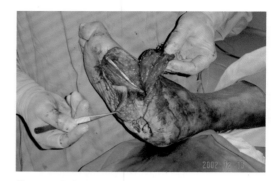

带踇展肌的皮瓣形成

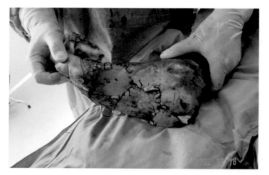

供瓣区游离植皮，术毕

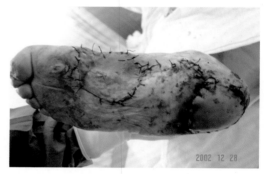

术后 10 天右足皮瓣血运好

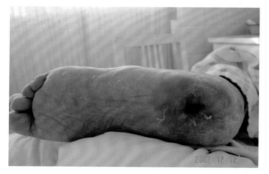

左足慢性溃疡近 30 年

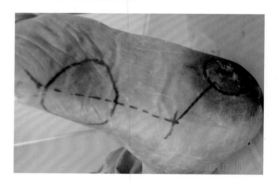

设计左足足底内侧皮瓣

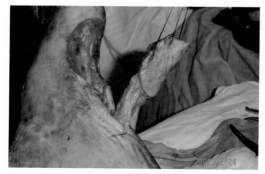

切取左足足底内侧皮瓣

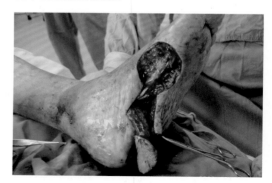

皮瓣转移至足跟缺损处

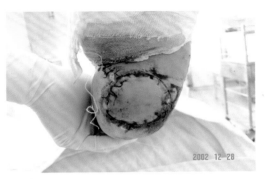

左足皮瓣转移术后 4 天查看皮瓣血运好

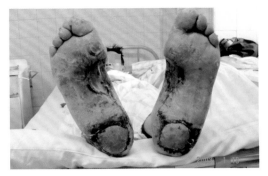

右足术后 1 个月，左足术后 25 天

（贲道锋　王广庆　侯文佳）

方法 5-3：足底内侧皮瓣转移术

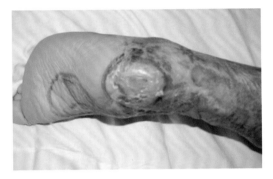

跟部瘢痕溃疡

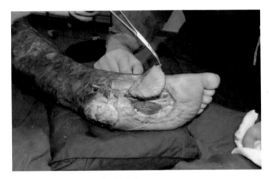

溃疡切除足底内侧皮瓣转移

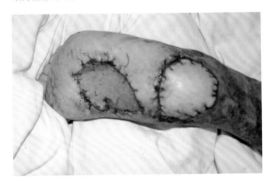

皮瓣术后 1 周

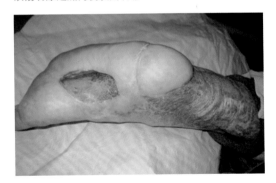

皮瓣术后 1 年

（沈余明　杜伟力　王　成）

方法 5-4：足底内侧皮瓣转移术

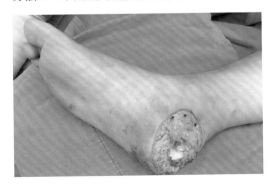

恶性黑素瘤切除术后创面

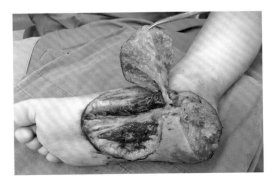

足底内侧皮瓣掀起

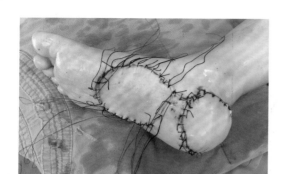

皮瓣转移

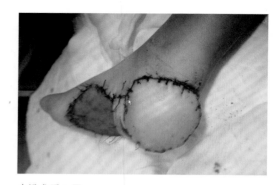

皮瓣术后 1 周

（沈余明　张　琮　程　琳）

方法 6　交腹股沟皮瓣转移术

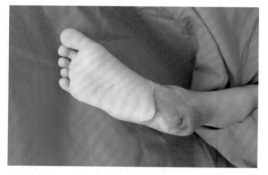

足跟部贴骨瘢痕

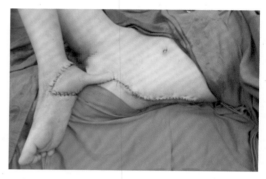

瘢痕切除交腹股沟皮瓣移植

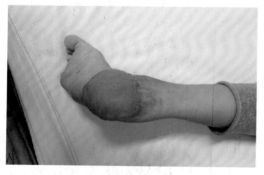

皮瓣断蒂术后半年

（沈余明　覃凤均　杜伟力）

方法 7　腓肠肌肌皮瓣交腿转移术

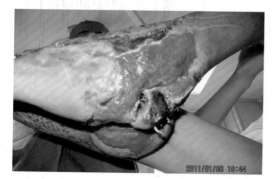

交通伤后左足皮肤软组织缺损跟骨外露行右侧腓肠肌
肌皮瓣交腿转移术后 3 周

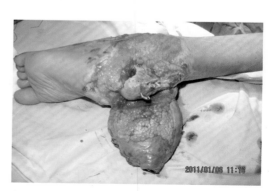

断蒂时将肌皮瓣适当修整覆盖跟骨及其周围创面

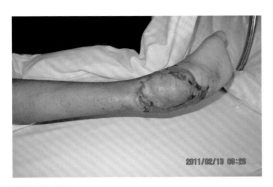

断蒂后 5 周

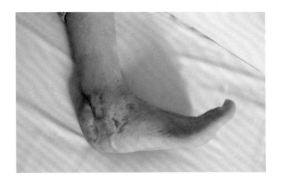

断蒂后 2 个月

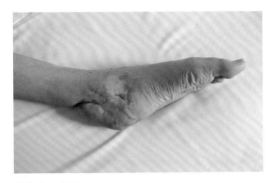

断蒂后 2 个月

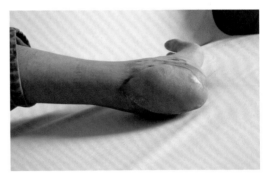

断蒂后 2 个月

（贲道锋）

方法 8　游离组织瓣转移术

方法 8-1：游离跖内侧皮瓣转移术

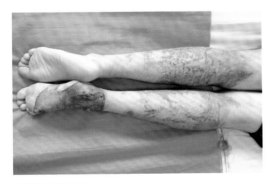

右跟部贴骨瘢痕

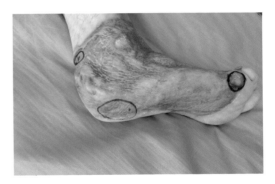

贴骨瘢痕

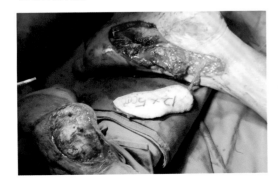

对侧足底内侧皮瓣切取

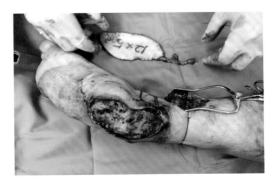

游离移植

9

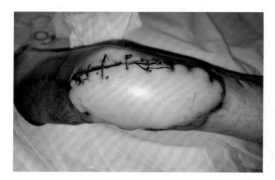

术后 2 周

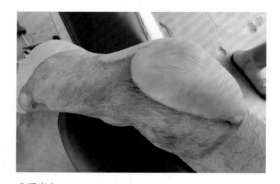

术后半年

（沈余明　程　琳　赵筱琢）

方法 8-2：游离皮瓣转移术

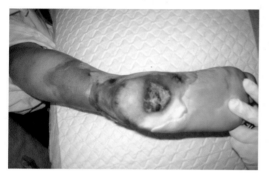

足跟部高压电烧伤

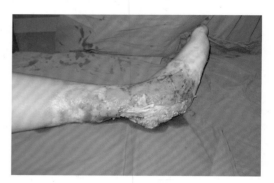

清创

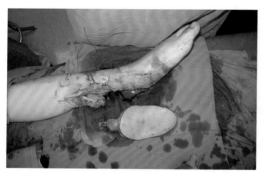

皮瓣转移

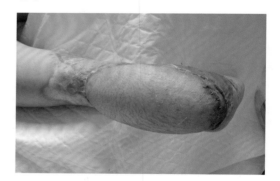

皮瓣术后 1 个月

（沈余明　胡骁骅　赵筱琢）

第三节　足背外侧

方法 1　截骨 + 清创缝合术

方法 1-1：截骨 + 清创缝合术

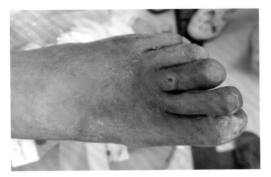

男，86 岁，第三趾背部溃疡 6 个月余，反复破溃不愈

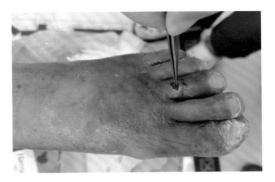

探查可及骨质

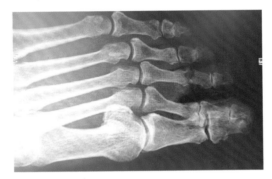

行足部 X 线影像检查，可见第三足趾远节趾骨关节面及骨质破坏，呈现慢性骨髓炎表现

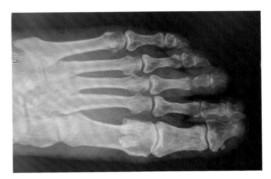

行足部 X 线影像检查，可见第三足趾远节趾骨关节面及骨质破坏，呈现慢性骨髓炎表现

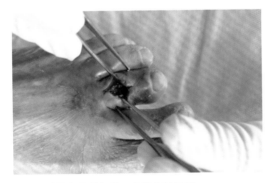

行第三趾骨部分骨切除，去除病灶骨质

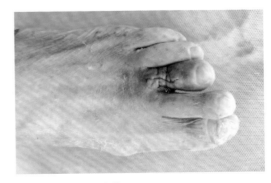

创缘皮肤扩创后缝合伤口

9

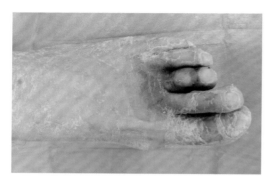

术后 1 月后复查，无创面，患者行走正常

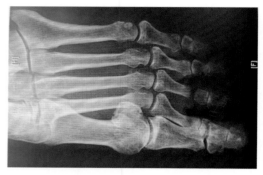

X 线检查见病灶骨质去除完整，未见明显骨髓炎症反应

（纪世召　黄　洁）

方法 1-2：截骨 + 清创缝合术

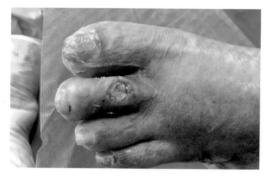

男，78 岁，糖尿病足，第二足趾背部溃疡 3 个月余，可见表面趾骨裸露

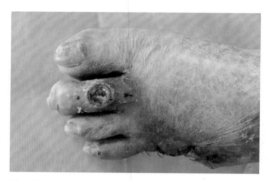

第 1 次扩创术后 7 天，未见明显生长、愈合迹象，表面骨质裸露，颜色灰暗

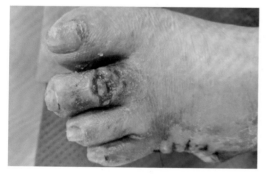

第 2 次扩创术

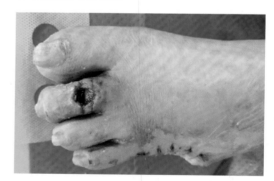

截除部分趾骨

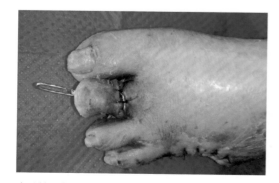

克氏针固定，伤口对位缝合

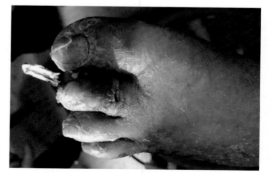

术后 1 个月随访，伤口愈合良好

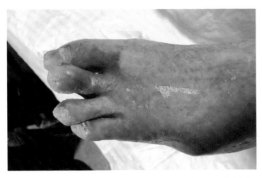

术后3个月随访，足趾皮肤颜色红润，患者行走基本正常

（纪世召　李林辉）

方法2　皮肤软组织扩增术

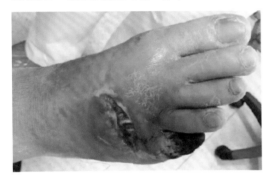

糖尿病足，足背皮肤软组织感染

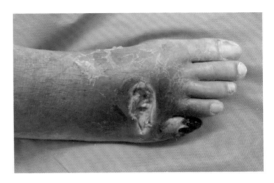

术前

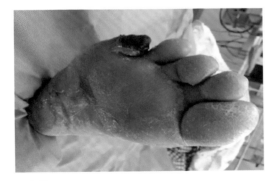

足底观

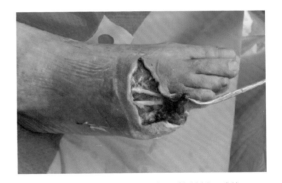

第一次扩创手术，去除坏死组织、控制创面感染

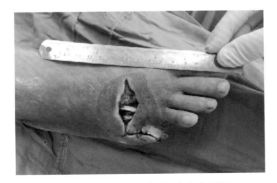

采用皮肤软组织慢速扩增技术封闭大部分创面

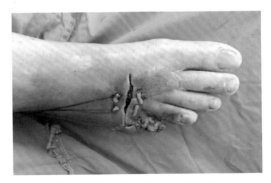

采用皮肤软组织慢速扩增技术封闭大部分创面

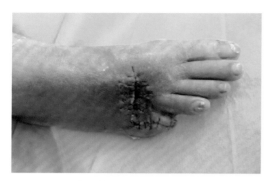

5 天后行第 2 次皮肤软组织扩增技术封闭全部创面

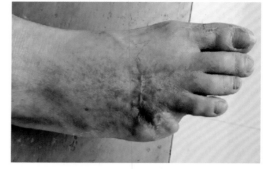

术后 3 个月随访，足部功能恢复良好，轻度瘢痕增生

（纪世召　佟希睿）

方法 3　真皮支架移植 + 皮肤扩增缝合术

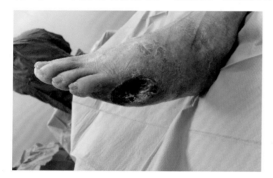

小趾截趾术后伤口不愈、创面感染

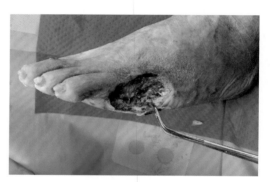

第 1 次扩创手术后，见第 4、第 5 跖骨裸露，形成较大软组织缺损腔隙

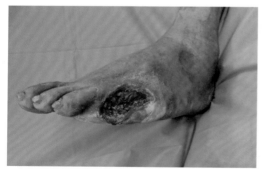

第 2 次扩创术后创基

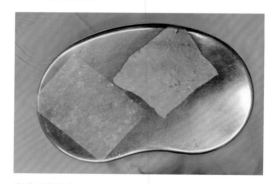

真皮支架准备

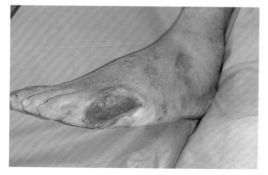

真皮支架移植填充软组织缺损、覆盖骨质裸露

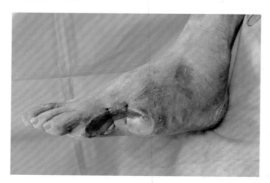

应用皮肤软组织缓慢扩增技术封闭大部分创面

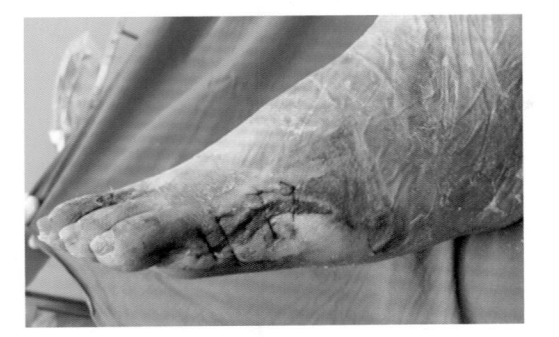

第 1 次皮肤软组织扩增术后 7 天，可见真皮支架血运良好，上下皮瓣基本血管化贴附，大部分创面闭合

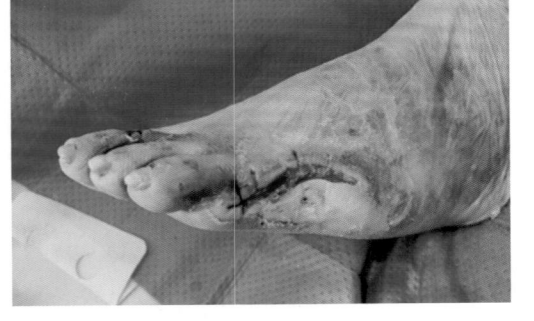

第 1 次皮肤软组织扩增术后 7 天，可见真皮支架血运良好，上下皮瓣基本血管化贴附，大部分创面闭合

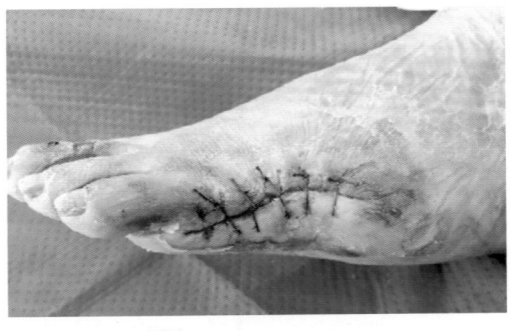

第 2 次皮肤软组织扩增手术，闭合创面

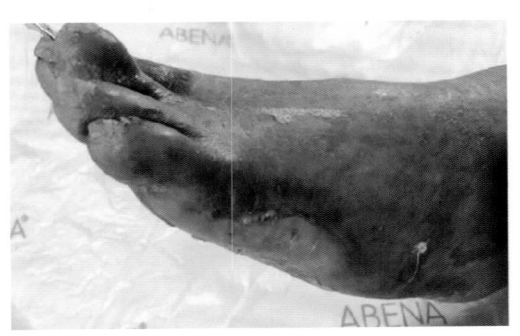

术后 1 个月随访，患者行走可，软组织缺损部位较为饱满

（纪世召　王光毅　黄　洁）

方法 4　腓肠神经营养血管皮瓣转移术

方法 4-1：腓肠神经营养血管皮瓣转移术

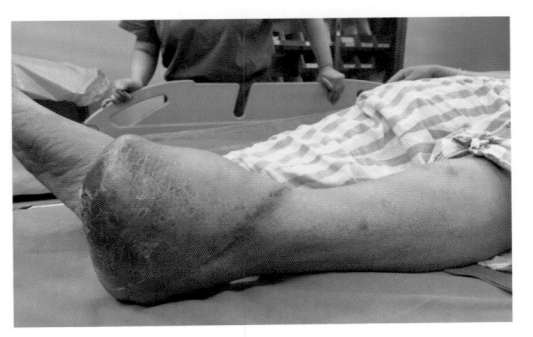

左足车祸毁损伤远端截足游离皮瓣覆盖术后窦道形成经久不愈

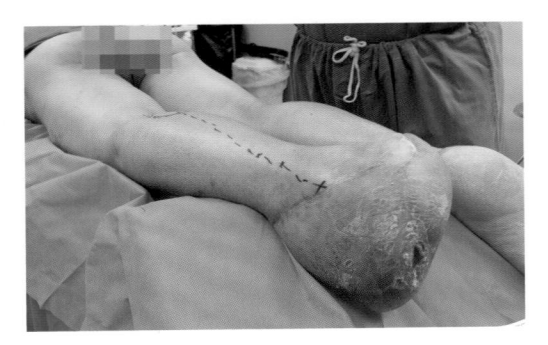

切开清创后见中央有较大空腔和感染灶，彻底清创后转移腓肠神经营养血管皮瓣填充中央空腔

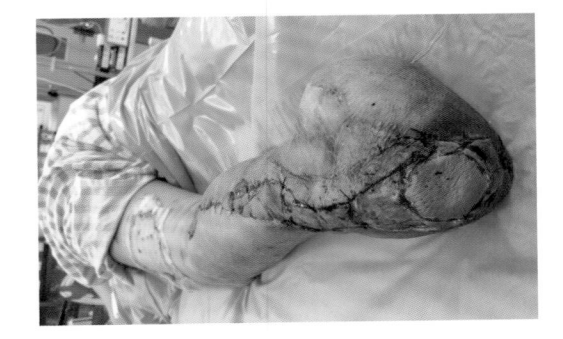

术后 2 周

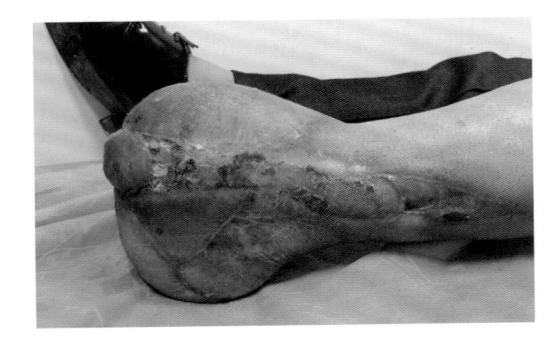

术后 1 个半月

（贲道锋　王　晨）

方法 4-2：腓肠神经营养血管皮瓣转移术

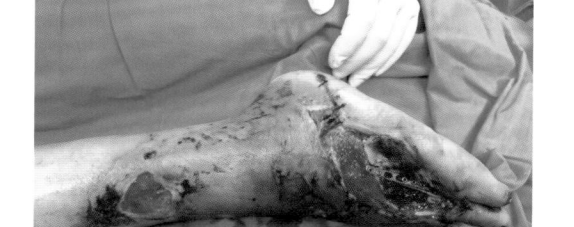

外伤后左足外侧皮肤软组织坏死肌腱骨内固定外露术
前局部观

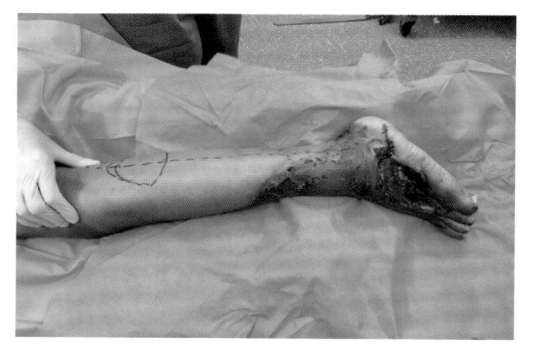

设计腓肠神经营养血管皮瓣

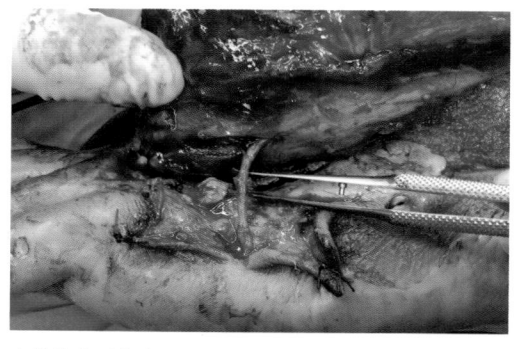

皮瓣转移后将皮瓣静脉和足背外侧静脉吻合

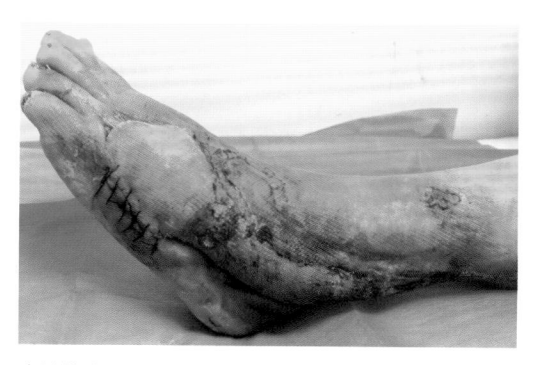

皮瓣转移术后 3 周

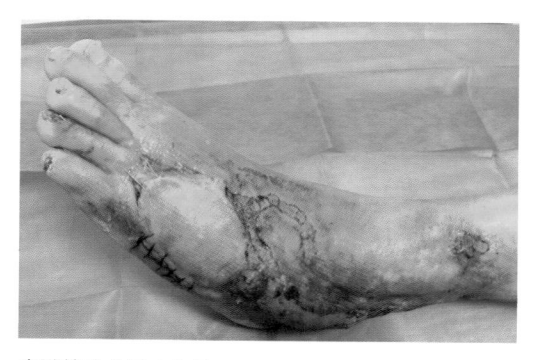

皮瓣转移术后 1 个月

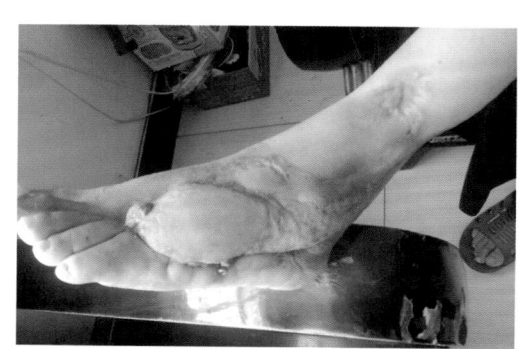

皮瓣转移术后 3 个月

（贲道锋　王　晨）

方法 5　前踝上皮瓣转移术

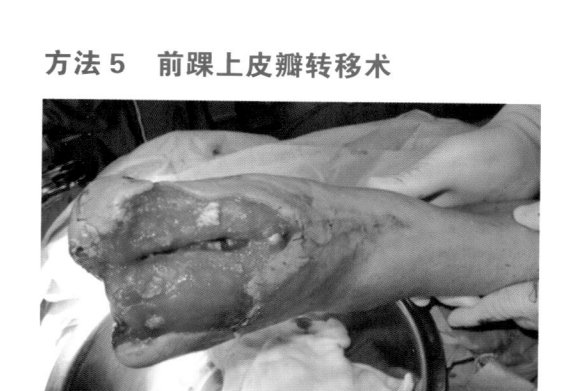

外伤后左足背外侧和远端皮肤软组织坏死肌腱外露，
清创后肉芽生长良好，术前局部观

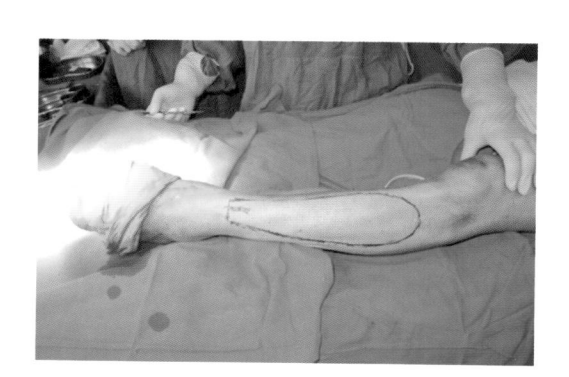

设计前踝上皮瓣

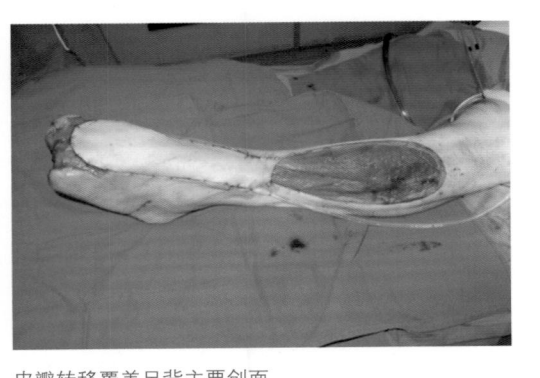

皮瓣转移覆盖足背主要创面

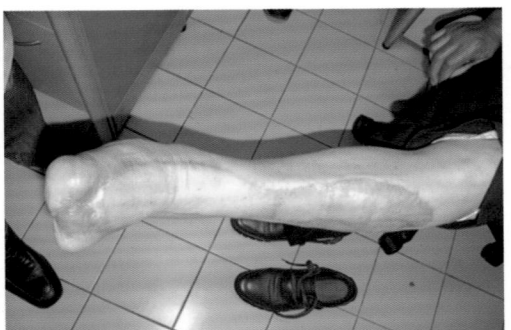

术后门诊随访

（毕宏达）

方法 6　外踝上皮瓣转移术

方法 6-1：外踝上皮瓣转移术

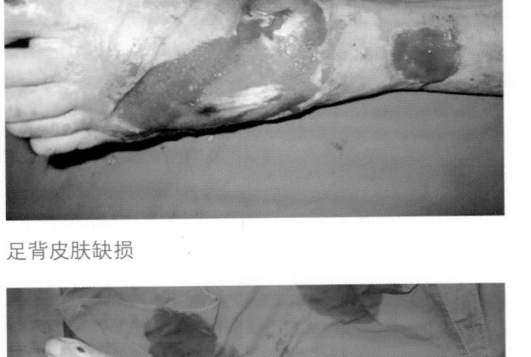

足背皮肤缺损

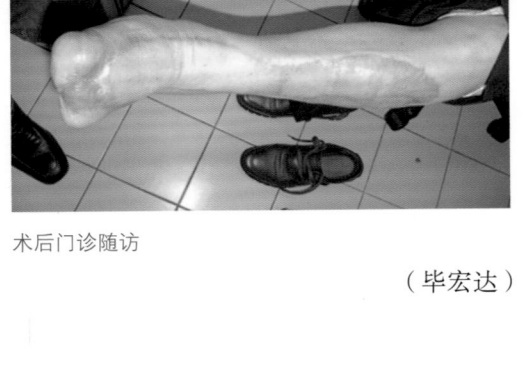

清创

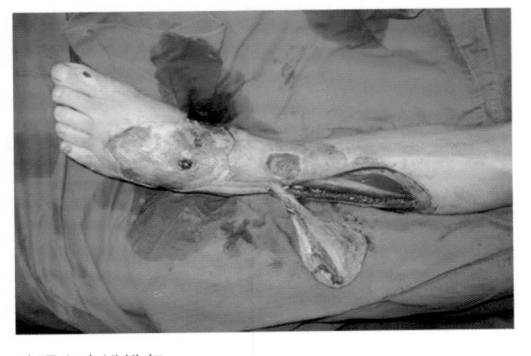

外踝上皮瓣掀起

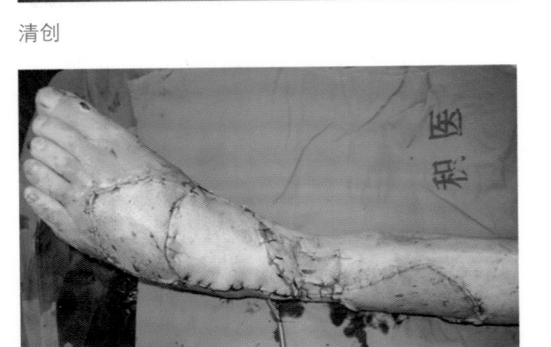

皮瓣转移

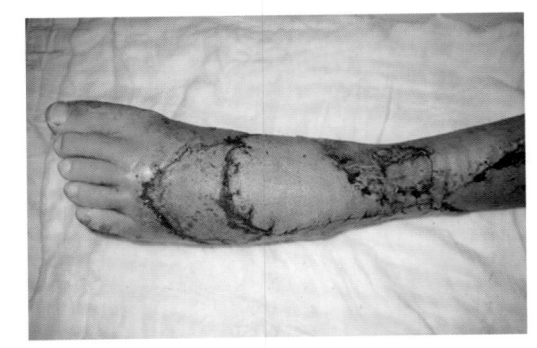

术后 3 周

（沈余明　杜伟力　张　琮）

方法 6-2：外踝上皮瓣转移术

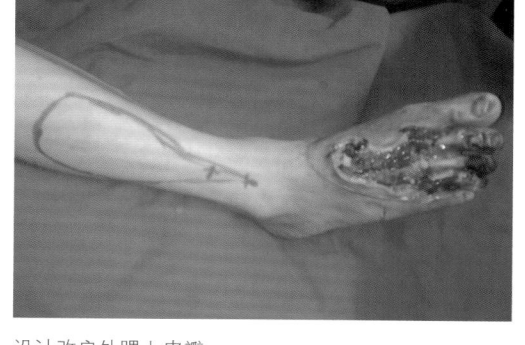

足背皮肤坏死

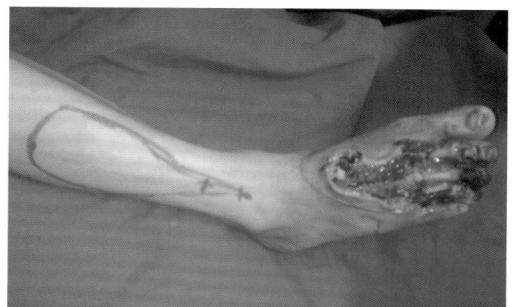

设计改良外踝上皮瓣

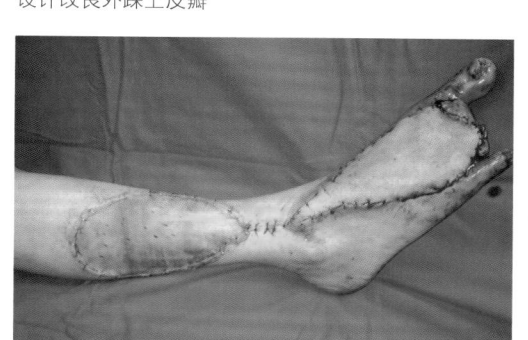

皮瓣掀起

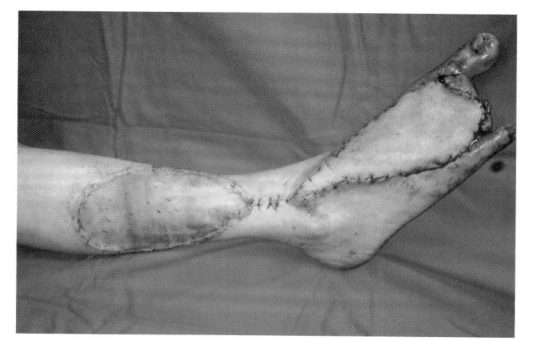

皮瓣转移完毕，供瓣区植皮

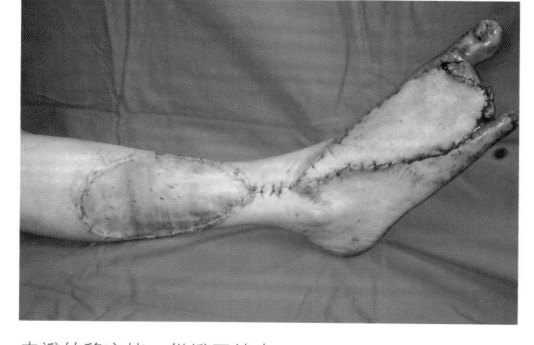

术后

（沈余明　赵筱琢　胡骁骅）

方法 7　游离皮瓣转移术

方法 7-1：游离股前外侧皮瓣转移术

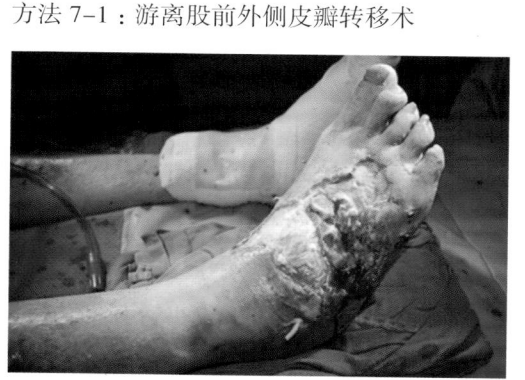

足背骨外露创面

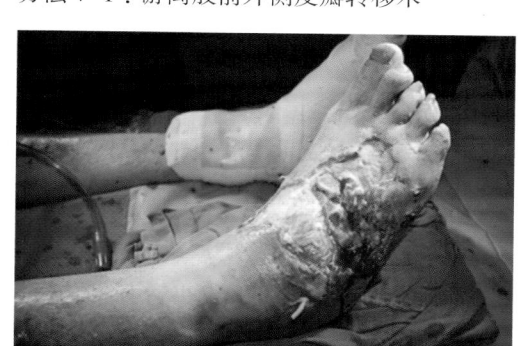

足跟溃疡、骨外露

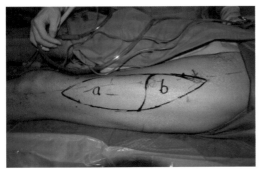

设计分叶股前外皮瓣

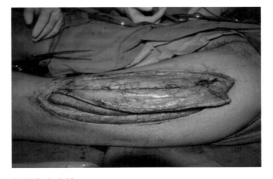

解剖穿支血管

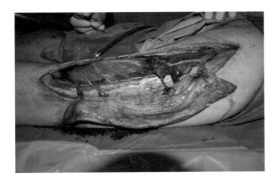

解剖肌内穿支

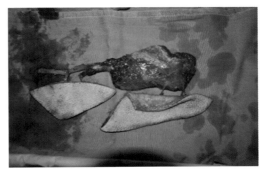

形成分叶肌皮瓣

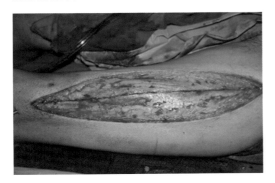

供区直接缝合

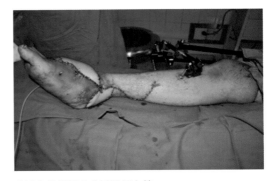

皮瓣血管端侧吻合于胫后血管

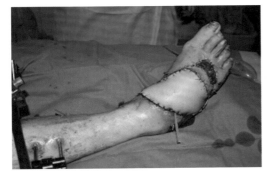

足背创面以肌皮瓣修复，肌瓣推进到前足

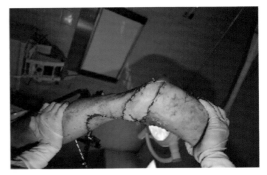

足跟以分叶皮瓣修复

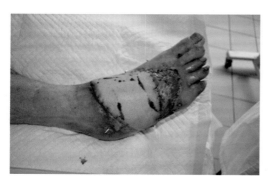

术后 14 天

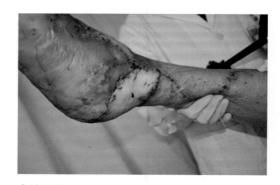

术后 14 天

（毕宏达）

方法 7-2：游离皮瓣转移术

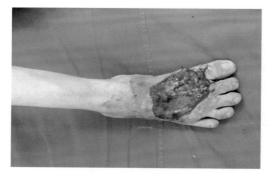

足背皮肤缺损骨外露

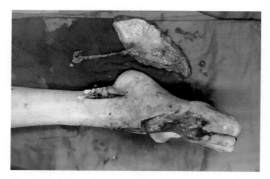

游离皮瓣移植

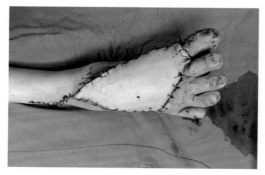

术后即刻

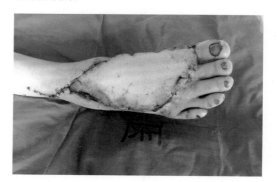

术后 2 周

（沈余明　杜伟力　张　琮）

第四节 足背内侧

方法 1 清创截趾缝合术

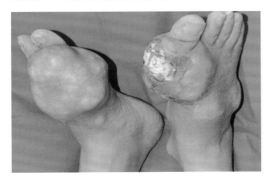

双足背足内侧等处痛风积石皮肤破溃

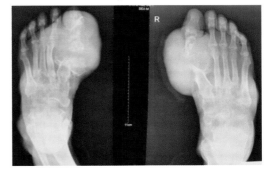

X 线所见

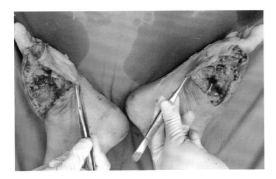

清创术中

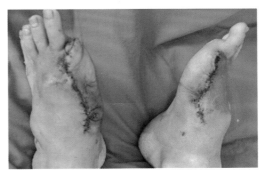

术毕

（张丕红）

方法 2 趾背动脉逆行皮瓣转移术

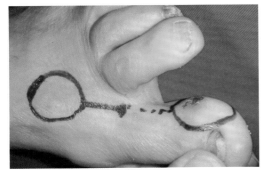

术前左足姆趾不明肿物

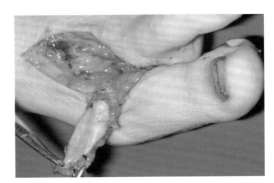

术中第一趾背动脉逆行皮瓣切取

9

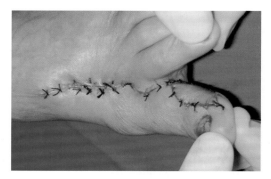

第一趾背动脉逆行皮瓣转移术后即刻

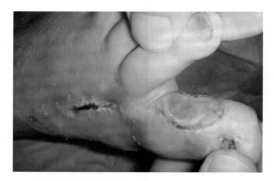

术后皮瓣成活

（唐修俊）

方法 3　腓肠神经营养血管皮瓣转移术

方法 3-1：腓肠神经营养血管皮瓣转移术

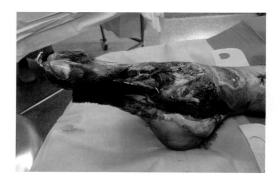

交通伤右足内侧面为主广泛坏死骨外露

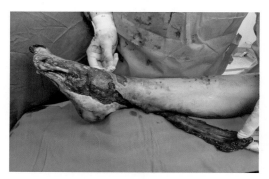

清创后切取腓肠神经营养血管皮瓣

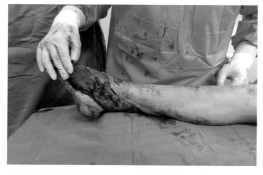

皮瓣转移覆盖骨外露创面，其他部位游离植皮

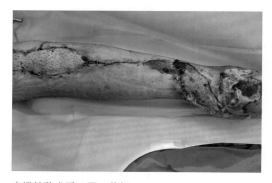

皮瓣转移术后 1 周，蒂部

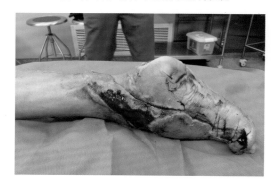

皮瓣转移术后 18 天，残余创面游离植皮

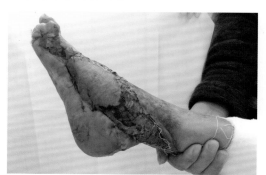

皮瓣转移术后 1 个月

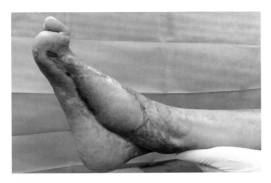

皮瓣转移术后 4 个月足内侧面观

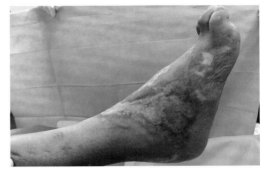

皮瓣转移术后 4 个月右足外侧面观

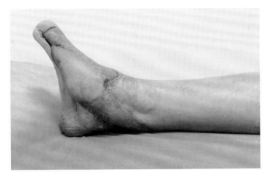

患者因足趾背翻脱位，行截趾术。皮瓣转移术后 10 个月右足内侧面观

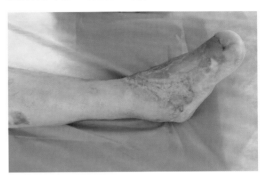

皮瓣转移术后 10 个月右足外侧面观

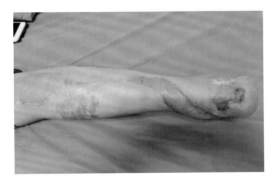

皮瓣转移术后 10 个月右足后面观

（贲道锋　李骏强）

方法 3-2：腓肠神经营养血管皮瓣转移术（延迟）

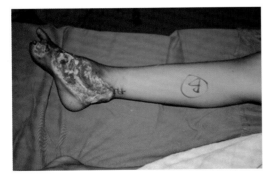

足内侧切割伤

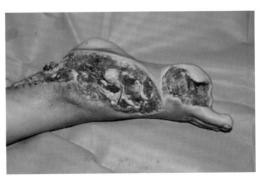

骨缺损关节破坏

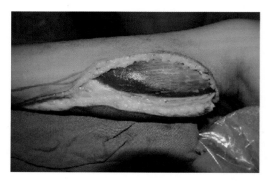

行腓肠神经营养皮瓣延迟

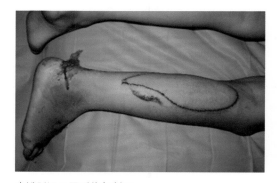

皮瓣延迟 1 周后修复创面

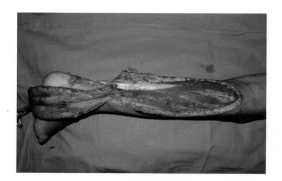

掀起皮瓣

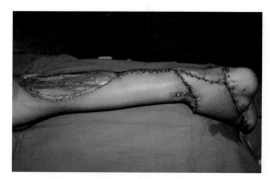

转移皮瓣

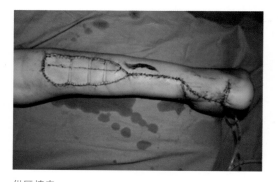

供区植皮

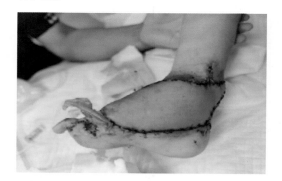

术后 2 周

（毕宏达）

方法 4　内踝上皮瓣转移术

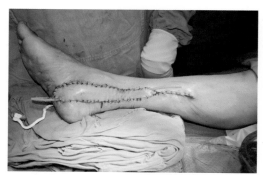

内踝上皮瓣修复足慢性溃疡

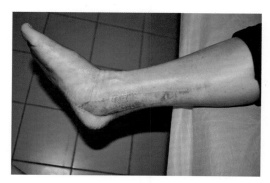

术后门诊随访

（毕宏达）

方法 5　改良外踝上皮瓣转移术

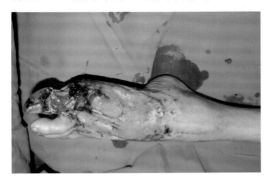

右足背内侧和大踇趾外伤后坏死

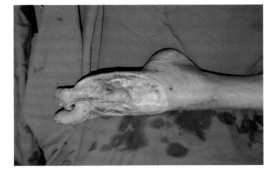

清创后

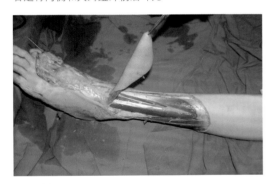

皮瓣掀起

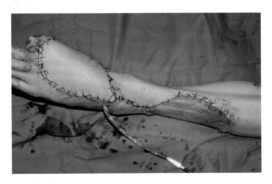

皮瓣转移

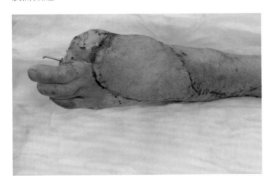

术后 2 周

（沈余明　王　成　赵筱琢）

方法 6　胫后动脉穿支皮瓣转移术

方法 6-1：胫后动脉穿支皮瓣转移术

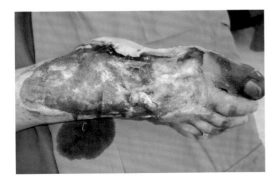

足背皮肤踇趾坏死

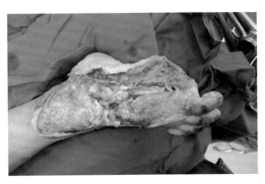

清创

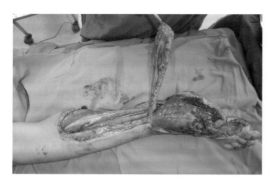

胫后动脉穿支皮瓣

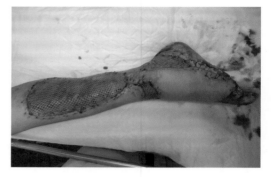

术后 2 周

（沈余明　赵筱琢）

方法 6-2：胫后动脉穿支皮瓣转移术

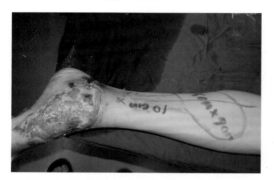

内踝及足背皮肤缺损

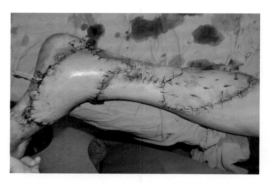

胫后动脉穿支皮瓣转移

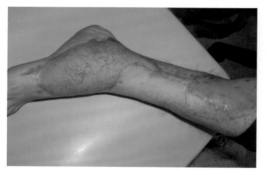

术后 1 个月

（沈余明　程　琳　胡骁骅）

方法 7　远端蒂胫前动脉岛状皮瓣转移术

方法 7-1：远端蒂胫前动脉岛状皮瓣转移术

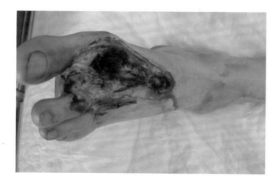

足背电烧伤

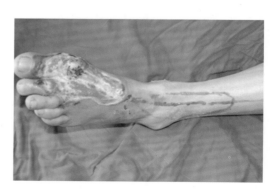

胫前动脉逆行岛状皮瓣设计

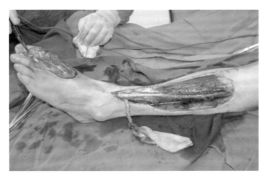

皮瓣切取

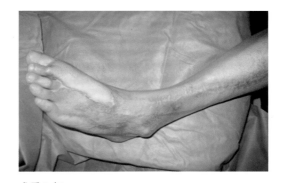

术后 5 年

（沈余明　程　琳　赵筱琢）

方法 7-2：远端蒂胫前动脉岛状皮瓣转移术

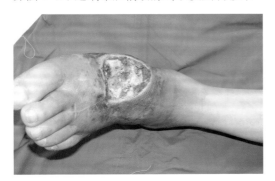

足背放射性溃疡

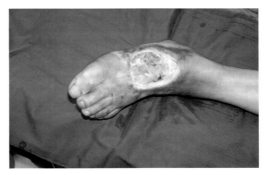

清创

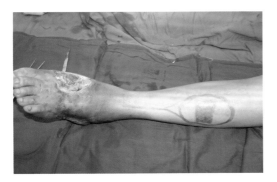

皮瓣设计

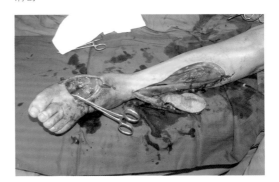

皮瓣掀起

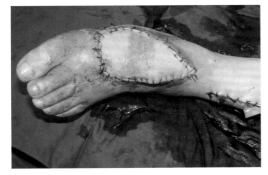

皮瓣转移

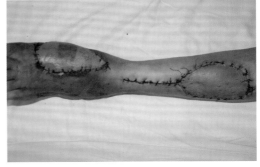

术后 1 周

（沈余明　赵筱琢　胡骁骅）

方法 8　远端蒂足背动脉岛状皮瓣转移术

方法 8-1：远端蒂足背动脉岛状皮瓣转移术

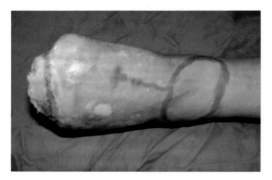

左足远端瘢痕溃疡

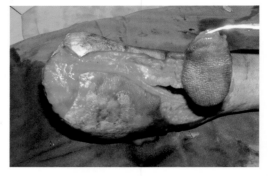

切取远端蒂足背动脉岛状皮瓣

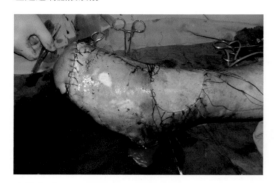

皮瓣术后

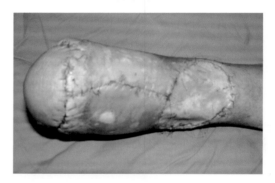

术后 2 周

（沈余明　胡骁骅）

方法 8-2：远端蒂足背动脉岛状皮瓣转移术

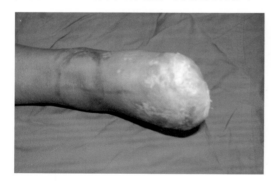

右足远端瘢痕溃疡

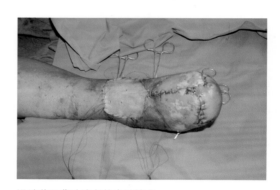

远端蒂足背动脉岛状皮瓣转移

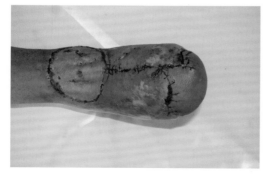

术后 2 周

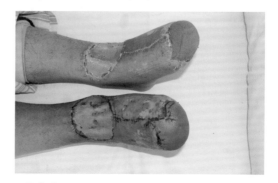

双足术后

（沈余明　王　成　张　琮）

方法 9　跗外侧皮瓣转移术

方法 9-1：跗外侧皮瓣转移术

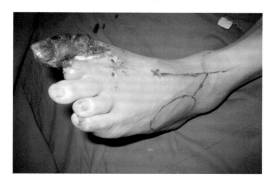

左踇趾坏死

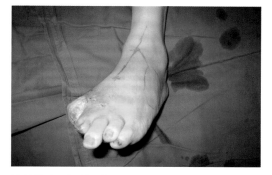

清创截趾及皮瓣设计

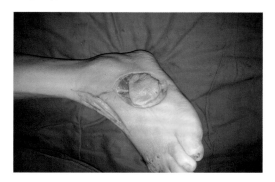

皮瓣切取

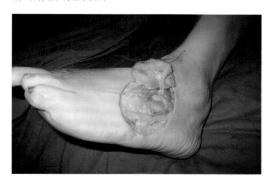

皮瓣掀起

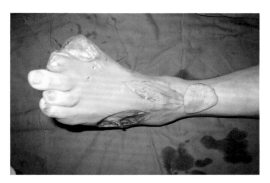

皮瓣掀起

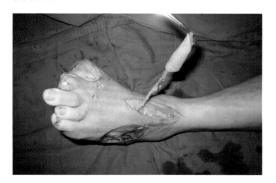

皮瓣掀起

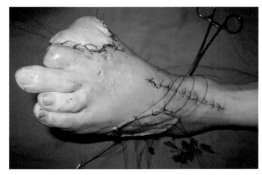

术后

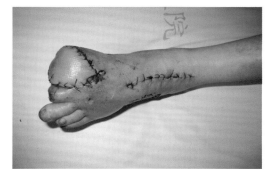

术后 1 周

（沈余明　杜伟力　胡骁骅）

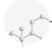

方法 9-2：跗外侧皮瓣转移术

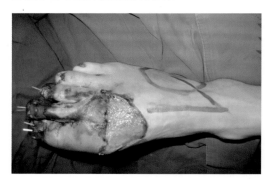

足远端坏死

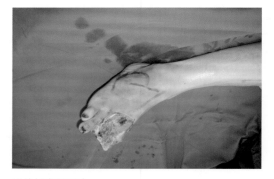

跗外侧皮瓣设计

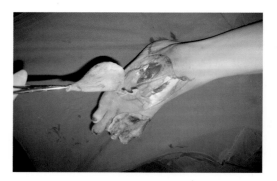

跗外侧皮瓣掀起

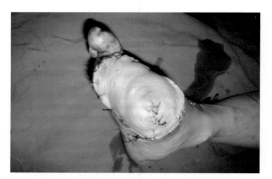

皮瓣转移

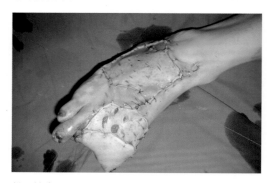

供区植皮

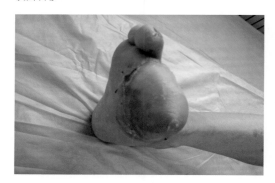

术后 1 个月

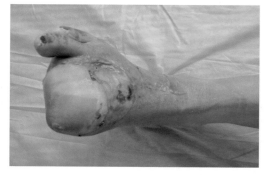

术后 1 个月

（沈余明　王　成　赵筱琢）

方法 10　足内侧岛状皮瓣转移术

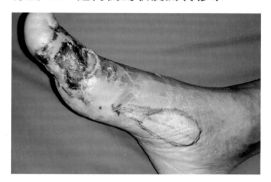

右踇皮肤坏死跖骨外露

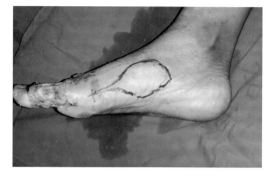

清创与皮瓣设计

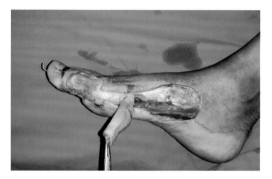

皮瓣掀起

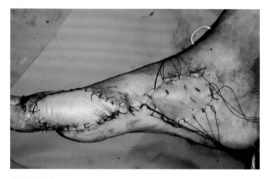

术后即刻

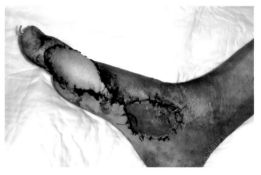

术后 1 周

（沈余明　覃凤均　张　琮）

方法 11　游离腓肠内侧动脉穿支皮瓣转移术

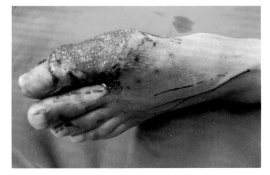

足内侧电烧伤创面

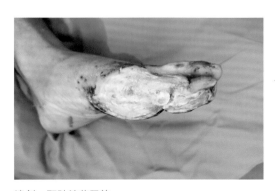

清创、跖趾关节开放

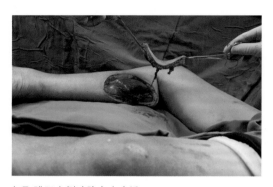

切取腓肠内侧动脉穿支皮瓣

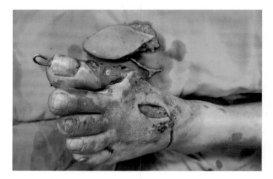

皮瓣待移植

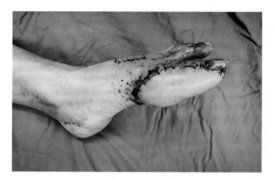

皮瓣术后即刻

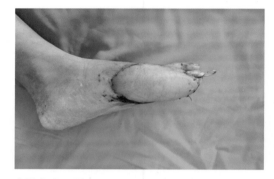

皮瓣术后3周

（沈余明　杜伟力）

第五节　足底

方法 1　清创缝合 + 足弓结构重建术

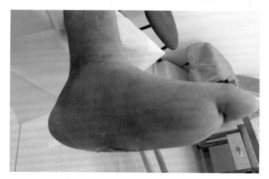

糖尿病足发展为夏科氏足，足底脓肿感染，足踝红肿，
侧面观

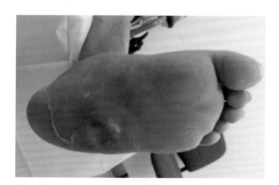

糖尿病足发展为夏科氏足，足底脓肿感染，足踝红肿，
足底观

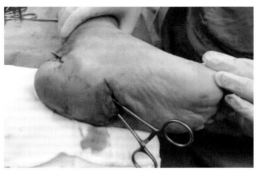

行感染灶切开、引流，术中可见感染灶向足跟部扩散，和内踝相通

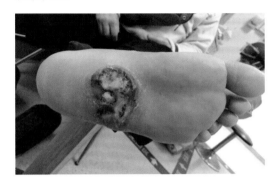

足底皮肤溃疡逐渐变大

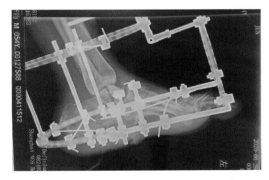

行足底溃疡切除＋中足截骨矫形＋跟腱延长＋外固定支架术，术后X线检查可见足弓结构重建

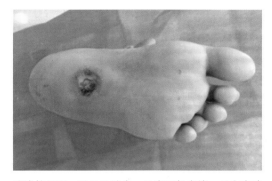

感染控制后，因足弓消失，足底反复摩擦，足底皮肤溃疡

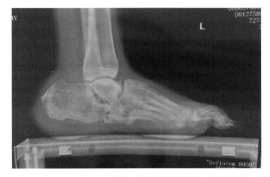

X线检查，可见足弓消失，各骨关节紊乱、骨质破坏

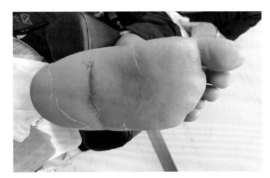

术后足底创面愈合良好，基本恢复行走

（纪世召　王光毅）

方法 2　腓肠神经营养血管皮瓣转移术

方法 2-1：腓肠神经营养血管皮瓣转移术

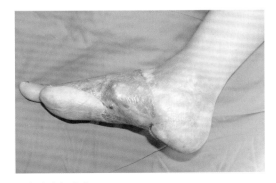

足底瘢痕与溃疡

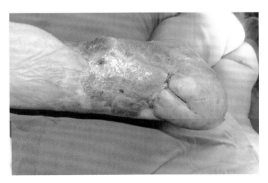

足底瘢痕与溃疡

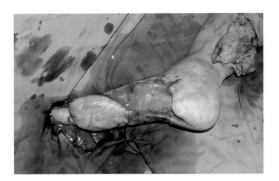

腓肠神经营养血管皮瓣切取

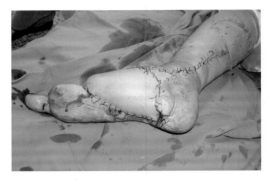

皮瓣转移

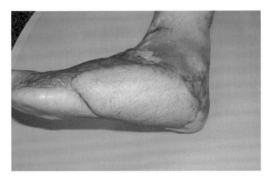

术后 1 年随访

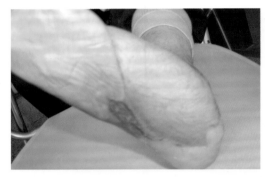

术后 1 年随访

（沈余明　王　成）

方法 2-2：腓肠神经营养血管皮瓣转移术

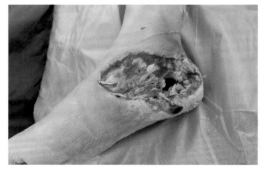

6 米高空坠落伤至右足跟骨等骨折，足内侧软组织坏死缺损肌腱等裸露

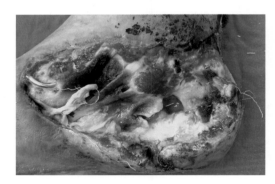

局部观

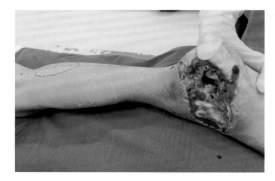

2 次清创＋负压封闭引流术后创基稍见红色，但仍有坏死组织

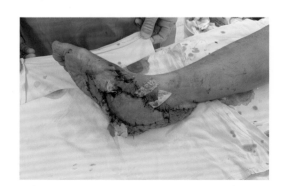

腓肠神经营养血管皮瓣转移覆盖创面

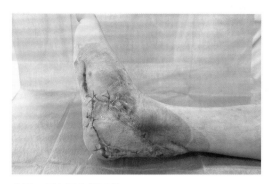

术后 2 周右足内侧面观

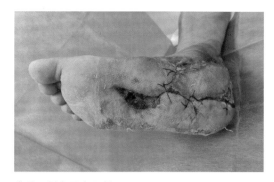

术后 2 周右足底面观

（贲道锋 郑龙坡）

方法 2-3：腓肠神经营养血管皮瓣转移术

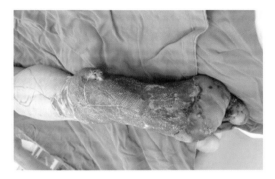

足底皮肤缺损

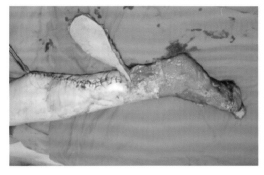

腓肠神经营养血管皮瓣掀起

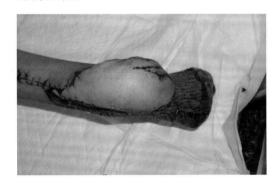

皮瓣术后 2 周

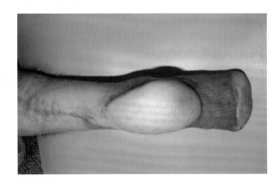

术后 1 年

（沈余明 覃凤均 杜伟力）

方法 3 远端蒂胫后动脉穿支皮瓣转移术

方法 3-1：远端蒂胫后动脉穿支皮瓣转移术

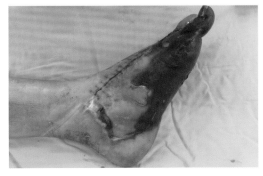

足底皮肤坏死

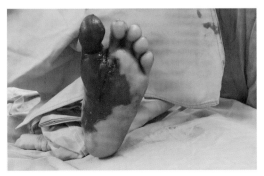

足底皮肤坏死

9

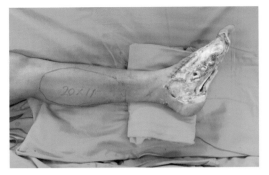

清创、皮瓣设计

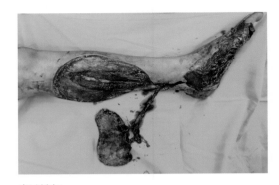

皮瓣掀起

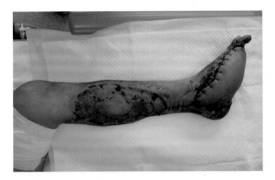

皮瓣术后2周

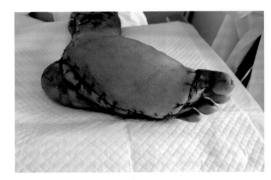

皮瓣术后2周

（沈余明　覃凤均）

方法3-2：远端蒂胫后动脉穿支皮瓣转移术

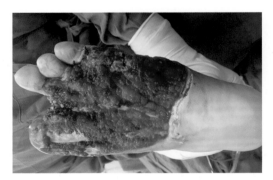

足底皮肤缺损

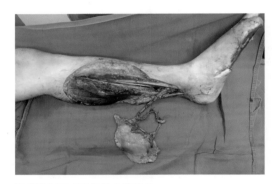

远端蒂胫后动脉岛状皮瓣掀起

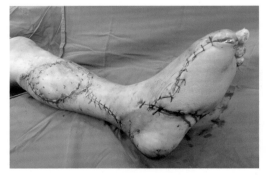

术后即刻

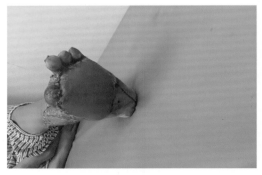

术后1个月

（沈余明　王　成）

方法 3-3：远端蒂胫后动脉穿支皮瓣转移术

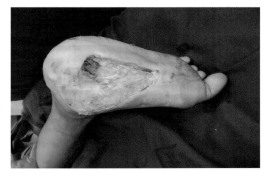

足底内侧皮肤缺损

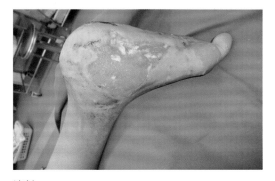

清创

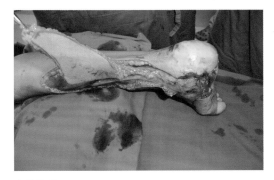

皮瓣掀起

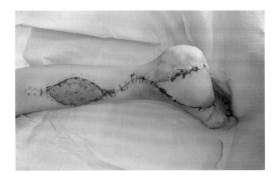

术后 2 周

（沈余明　张　琮　程　琳）

方法 3-4：远端蒂胫后动脉穿支皮瓣转移术

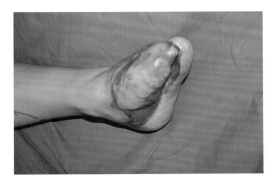

足远端贴骨瘢痕

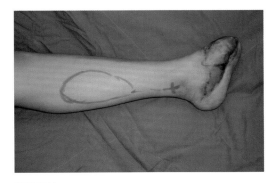

皮瓣设计

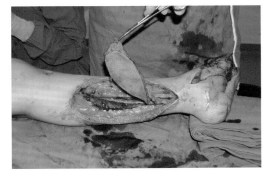

皮瓣掀起

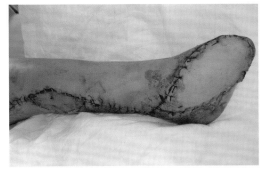

术后 1 周

（沈余明　程　琳）

方法 4　腓肠肌肌皮瓣交腿转移术

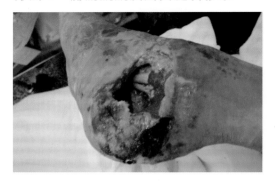

外伤后右足底右足跟肌腱内固定外露空腔大坏死组织多

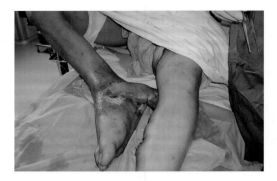

清创后将腓肠肌交腿转移填塞右足底空腔和右足跟处

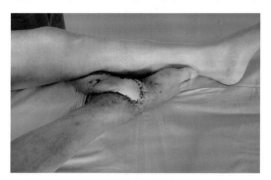

腓肠肌肌皮瓣转移术后 3 周断蒂术前

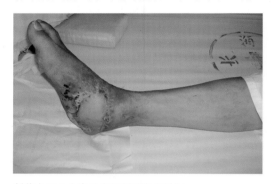

断蒂术后 1 个半月右足创面完全封闭

（贲道锋　马　兵）

方法 5　游离皮瓣转移术

方法 5-1：游离皮瓣转移术

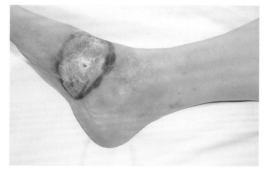

足底内侧贴骨瘢痕

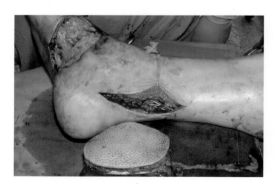

瘢痕切除、游离皮瓣移植

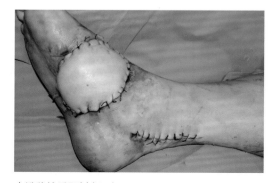

皮瓣移植后即刻血运好

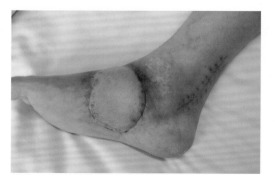

术后半年

（沈余明　赵筱琢）

方法 5-2：游离皮瓣转移术

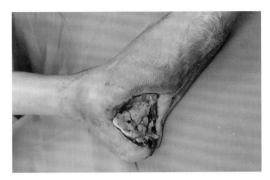

足跟部皮肤、跟骨缺损

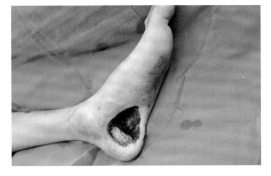

跟部清创

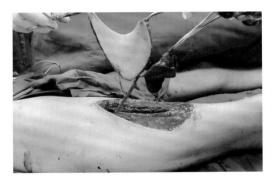

切取股前外侧嵌合皮瓣

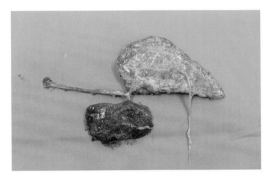

股前外侧嵌合皮瓣

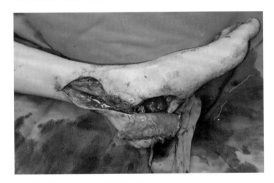

皮瓣转移、肌肉填充无效腔

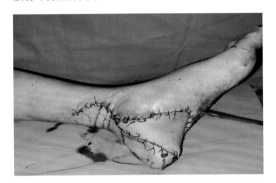

皮瓣转移后即刻、血运好

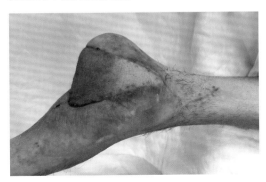

术后 3 个月

（沈余明　杜伟力）

方法 6　游离腓骨瓣 + 股前外侧皮瓣转移术重建第一跖列复合组织缺损

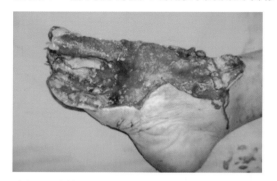

外伤后足底等处创面

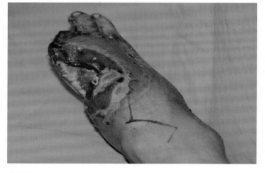

皮瓣设计

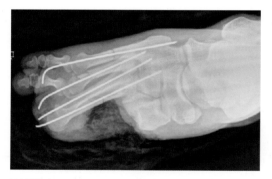

X 线所见

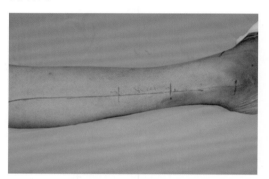

设计腓骨瓣

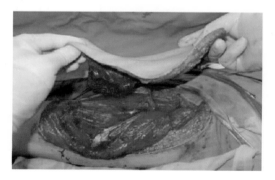

切取股前外侧皮瓣

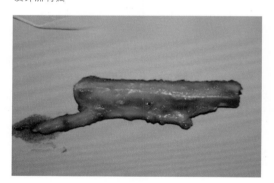

切取腓骨瓣

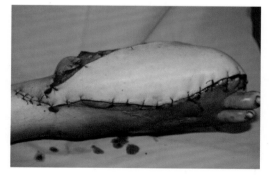

腓骨瓣 + 股前外侧皮瓣转移完毕

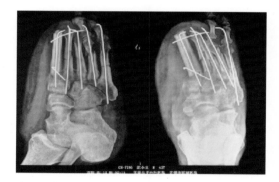

术后 X 线所见

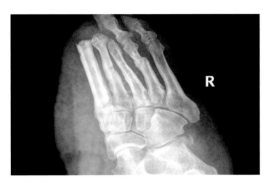

术后随访X线片

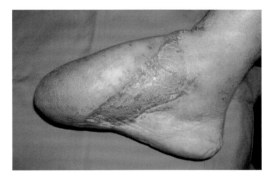

术后随访

（芮永军）

第六节 足多处

方法 清创换药、血管再通、血糖调整、负压留置、游离植皮等综合治疗双足多处溃烂

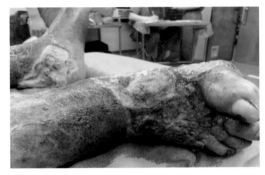

患者因下肢血管狭窄或闭塞，糖尿病多年双足多处溃烂，以内侧为主，深达肌腱和骨面，图示术前使用碘伏双氧水消毒恶臭创面，患者强烈要求保足治疗，先行下肢血管球囊扩张成形术，积极调整控制血糖

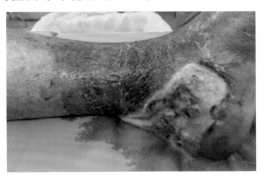

左足跟左足内踝处创面

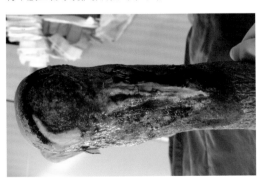

左足清创后跟骨跟腱创面

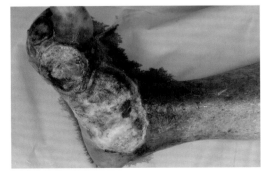

右足清创前足内侧创面

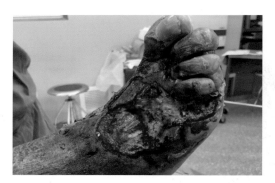

右足背清创后

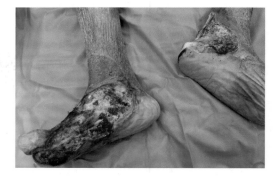

双足清创后

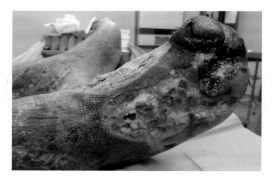

右足截趾后残端坏死，足背残余创面

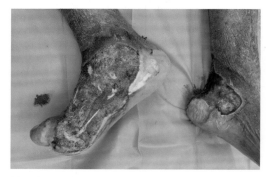

第1次清创术后17天，双足多次清创，负压引流，植皮前创基情况

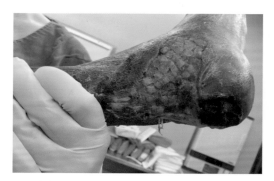

左足植皮术后10天，大部分邮票皮片存活

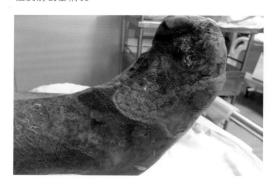

右足背植皮术后7天，皮片部分存活

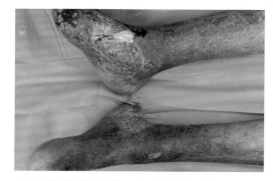

右足内侧创面植皮术后7天，皮片大部分成活

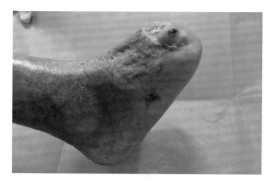

第一次清创后40天右足残余少许创面，侧面观

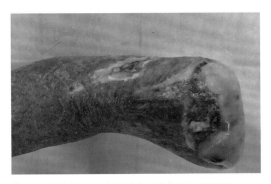

第一次清创后 40 天右足残余少许创面，正面观

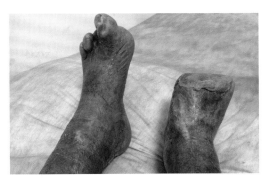

第一次清创后 2 个月双足创面完全愈合，正面观

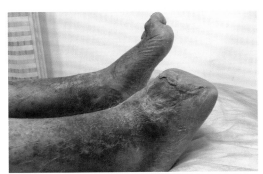

第一次清创后 2 个月双足创面完全愈合，侧面观

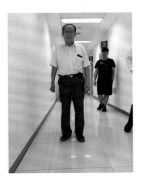

第一次清创后 2 个月，下肢无疼痛，基本正常行走

（贲道锋　程大胜）

9

第十章　大面积烧伤创面管理

方法 1　换药术

　　背部深度创面真菌感染治疗。患者，男，36 岁，火焰烧伤 62% TBSA，Ⅱ～Ⅲ度。背部创面红白相间，以白为主，可见较厚坏死组织。因受压、潮湿，大面积曲霉菌感染。以脱痂膏换药，成功控制感染、脱除坏死组织，创面愈合。

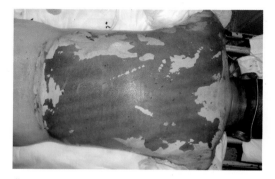

背部深度创面，较厚坏死组织

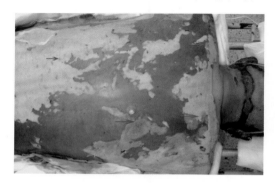

大面积曲霉菌感染

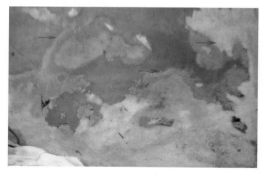

大面积曲霉菌感染

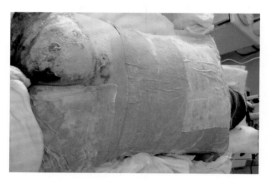

以脱痂膏（长海医院自制，含多种矿物质，可脱除坏
死组织、促进创面愈合）换药

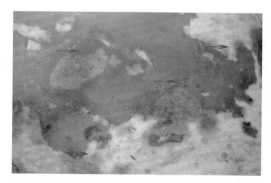

明显抑制曲霉菌生长

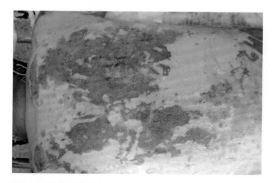

明显抑制曲霉菌生长

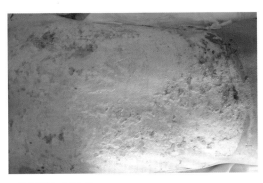

逐渐脱除坏死组织

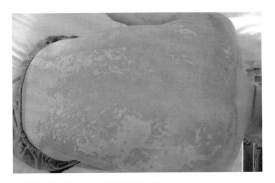

3周后创面愈合，无明显瘢痕增生

（肖仕初　朱世辉）

方法2　异种皮覆盖术

方法2-1：异种皮覆盖术

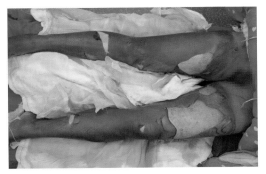

年轻孕妇，双下肢火焰烧伤，创面红白相间，以白为主，压之不退色，大部分腐皮未脱落

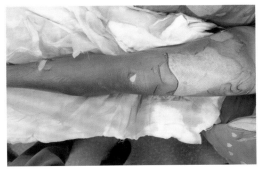

左下肢创面红白相间，以白为主，压之不退色，大部分腐皮未脱落

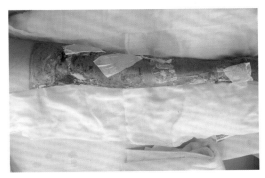

入院后尽量保留腐皮完整，以凡士林纱布覆盖保护，腐皮已脱落部位覆盖异种猪皮等生物敷料

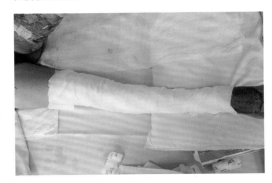

较薄纱布包扎，适当保持干燥

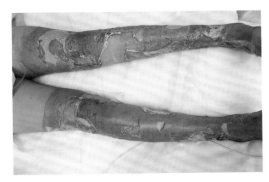

待创面愈合后，腐皮逐渐脱落

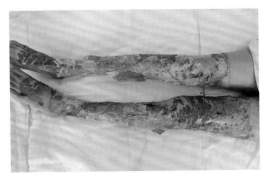

新愈合创面以凡士林纱布覆盖保护，腐皮已脱落未愈合创面及时以生物敷料重新覆盖

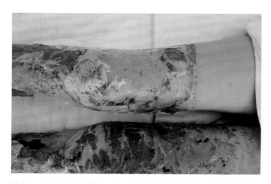

伤后 4 周创面顺利愈合

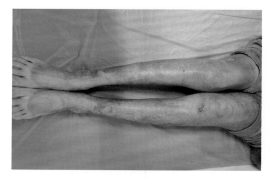

治疗过程中患者无明显疼痛，无明显发热，未使用外用药物。出院后患者顺利妊娠生产

编者述评：深Ⅱ度烧伤创面的处理方法较多，主要包括削痂生物敷料覆盖、暴露保痂自行愈合、防治感染或促生长外用药物包扎换药或切削痂后移植自体皮等。总体方法均趋于积极手术治疗。该患者孕 4 个月，烧伤面积达 41%TBSA，为深Ⅱ度偏深创面，我们采用保守方法，未使用任何静脉及外用药物，充分利用腐皮及生物敷料保护创面，防止创面加深、感染，同时适当包扎，防止过度干燥导致创面加深和疼痛，最终成功修复创面，同时最大程度减少了对妊娠患者的疼痛刺激，避免了不明药物带来的潜在毒副反应等。对于深Ⅱ度烧伤创面的腐皮，是否应早期或中后期去除，或者是否可一直保留直至创面愈合，仍有待观察。

（肖仕初）

方法 2-2：异种皮覆盖术（去除腐皮）

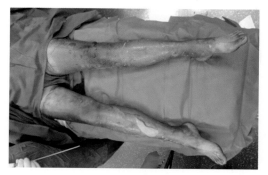

双下肢烧伤 35% TBSA 深Ⅱ度

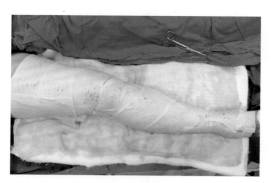

急诊行清创手术，去除腐皮，异种皮覆盖

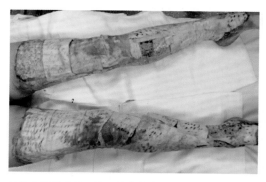

异种皮覆盖术后 7 天，异种皮贴附良好，少量分泌物积聚

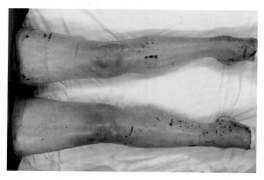

去除异种皮，可见创面清洁，颜色红润，分泌物少，未见明显创面加深

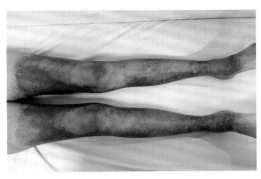

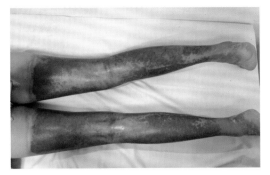

随访 3 个月，愈合创面未见明显瘢痕增生（伸侧）

随访 3 个月，愈合创面未见明显瘢痕增生（屈侧）

（纪世召）

方法 2-3：清创后异种皮覆盖术

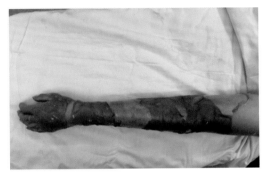

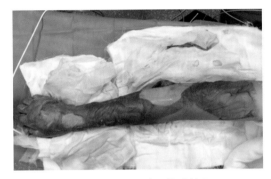

双上肢烧伤 14% TBSA 深 Ⅱ 度，伤后创面

双上肢烧伤 14% TBSA 深 Ⅱ 度，伤后创面

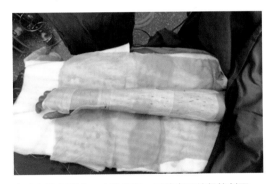

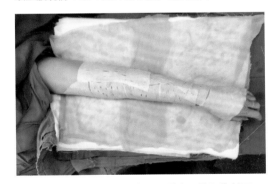

急诊行清创手术，去除腐皮，异种皮覆盖保护创面

急诊行清创手术，去除腐皮，异种皮覆盖保护创面

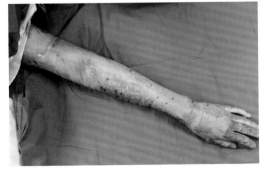

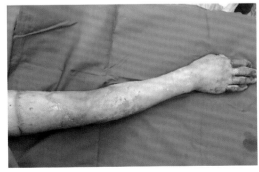

术后 7 天，去除异种皮，可见创面清洁，大部分颜色红润，分泌物少

左上肢前臂背侧及右上肢前臂近肘关节部位表面较薄坏死组织

10

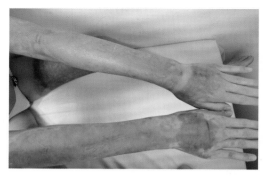

双上肢烧伤后 3 个月随访，左上肢前臂背侧可见轻度
瘢痕增生

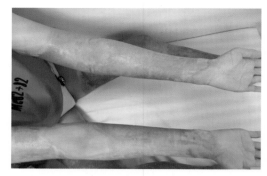

烧伤后 3 个月随访，右上肢前臂近肘关节部位可见轻
度瘢痕增生

（纪世召）

方法 2-4：削痂后异种皮覆盖 + 外用药换药术

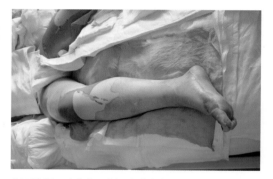

右下肢深 Ⅱ 度烧伤，创面红白相间，以白为主

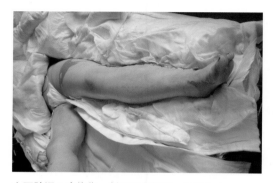

左下肢深 Ⅱ 度烧伤，创面红白相间，以白为主

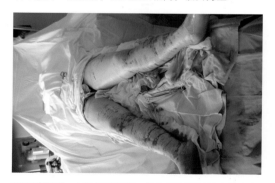

双下肢削痂，去除坏死组织，部分创面可见针点状出血

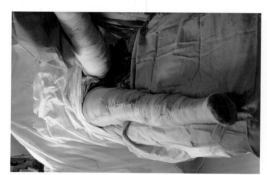

双下肢创面削痂后覆盖异种皮，加压包扎

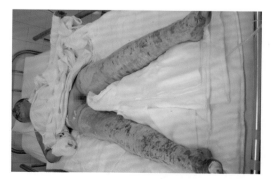

覆盖异种皮后 5 天，部分皮下积液，仍有坏死组织，
去除异种皮以脱痂膏换药

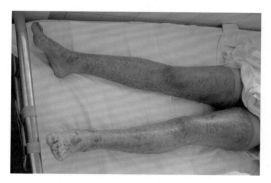

伤后 4 周，创面基本愈合

（肖仕初）

方法 3　清创后异体皮覆盖术

患者男性，41 岁，右下肢火焰烧伤，深Ⅱ度，坏死组织较少，简单清创后直接覆盖异体皮，4 周后创面愈合。

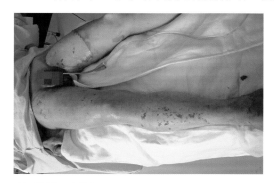

右下肢深Ⅱ度烧伤

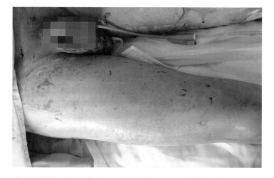

右大腿创面红白相间，以白为主，可见黄白色坏死组织

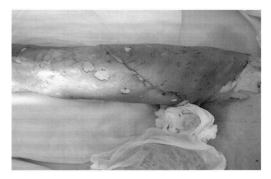

简单清创后覆盖异体皮

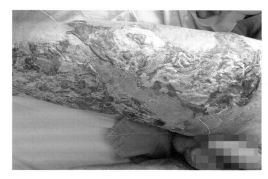

创面愈合过程：随创面上皮化，异体皮逐渐干燥、脱落

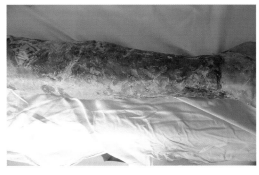

随创面上皮化，异体皮逐渐干燥

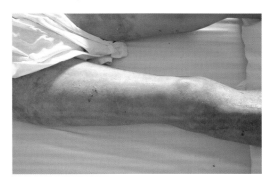

4 周后创面全部愈合

（肖仕初）

方法 4　异体表皮细胞和成纤维细胞膜片覆盖术

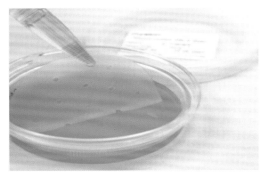

大体观：以聚胺酯膜经离子化表面处理后，同时种植异体表皮细胞和成纤维细胞，形成亚融合高增殖活性细胞膜片，半透明状

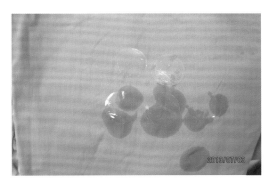

细胞膜片呈半透明状

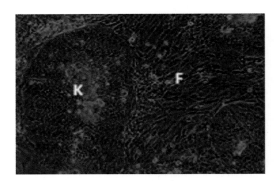

K：表皮细胞，F：成纤维细胞

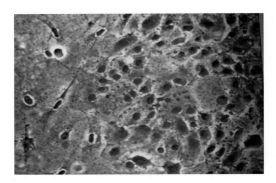

细胞膜片 HE 染色

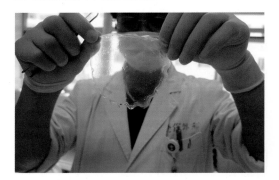

透明的异体表皮细胞膜片

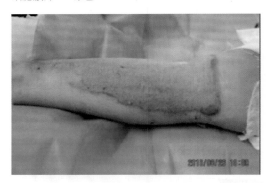

右下肢深Ⅱ度烧伤创面，红白相间

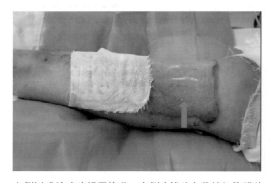

左侧以磺胺嘧啶银霜换药，右侧（箭头）移植细胞膜片

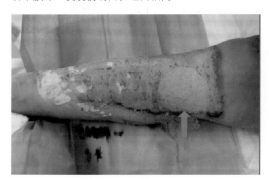

创面愈合时间缩短 4 天，上皮化明显、清淅可见，外观光滑平整（箭头）

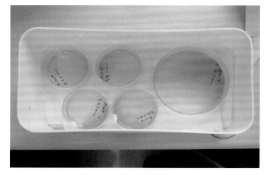

体外构建的细胞膜片

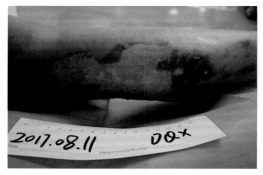

下肢深Ⅱ烧伤创面红白相间

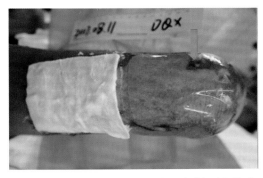

随机分为对照组（磺胺嘧啶银霜）和实验组（细胞膜片移植，透明区，红色箭头）

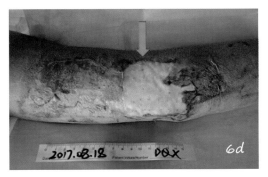

细胞膜片移植区 6 天后愈合，明显上皮化（箭头）

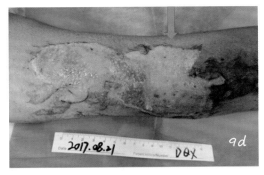

细胞膜片移植区 6 天后愈合，明显上皮化（箭头）

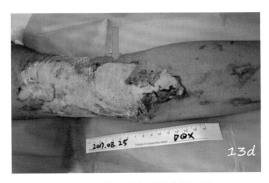

对照区 13 天愈合，创面愈合时间缩短 7 天

　　编者述评：基于皮肤组织工程技术与理念，采用专利技术构建含异体表皮细胞和成纤维细胞膜片，具有以下特点：①透明，便于观察创面感染及愈合情况。②具有高生物学活性，可通过细胞间接触、旁分泌等作用，显著促进细胞增生。③培养过程中无异体血清等异种蛋白，使用安全。④使用简便，换药间隔时间长，每 7 天换药一次，适于居家护理。⑤与创面无粘连、无刺激，明显减轻疼痛。经单中心前瞻性随机对照临床研究表明，细胞膜片移植显著促进创面愈合、减轻瘢痕增生，可做为创面精细化、微创化管理的一种可供选择的治疗方式。

（肖仕初）

方法 5　水刀清创术

方法 5-1：水刀清创＋自异体皮片移植术

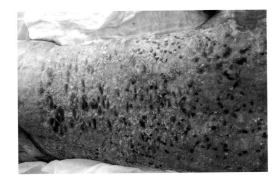

大面积烧伤后背混合移植术后出现感染

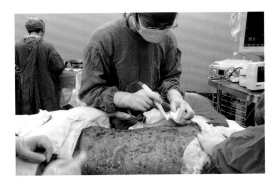

用水刀仔细清创，去除皮片间可疑的坏死组织

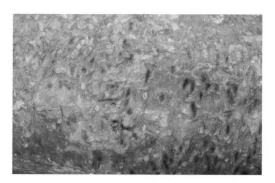

水刀清创完毕，基底红润，多数为纤维板样结构

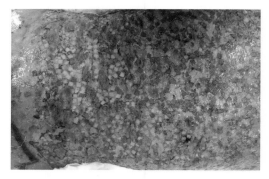

重新移植自异体小皮片后数天，皮片黏附好、脱落少

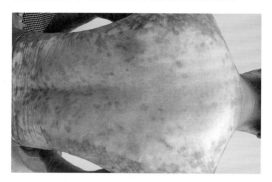

术后半年

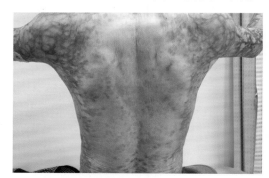

术后半年

（肖仕初）

方法 5-2：水刀清创＋异种皮覆盖术

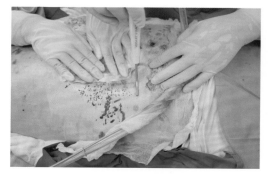

前躯干深Ⅱ度创面，用水刀仔细清创，去除坏死组织

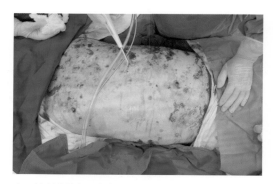

水刀清创去除坏死组织

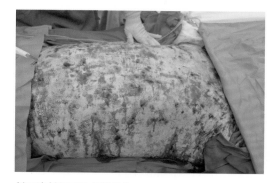

创面清创后可见点状出血

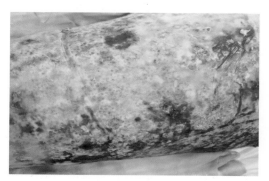

创面清创后以异种皮覆盖，术后 1 周未见皮下明显积液

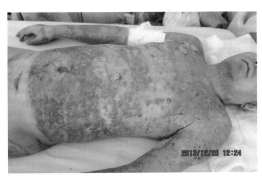

术后3周，创面基本愈合

（肖仕初　朱世辉）

方法6　负压封闭引流 + 皮瓣移植术治疗深度电烧伤

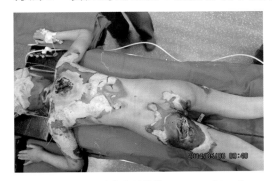

背部、臀部及双上肢电接触烧伤，15% TBSA，Ⅲ ~
Ⅳ度。皮肤呈焦黄色，大量肌肉坏死

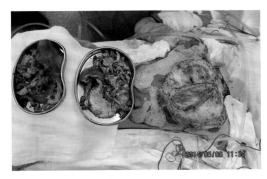

肩胛及背部大量肌肉坏死

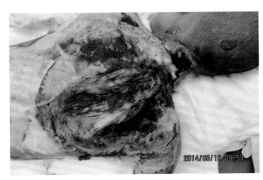

扩创后脊柱棘突及肋骨外露

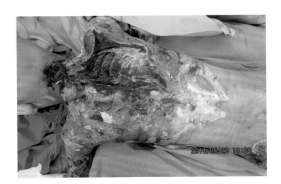

扩创后脊柱棘突及肋骨外露

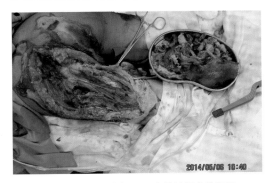

左臀部及大腿大量肌肉坏死，坐骨神经变性坏死

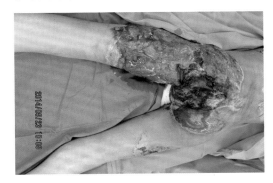

扩创后坐骨支外露

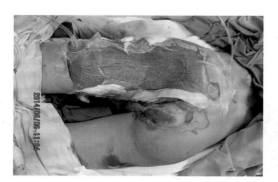

先后行扩创、负压封闭引流、皮片移植及局部肌瓣、
筋膜瓣移植修复创面

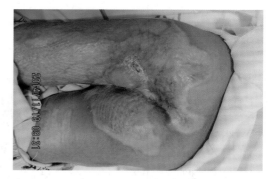

臀部创面愈合

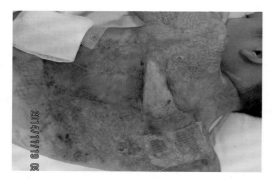

背部创面愈合

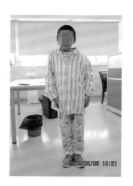

经功能锻炼与康复，1年后患儿站立行走

（肖仕初　路　卫）

方法 7　大面积烧伤手部切痂后大张皮移植术

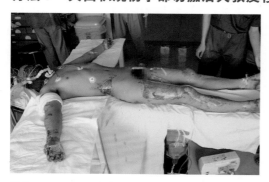

烧伤 52% TBSA，全身多处

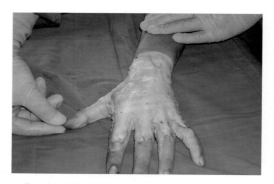

手背Ⅲ度烧伤切痂后

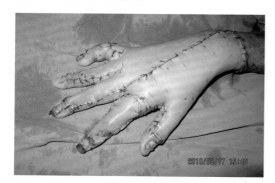

手背Ⅲ度烧伤切痂后移植大张皮

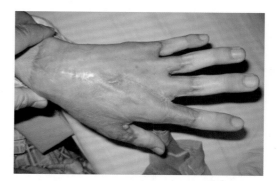

术后 10 个月，无明显瘢痕增生，功能良好

（肖仕初）

方法 8　大面积烧伤手部切痂后网状皮移植术

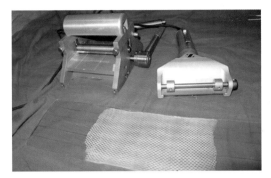

尽管大面积烧伤皮源紧缺，但还是要尽可能尽早进行手的自体皮移植，使用进口取植皮器具有利于移植皮片成活率的提高

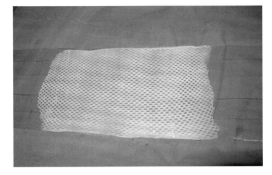

中厚皮片按 1：1.5 比例制成网状皮

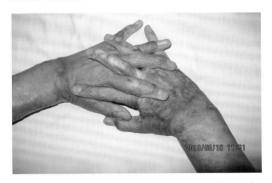

全身多处大面积烧伤后双手切痂网状皮移植术后 1 年

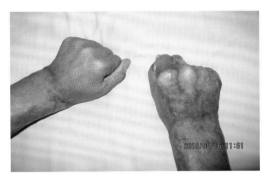

双手握拳

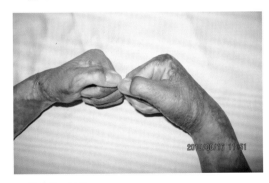

双手握拳，屈腕

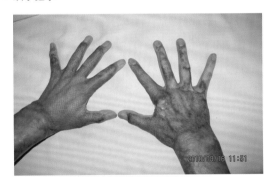

双手伸指，伸腕

（肖仕初　贲道锋）

方法 9　大面积烧伤切痂后微粒皮移植术

方法 9-1：大面积烧伤切痂后微粒皮移植术

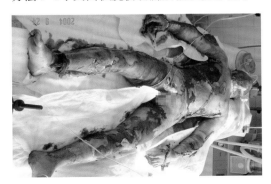

中年患者 98% TBSA 大面积火焰烧伤，中度吸入性损伤

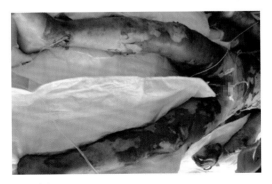

双下肢创面

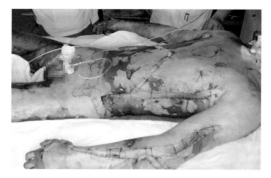

入院当天床边行四肢和躯干切开减张术

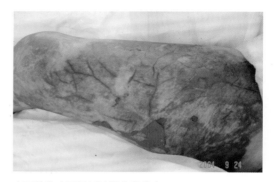

右下肢焦痂下见树枝样血管栓塞

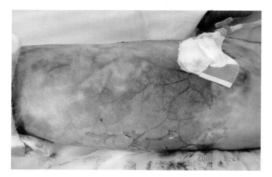

左下肢焦痂下同样可见树枝样血管栓塞

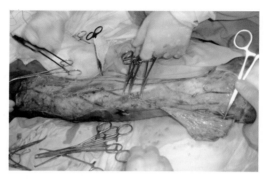

伤后3天第1次手术，行四肢切痂异体皮覆盖术，切痂面积约52% TBSA，图示右上肢切痂中

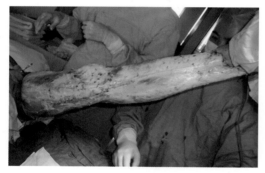

止血重点：大腿后侧、切痂交界部位和手背腘窝等功能部位，图示左下肢切痂后

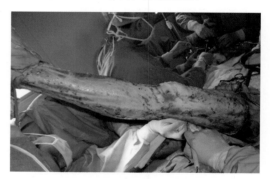

上下肢交叉切痂，止血带交叉松开，留薄层脂肪，静脉做标记

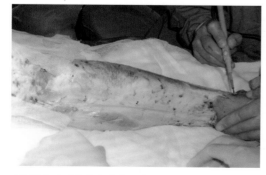

左下肢切痂后可见留有薄层脂肪

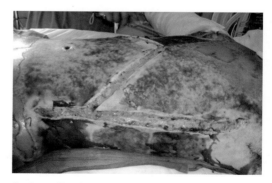

伤后5天第2次手术，行躯干切痂，图示躯干切痂术前

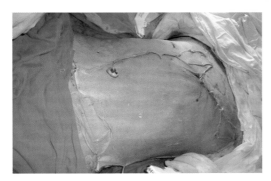

躯干切痂术毕，异体皮覆盖，注意侧胸壁是术后易出血部位，应仔细止血

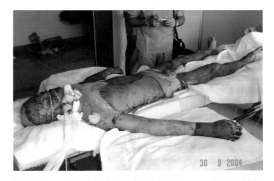

伤后第7天第3次手术，行头皮取皮，四肢躯干微粒皮移植术，术前见四肢躯干异体皮黏附好

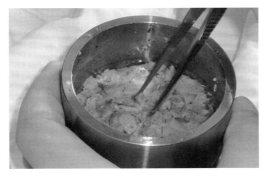

取头皮和腰部、足背、足趾缝等全身多处的残余星星点点皮肤，清洗后置入微粒皮制备机器中

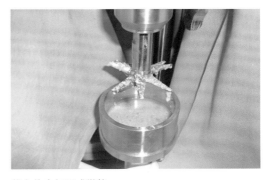

将自体皮加工成微粒

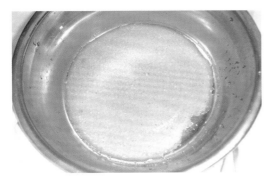

置于盆中备用

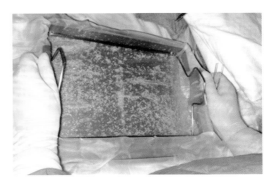

用绸布滤水并均匀分布微粒

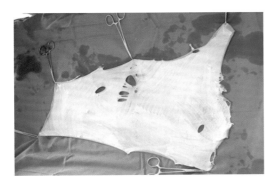

异体皮展平，缝合修补异体皮的破洞

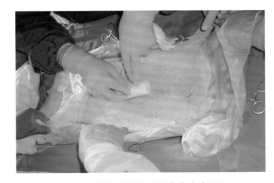

将绸布上附着的微粒皮转移到异体皮真皮面上

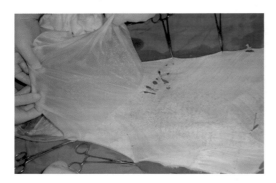

缓慢地移去绸布

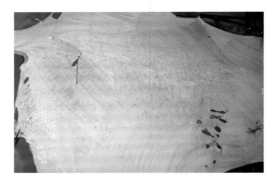

附着有微粒皮的异体皮

局部放大观察，见微粒皮均匀分布

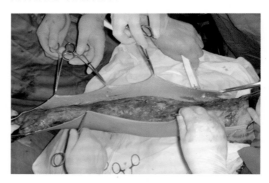

附有自体微粒皮的异体皮覆盖四肢创面

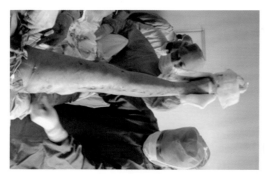

用订皮机固定异体皮，大腿根部用双股 10 号线缝合
固定，防止换药时牵拉松脱，引起异体皮移位影响微
粒皮成活

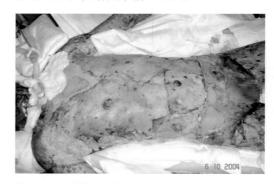

伤后 13 天，微粒皮移植术后 6 天躯干异体皮黏附良好，
部分转红

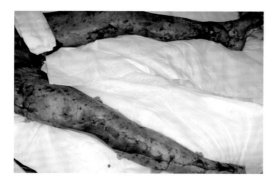

伤后 13 天，微粒皮移植术后 6 天双下肢异体皮黏附
良好，部分转红

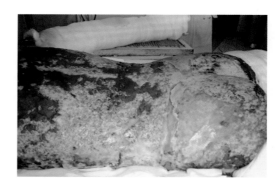

伤后 13 天，后背和臀部开始溶痂

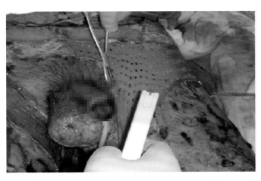

伤后 15 天，行双大腿根部、双上肢根部切痂打洞异体皮覆盖术，图示双大腿根部腹股沟切痂后异体皮覆盖，3 天后行取头皮嵌皮术

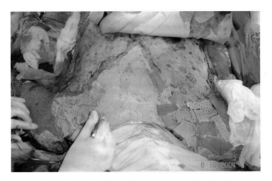

伤后 15 天，行双大腿根部、双上肢根部切痂打洞异体皮覆盖术，图示双上肢近腋窝肩部切痂剥痂后异体皮覆盖，3 天后行取头皮嵌皮术

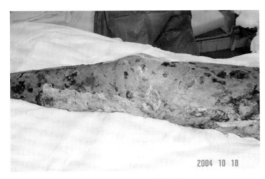

微粒皮移植术 18 天，异体皮血管化好

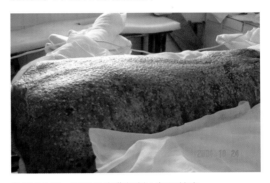

伤后 30 天，行取头皮背部创面邮票植皮

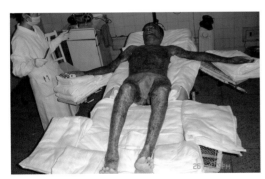

伤后 33 天，微粒皮移植术后 26 天，微粒皮成活率高，全身创面基本修复

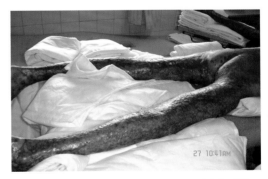

伤后 34 天，微粒皮移植术后 27 天双下肢全部成活，创面基本修复

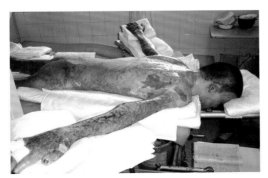

伤后 34 天，微粒皮移植术后 27 天双上肢全部成活，创面基本修复

（贾道锋　路卫）

10

方法 9-2：大面积烧伤切痂后微粒皮移植术

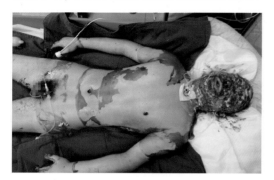

全身 95% TBSA 烧伤，双上肢创面基底苍白

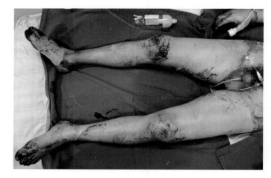

双下肢创面基底苍白

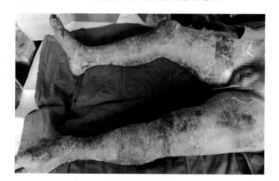

伤后第 7 天，双下肢创面保痂、干燥

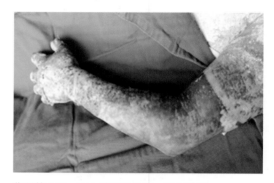

伤后第 7 天，左上肢创面保痂、部分溶痂

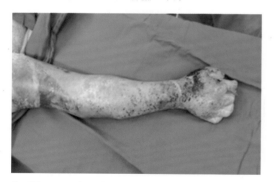

伤后第 7 天，右上肢创面保痂、较干燥

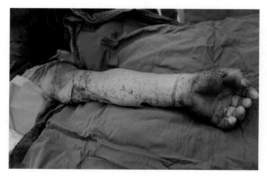

左上肢削痂

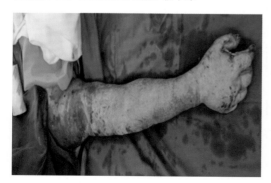

右上肢削痂

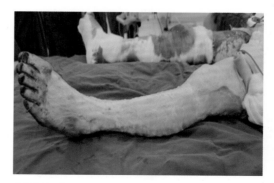

左下肢切痂

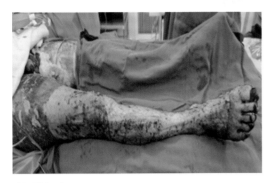

右下肢切痂

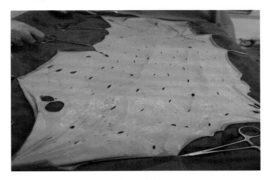

大张异体皮适当打孔，加强引流

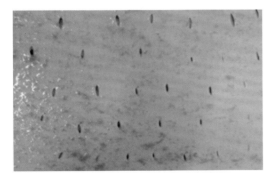

大张异体皮真皮面均匀涂抹自体微粒皮

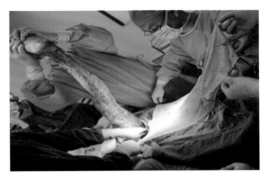

转移负载微粒皮的异体大张皮

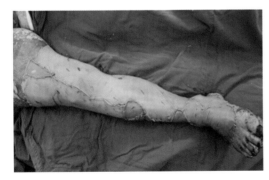

负载微粒皮的大张异体皮以适当张力包裹右下肢，加压包扎

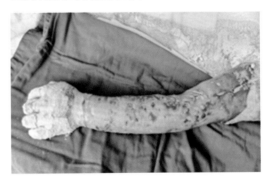

术后1周，左上肢异体皮粘附良好，无明显排斥、感染

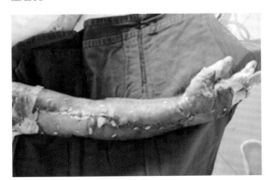

术后1周，右上肢异体皮黏附良好，无明显排斥、感染

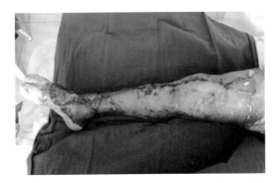

术后1周，右下肢异体皮黏附良好，无明显排斥、感染

10

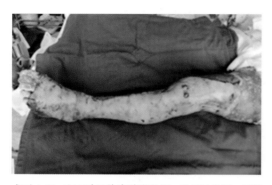

术后 1 周，左下肢异体皮黏附良好，无明显排斥、感染

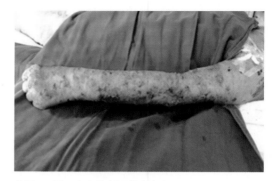

术后 36 天，左上肢创面基本愈合

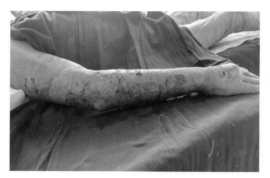

术后 36 天，右上肢创面基本愈合

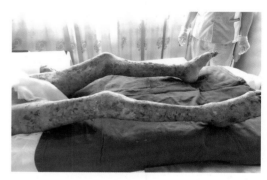

术后 36 天，双下肢创面基本愈合，散在残余创面

（陈旭林）

方法 10　大面积烧伤残余创面小皮片嵌植术

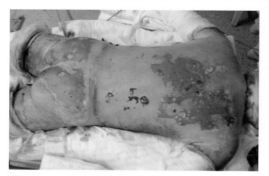

烧伤 95% TBSA，臀部Ⅲ度烧伤，基底苍白

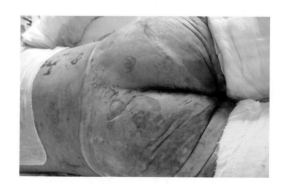

臀部Ⅲ度烧伤后 7 天，保痂

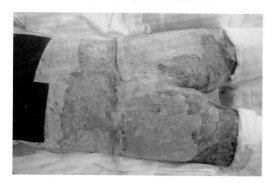

臀部Ⅲ度烧伤创面早期保痂，伤后 3 周溶痂，形成肉芽组织

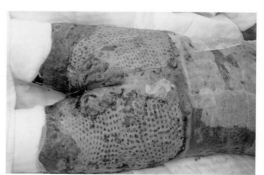

臀部肉芽组织扩创后覆盖大张打洞异体皮，并以自体小皮片嵌植

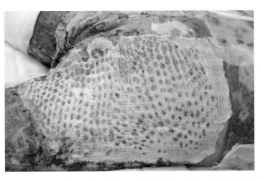

术后 1 周，皮片固定良好，内层敷料干燥，无明显渗出

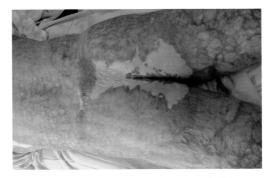

创面愈合后随访 1 年，双侧臀部无明显瘢痕增生

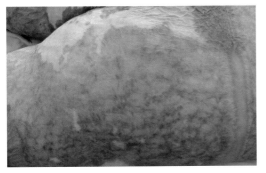

创面愈合后随访 1 年，右臀部光滑、平整

（肖仕初　朱世辉）

方法 11　大面积烧伤切痂后 MEEK 植皮术

方法 11-1：大面积烧伤切痂后 MEEK 植皮术

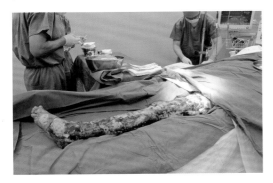

大面积烧伤左下肢切痂生物敷料覆盖术后 3 天

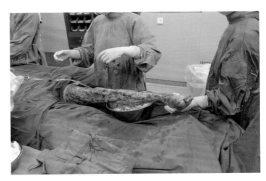

揭去生物敷料后仔细清除渗血形成的血块和可疑的坏死组织

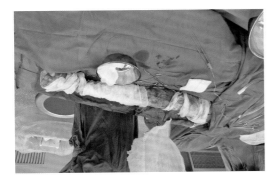

反复用磺胺米隆和洗必泰等湿敷

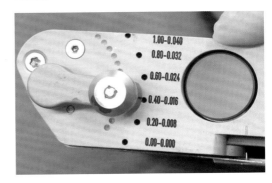

将取皮厚度设定为 0.4mm

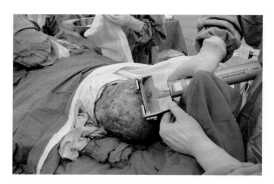

头皮注射含肾上腺素的生理盐水，取头皮

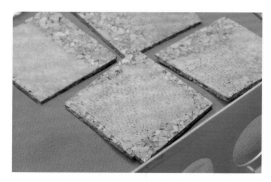

头皮置于软木盘上备用

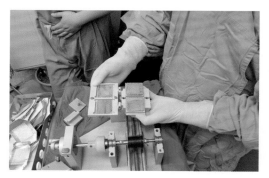

用 MEEK 切皮机将软木盘上的自体头皮切割成邮票样

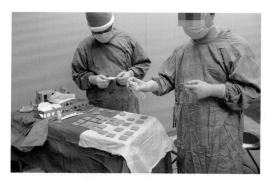

将特制的胶水喷在邮票状头皮的表皮面

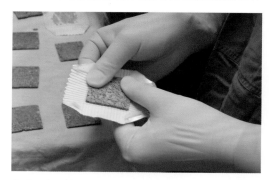

将附着有头皮的软木盘按压到聚酰胺双绉纱（扩张移植载体）上

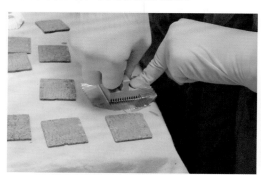

将软木盘双绉纱向下，铝箔面向上，用特制的加压器压迫，使双绉纱与皮片黏附牢靠

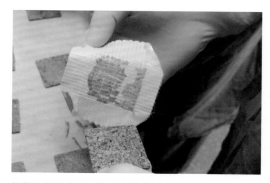

慢慢去除软木盘，将头皮转移到绉纱上

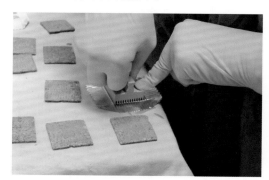

横向拉开拉平铝箔，绉纱和皮片随着展开到设定宽度

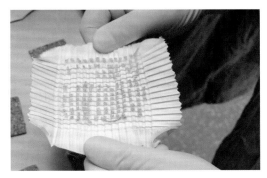

纵向拉开拉平铝箔，绉纱和皮片随着展开到设定长度

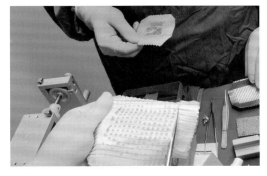

剪去多余的绉纱和铝箔

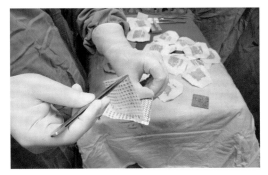

将附着有邮票皮的绉纱与铝箔分开

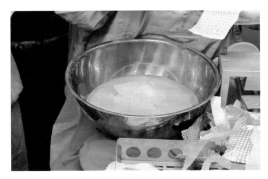

附着有邮票皮的绉纱置于盐水中备用

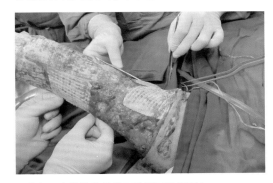

将有邮票皮的绉纱转移覆盖到下肢创面上

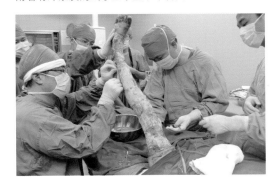

左下肢创面完全覆盖后，消毒敷料包扎

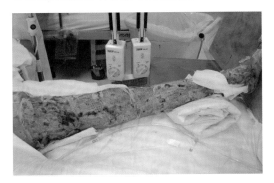

MEEK 植皮术后 16 天皮片成活好，大腿内侧面观

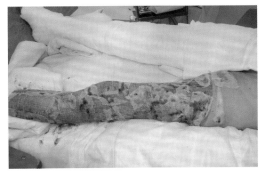

MEEK 植皮术后 16 天皮片成活好，大腿外侧面观

10

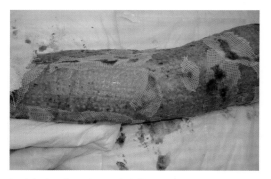

揭去绸布见邮票皮已经完全扩展融合成片

（贲道锋　王光毅）

方法 11-2：大面积烧伤切痂后 MEEK 植皮术

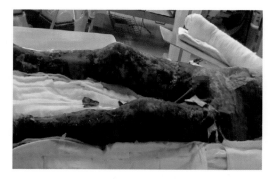

烧伤 90% TBSA Ⅱ ~ Ⅲ 全身，术前双下肢焦痂创面

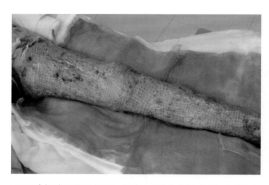

双下肢切痂后行 MEEK 植皮，植皮术后 1 周，可见左下肢皮片成活良好

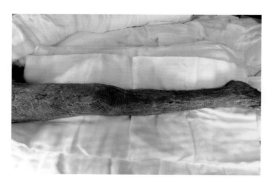

右下肢皮片成活良好

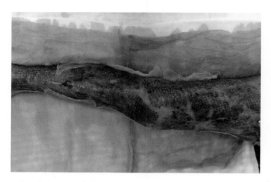

双下肢 MEEK 植皮术后 2 周，可见部分皮片生长融合成片

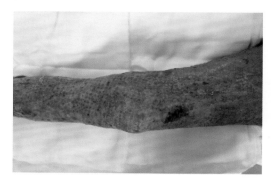

术后 2 周，可见部分皮片生长融合成片

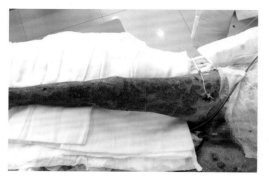

双下肢 MEEK 植皮术后 3 周，大部分创面上皮化融合，残余少量创面

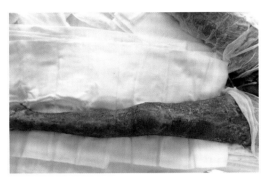

术后 3 周残余少量创面

（纪世召）

方法 12　自异体小皮片混合移植修复大面积深度创面

特大面积深度烧伤由于自体皮源极度紧缺，无法短时间内修复创面，中后期创面基底肉芽组织增生、局部感染，再次皮片移植存活率低。目前修复特大面积深度创面的方法主要包括自体邮票皮移植、MEEK 植皮、微粒皮移植、大张异体皮打洞自体小皮片嵌植和自体表皮细胞培养移植术等，然而，自体邮票皮移植需要较多皮源；MEEK 植皮覆盖聚酰胺薄膜，分泌物不易引流，增加感染可能；微粒皮移植和大张异体皮打洞自体小皮片嵌植对异体皮的活性要求相对高；自体表皮细胞培养移植术由于缺乏真皮，后期瘢痕严重。我们采用自体小皮片与异体小皮片混合移植的方法，经过 12 年的临床观察表明，该方法使自体皮扩大比例达 9 ~ 16 倍，移植存活率达 80% ~ 95%，而且稳定、可靠。进一步观察表明，异体真皮长期存在，作为真皮替代物减轻了瘢痕形成。该方法为解决特大面积深度烧伤创面的修复难题提供了可供选择的方法。

一、混合移植扩大比例及移植方法

自异体小皮片按一定比例移植，自体皮扩大比例可达 9 ~ 16 倍。

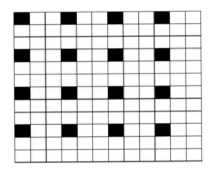

小皮片混合移植示意图。每个方格大小为 0.5cm × 0.5cm，黑色方格表示自体皮片，灰色方格表示异体皮片，之间白色方格为空白创面。扩增比例为 1 ∶ 9 的自体皮移植，皮片间距为 1cm

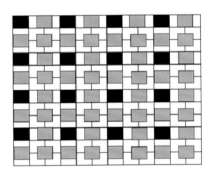

扩增比例为 1 ∶ 9 的混合移植，自体皮片间距为 1cm，自、异体皮片间距约为 0.25cm

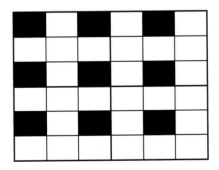

皮片间距为 0.5cm 的自体皮移植，扩增比例为 1 ∶ 4

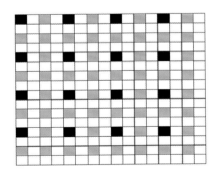

自体皮间距为 1.5cm，自、异体皮片间距约为 0.5cm 的混合移植，扩增比例 1 ∶ 16

10

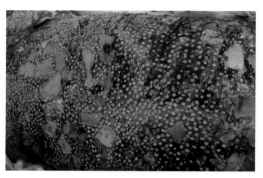

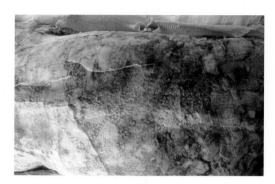

移植方法：异体皮制备为 0.5cm×0.5cm 或 0.8×0.8cm 大小的邮票状小皮片。自体小皮片：厚度为 0.3mm～0.5mm，大小为 0.5cm×0.5cm。首先将自体小皮片移植于创面，间隔按扩大比例可为 1cm～1.5cm；然后，将异体小皮片相对均匀地移植于自体皮片间隔中，自异体皮片间距为 0.25cm～0.5cm，自体皮扩增比例达 1∶（9～16）

皮片移植完毕后以网眼纱覆盖，常规加压包扎

二、混合移植中异体皮活性及厚度问题

异体皮活性并不关键，对愈合过程及存活率的影响并不起决定因素。厚度是关键，应不明显高于自体皮厚度。密植是保证，以尽可能减少裸露创面面积。

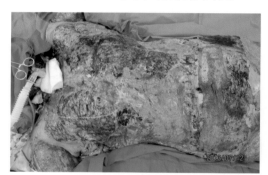

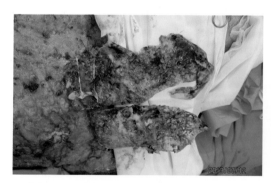

女，42 岁，烧伤（火焰）87% TBSA Ⅱ～Ⅲ度，伤后 38 天躯干异种皮覆盖

异种皮溶解、局部感染，较多脓性分泌物

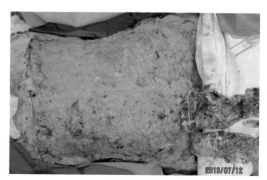

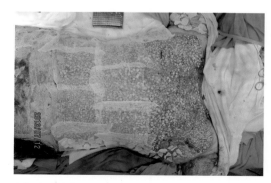

去除异种皮，刮除肉芽组织

行混合移植术

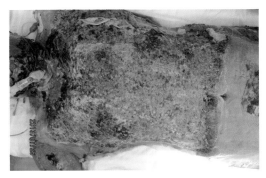

术后 12 天，内层敷料干燥，自体皮片基本存活

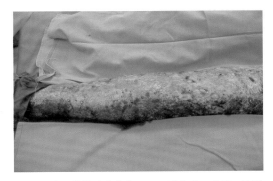

男，19 岁，烧伤（火焰）90% TBSA Ⅱ～Ⅲ度，下肢切削痂

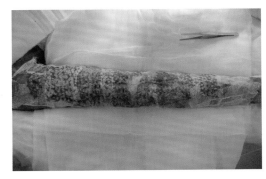

移植后 1 周，内层纱布干燥，无明显渗出，大部分皮片血管化

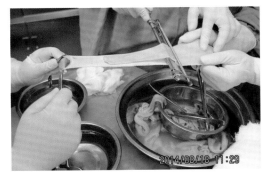

异体皮厚度是关键，如太厚不但影响血管化，而且阻碍自体表皮爬行覆盖异体真皮。常用的商品化异体皮或自行加工处理的异体皮较厚，需采用悬空取皮法修薄异体皮。牵拉绷紧、悬空皮片，以徒手取皮刀在直视下切取厚约 0.2mm ～ 0.4mm 的异体皮

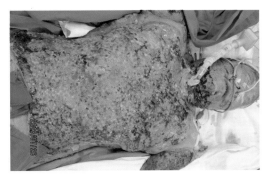

术后 2 周，皮片移植存活率达 85% 以上

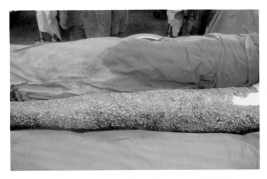

行自体异体小皮片混合移植，异体皮为常温保存、无明显活性，部分于真皮层内注入纹身颗粒（绿色），拟追踪异体皮转归

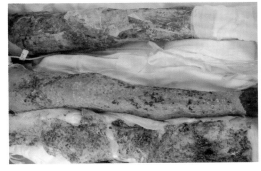

移植后 2 周去除内层纱布，存活率达 90% 以上，创面基本愈合

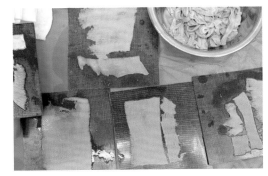

该方法用于修整皮肤简单、方便、快速

10

三、混合移植愈合过程及异体皮转归和愈合质量

移植后 14～20 天自体皮片表皮扩展、基本融合，异体表皮逐渐被自体表皮所替代而脱落，而异体真皮保持完整，并长期存在，诱导新生真皮形成，从而一定程度上减轻瘢痕增生。

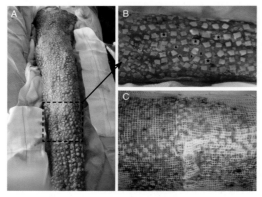

混合移植愈合过程：右下肢行自、异体小皮片混合移植第 1 天，图中较小的皮片（三角）为自体皮片，较大皮片（五角星）为异体皮，自、异体相间混合移植，自体皮片间距为 1.3cm，异体与自体皮片间距约为 0.25cm，自体皮扩增比例为 1∶12（A、B），术后第 3 天换药，见内层纱布干燥，无渗出、出血，皮片贴附、存活良好

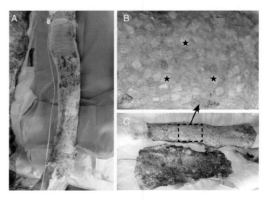

术后第 7 天，可见创面干燥，部分皮片开始向周边扩增（A）；术后 14 天，揭除内层纱布可见皮片融合，创面基本愈合（B、C），异体表皮逐渐被排斥、脱落，自体表皮迁移、爬行，覆盖异体真皮，同时透过自体表皮仍可见异体小皮片真皮（五角星）（B）

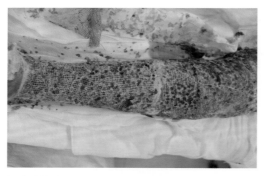

混合移植（1∶9）后 2 周，小皮片基本融合

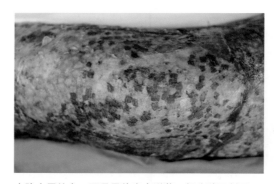

去除内层纱布，可见异体表皮脱落，部分黏于创面

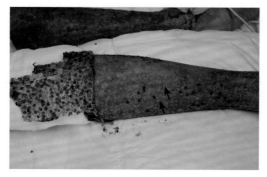

大部分异体表皮随内层纱布脱落，异体真皮存在，被爬行的自体表皮覆盖（箭头）

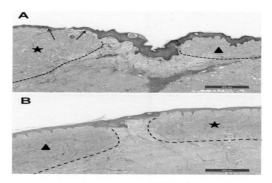

A、B 分别为混合移植术后 10 天、21 天切片 HE 染色，两虚线内分别为自体小皮片（三角）、异体小皮片（五角星），可见自、异体真皮均完好存在，皮片之间缺乏完整的真皮层。A 显示自体表皮增生逐渐向异体皮片迁移，覆盖创面并且部分取代异体表皮（实线箭头），未取代异体表皮部分贴附牢固（虚线箭头），未见表皮水疱形成及大片表皮脱落现象。B 显示术后 21 天自体表皮迁移、爬行覆盖异体真皮，创面完全愈合，未见异体真皮明显排斥反应

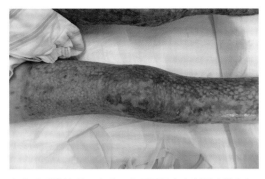

愈合后随访情况，术后 3 个月可见愈合创面皮肤色红伴色素沉着，未见明显瘢痕形成

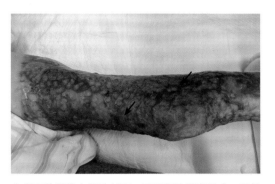

左侧下肢微粒皮移植创面，可见明显瘢痕形成，且部分出现水泡，愈合质量较右侧差

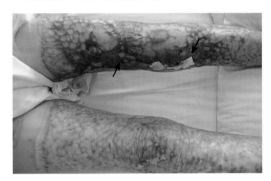

术后 1 年后瘢痕形成及功能情况，右侧膝关节（混合移植）未见明显功能障碍；左侧膝关节（微粒皮移植）可见明显瘢痕伴皮肤溃疡及关节屈曲受限

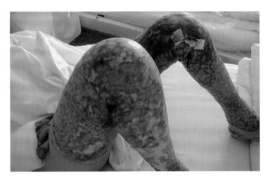

术后 1 年后双下肢屈曲情况

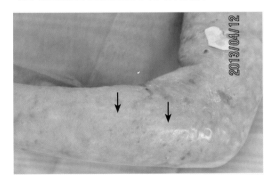

异体真皮长期追踪：移植含有纹身颗粒的异体皮片，随访 2 年仍可见纹身颗粒位于真皮层

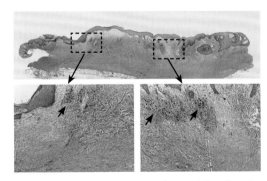

表皮 – 真皮结构完整，Masson 染色示纹身颗粒周边胶原纤维结构完整

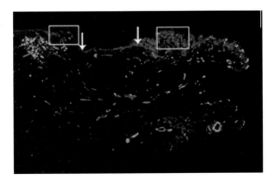

Ⅳ 型胶原染色，右侧方框为自体皮移植（无染色纹身颗粒）左侧为异体皮移植（可见染色纹身颗粒，红色箭头），移植后 3 周，可见皮片移植区连续、波浪状Ⅳ 型胶原（绿色）。间隙区无明显连续染色（白色箭头间）

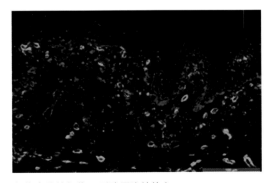

自体皮移植部位Ⅳ型胶原连续染色

10

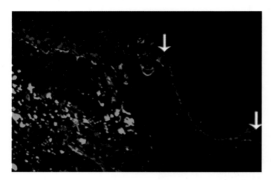

异体皮移植部位Ⅳ型胶原连续染色，间隙区无明显连续染色（白色箭头间）

四、混合移植术中管理及损伤控制性麻醉

采用"推移植皮"、双人合作等模式减少来回搬运皮片在空中消耗的时间及体力，减轻心理疲劳。植皮过程中对患者刺激小，宜采用损伤控制性麻醉。

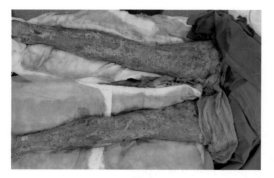

双下肢自异体小皮片混合移植，12：13 时仰卧位翻身呈俯卧位

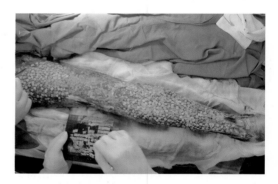

13：13 时完成左下肢屈侧移植

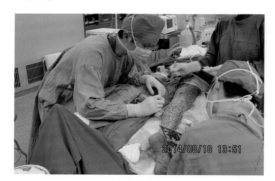

13：51 完成右下肢屈侧移植

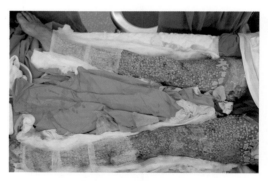

15：00 完成仰卧位双下肢伸侧皮片移植。双下肢（面积约 36% TBSA）植皮时间小于 3 小时，总手术时间约 5 小时。术中不需肌松药物，保留自主呼吸，适当镇痛镇静，防止肺损伤加重、预防低体温

五、混合移植术后管理及经济学分析

手术后因裸露创面小、移植存活率高，换药简便，节省大量时间和人力。术后 10 ～ 18 天揭除内层纱布，创面基本融合。同时因稳妥可靠地修复了创面，病情相对平稳，较少发生脓毒症、严重营养不良及脏器损伤等并发症，有利于缩短住院时间、减少医疗费用。

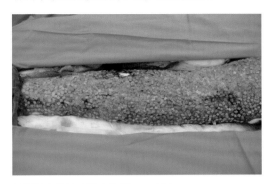

下肢混合移植（扩大比例 1 ∶ 12）

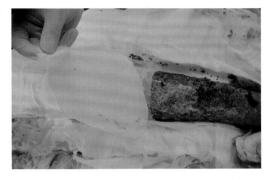

术后 5 天换药，俯卧位更换外层纱布，内层无须打开

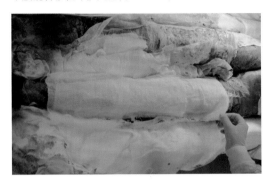

以干燥单层纱布重新覆盖，加压包扎，保持适当干燥

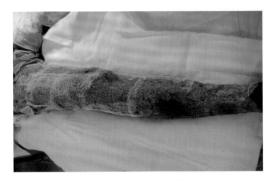

翻身后仰卧位见下肢伸侧创面内层纱布干燥，无须更换内层纱布

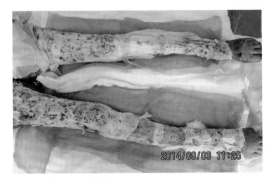

以干纱布覆盖、包扎

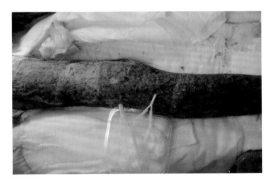

内层纱布揭除：右下肢混合移植后 2 周，表皮融合，涂搽（浇注）石蜡油，充分湿润、浸泡内层纱布，可见敷料层变半透明

左图示：1 天后可方便地无损伤揭除内层纱布，创面基本愈合。如揭除内层纱布太早，因皮片尚未融合，异体表皮易脱落，甚至损伤自体爬行表皮。如太晚，因分泌物干结后填塞内层纱布网孔，引流差，可致金葡菌感染风险

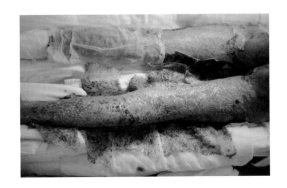

10

编者述评：大面积深度烧伤中后期创面多伴有污染、感染，常规皮片移植失败率高。自异体小皮片混合移植不仅扩大比例大［1∶（9～16）］，而且其特殊的愈合方式有利于耐受创面感染，保证移植存活率。在混合移植后早期，异体皮片血管化，表皮仍未被排斥；移植后期，当异体表皮逐渐被排斥时，自体表皮爬行覆盖在异体真皮表面，这种愈合方式始终建立了良好的皮肤屏障，减少了裸露创面，从而降低了创面局部感染的可能性，提高了移植存活率。这种混合移植尤其适用于烧伤中后期大面积残余创面修复。我们通过大量的临床研究，初步证明无活性的异体皮同样保证了移植存活率；初步明确了自体皮间距 1～1.5cm，异体皮密植，扩大比例可达 9～16 倍，且存活率稳定、可靠，符合大面积危重烧伤救治"稳妥可靠、快速封闭创面"的基本原则；初步观察到相间混合移植的方式，更有利于异体真皮保留，大部分异体真皮长期存在，作为真皮替代物减轻了瘢痕形成；初步总结了混合移植中异体皮加工方式、小皮片移植方法、术后换药时机与原则、愈合过程与特点等，建立了基本的操作流程。为大面积深度烧伤创面尤其是后期感染创面的修复提供了良好的方法。

（肖仕初　纪世召　路　卫　唐洪泰　贲道锋）

方法 13　微粒皮移植 + 自异体（种）皮混合移植术

特大面积深度烧伤创面修复：黄某，男，29 岁。炼钢炉爆炸熔化钢水倾覆致全身烧伤，除头皮、左足底各 0.5% 体表面积未烧伤外，其余全身皮肤均为黑色焦痂创面。同时伴左眼角膜烧伤穿孔、重度吸入性损伤。诊断为：①烧伤(钢水) 99% TBSA 深Ⅱ～Ⅳ度，深Ⅱ度 5.5%（头面部），Ⅲ度 71%（颈部、躯干、四肢），Ⅳ度 22.5%（四肢）；②吸入性损伤（重度）；③左眼烧伤伴角膜穿孔。

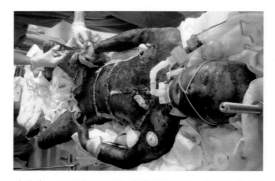

除头皮、左足底各 0.5% 皮肤未烧伤外，其余全身皮肤均为黑色焦痂创面。烧伤达 99% TBSA，深Ⅱ度 5.5%（头面部），Ⅲ度 71%（颈部、躯干、四肢），Ⅳ度 22.5%（四肢）

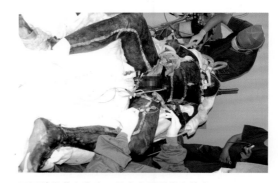

双下肢焦黄色焦痂，足底少量正常自体皮

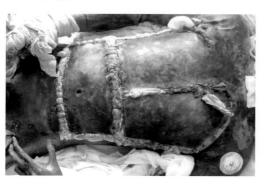

前躯干、双上肢焦黄色焦痂

关键问题1：自体皮源极度缺乏。

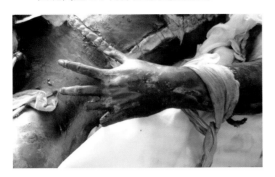

左手碳化坏死，呈树枝状

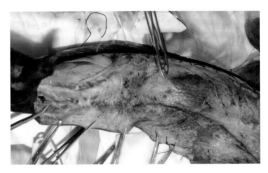

左前臂和上臂肌群鱼肉状坏死

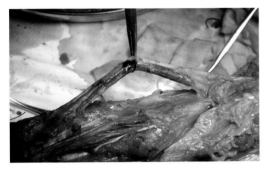

前臂深部血管血栓形成，肌肉坏死

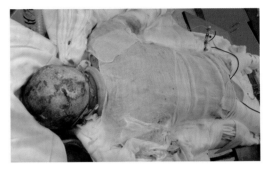

头皮、左足底各0.5%皮肤未烧伤外，其余全身皮肤均为黑色焦痂创面，率先处理头皮深Ⅱ度烧伤创面，行削痂，去除坏死组织，促进愈合

关键问题2：如何尽快稳妥可靠地修复创面。基本策略为：采用自-异体（种）皮更植法有序修复创面。早期采用自体微粒皮移植与异体（种）皮反复更植。后期肉芽创面采用自体小皮片与异体（种）皮反复更植。

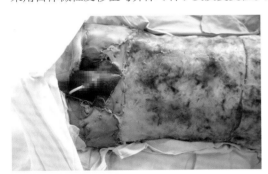

创面经切痂、扩创后以异体、异种皮暂时覆盖创面。
异种皮覆盖前躯干创面3天

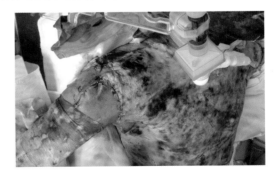

异体皮覆盖右上肢创面1周

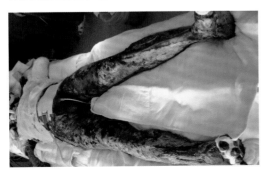

异体皮覆盖双下肢创面2周

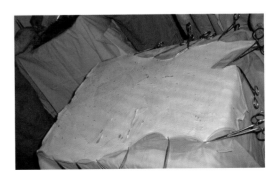

前后躯干分别以微粒皮移植，扩大比例1：10，异体皮为覆盖物

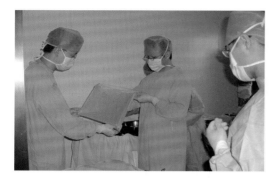

以绸布法转移自体微粒皮

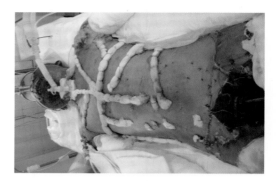

前躯干微粒皮移植，固定

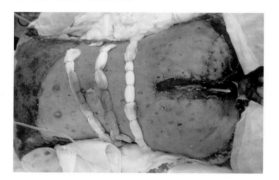

后躯干微粒皮移植，固定

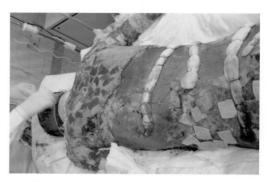

部分创面异体皮溶解、脱落，及时更换新的小块异体（种）皮，防止创面直接裸露

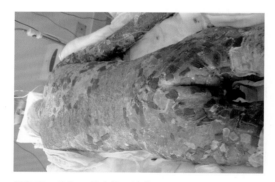

后躯干、臀部覆盖小块异体皮，保护创面

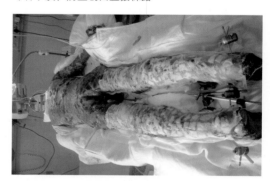

双下肢覆盖小块异体（种）皮保护创面

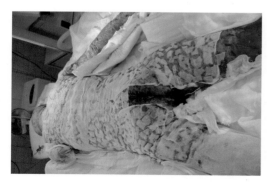

适当烤干，保持适度干燥，防止感染。待头部供皮区愈合后，以自体小皮片移植逐步修复创面

关键问题3：四肢远端Ⅳ度烧伤创面修复。Ⅳ度烧伤创面无法进行皮瓣移植，且面积大、大量肌肉坏死，甚至深部血管和神经损伤，对临床医生是极大的考验。

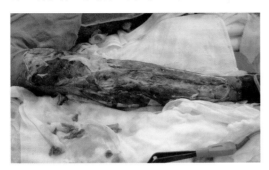

左上肢大量肌肉、血管及神经坏死，伤后第10天行左上臂中段截肢术。右上肢分别行反复扩创逐步去除坏死肌肉组织

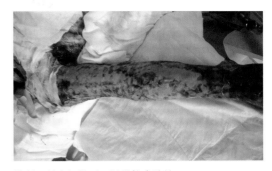

待创面基底好转后，以微粒皮移植

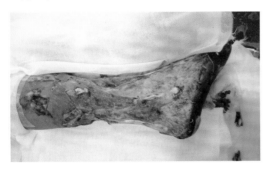

双小腿Ⅳ度烧伤：早期切开深筋膜和肌膜充分减张，反复扩创逐步去除明确坏死组织，尽可能保存尚有活力的深部组织（右足踝）

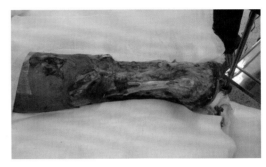

跟腱外露

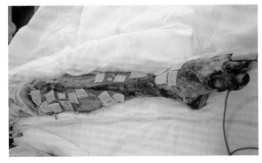

外露胫骨钻孔直至可见渗血，以小片状异体（种）皮覆盖保护，尽量避免创面裸露（左小腿）

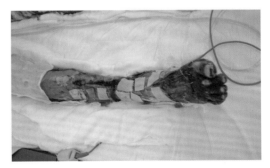

胫骨钻孔，以小片状异体（种）皮覆盖（右小腿）

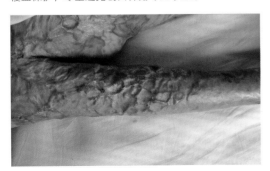

后期残余创面以邮票皮植皮，创面愈合后轻度瘢痕增生

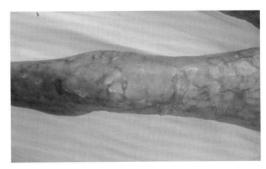

待创面基底适合皮片移植时，即更植异体（种）皮，以自体小皮片移植修复创面。右下肢愈合后1年，散在瘢痕增生伴部分挛缩

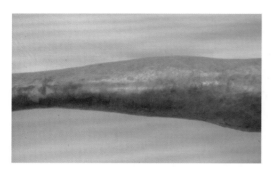

左下肢愈合后1年，外观平整、光滑

关键问题4：创面相关出血、感染等并发症的处理。因坏死组织多、分布范围广，在坏死组织溶解、脱落、感染过程中，尤其是关节活动部位，易导致小血管甚至动脉破裂出血。同时，由于缺乏正常皮肤留置静脉通道，如何防止导管相关性感染也是治疗中需面对的难题。

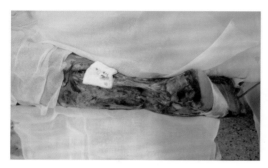

四肢远端深部坏死组织脱落过程中导致小动脉出血，好发腕部、手指及踝关节。该患者双足踝部多次发生小动脉破裂出血，行缝扎止血、及时去除坏死组织以异体皮覆盖控制感染

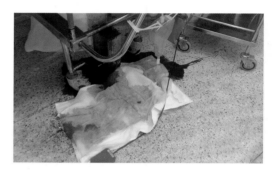

右踝关节小动脉破裂大出血

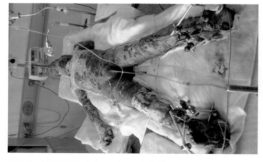

双足踝以外固定支架固定于功能位，限制过度活动，既有利于防止血管破裂出血，又有利于恢复足踝部分站立、行走功能

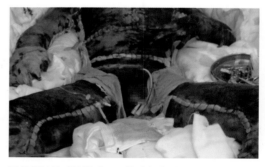

导管相关性感染防治。早期未切痂时经股静脉置管，加强护理，局部保持干燥，防止创面局部溶痂、感染

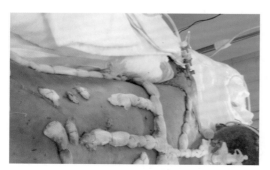

创面切痂覆盖异体（种）皮时，标记外周残存的静脉，从远端到近端有计划地使用外周静脉穿刺输液

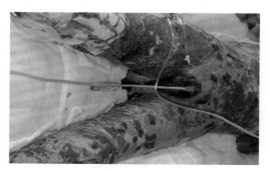

尽早修复腹股沟等处创面，以利于深静脉置管，减少导管相关感染

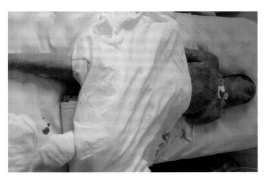

患者经 90 余天，累计 11 次自体皮移植手术，创面基本修复

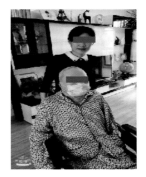

多次行瘢痕整形与功能重建，结合康复训练。目前轮椅代步，重返家庭，伤后 9 年

编者述评：本例患者烧伤面积 99% TBSA，其中Ⅲ度 71%、Ⅳ度达 23%TBSA，极为罕见。救治成功的关键在于正确处理并及时修复创面。对于特大面积烧伤创面的修复，目前西方发达国家多采用 MEEK 技术或自体表皮细胞培养移植。尽管 MEEK 技术封闭创面后瘢痕形成较轻，功能良好，然而扩大皮肤面积有限，一般扩大 6～9 倍，显然无法适用于皮源极度缺乏的烧伤患者。采用表皮细胞培养可在 3～4 周内于体外培养形成大面积的细胞膜片，然而表皮细胞膜片移植后存活率不稳定，瘢痕形成严重。此外，费用高，在发展中国家尚无法常规应用。本例患者仅存 0.5% TBSA 的正常头皮，皮源极度缺乏，在无法应用上述方法封闭创面的情况下，我们采用"自体微粒皮－异体（种）皮更植"的方法，充分利用现有的头皮分次覆盖创面。该患者经 5 次微粒皮移植，封闭了大部分创面。残余的创面则行自体邮票皮移植，未移植自体皮的创面均应用异体皮覆盖，以减少创面渗出和水分蒸发，防止创面感染，不但为自体皮的移植提供良好的条件，又有利于全身情况的改善，维护各脏器功能。异体皮覆盖后 20～30 天左右将出现排斥反应，这时应及时更换新的异体皮，尽量减少裸露创面。该患者在长达近 4 个月的治疗过程中，均未出现明显的创面感染、内环境紊乱、脏器功能不全、严重营养不良等并发症，这与创面得到自体皮和异体（种）皮及时有效的封闭有重要关系。

（肖仕初　朱世辉）

方法 14　MEEK 植皮 + 自异体小皮片混合移植序贯应用

方法 14-1：MEEK 植皮 + 自异体小皮片混合移植序贯应用

患者女性，43 岁，粉尘爆燃烧伤全身 98% TBSA，其中Ⅲ度烧伤面积为 90% TBSA。伤后第 3 天行四肢切痂＋生物敷料覆盖术，第 6 天行头部、腹部取皮＋四肢 MEEK 植皮术，扩展比例为 1∶6。术后第 6 天创面换药，见生物膜下明显分泌物，部分自体小皮片丢失。伤后第 16 天双下肢行自异体小皮片混合移植，伤后第 37 天行全身扩创＋前后躯干、臀部、双大腿根部自异体小皮片混合移植。伤后第 51 天，行头部取皮＋面部、前后躯干、双大腿根部扩创自异体小皮片混合移植。皮片移植存活率总体达 80% 以上，创面修复顺利。患者病情相对平稳，未发生严重感染、明显营养不良、脏器功能损伤等并发症。

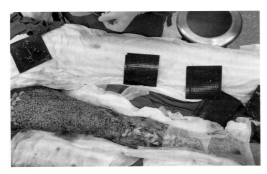

双下肢自异体小皮片混合移植。混合移植术中

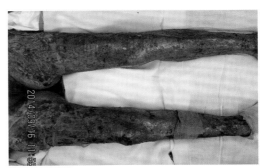

术后 1 个月，可见下肢除大腿根部外其余创面基本愈合

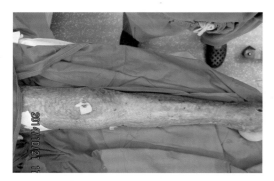

术后 2 月余，创面已愈合，色素沉着，未见明显瘢痕形成

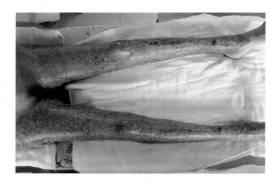

术后 2 月余，未见明显瘢痕形成

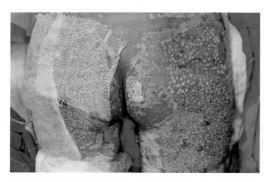

为尽可能减少供皮区损伤，晚期臀部创面行自异体小皮片混合移植（扩大比例 1 : 9）

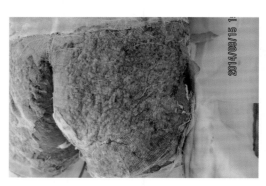

以网眼纱覆盖固定小皮片，术后第 7 天换药，内层纱布干燥，无明显渗出，皮片在位良好

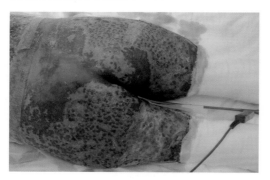

术后 14 天，揭除内层纱布可见自体、异体小皮片融合，创面基本愈合

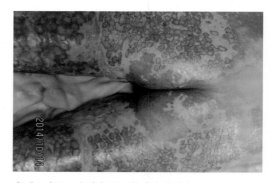

术后 1 个月，色素加深，轻度瘢痕增生

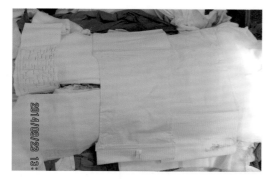

为提高侧躯干晚期残余创面皮片移植存活率，采用自异体小皮片混合移植。手术当天将腹带置于后躯干

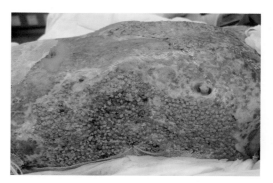

侧躯干混合移植（扩大 1 : 9），覆盖网眼纱固定

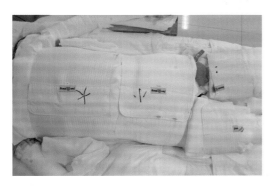

腹带加压包扎

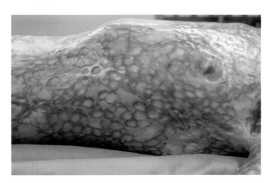

术后 3 个月侧躯干部分瘢痕增生

　　编者述评：该患者烧伤面积达 98% TBSA，其中Ⅲ度烧伤面积为 90% TBSA。治疗过程相对顺利，未发生严重感染、明显营养不良、脏器功能损伤等并发症。这与创面得到稳妥可靠的及时修复密切相关。创面是烧伤并发症的根源，长时间无法愈合的创面将使烧伤患者成为一种特殊的"慢性病"，成为一种特殊的"慢性危重症状态"，往往导致难以预料的严重并发症，甚至危及生命。自异体小皮片混合移植不仅扩大比例大［可达 1 ∶（9 ～ 16）］，而且尤为重要的是影响其移植后存活的因素相对少，存活率稳定、可靠。采用混合移植修复该患者四肢、躯干等大部分创面后，晚期臀部及侧躯干创面由于部位的原因，严重影响皮片存活，采用自异体小皮片混合移植顺利修复创面，不仅缩短了住院时间，而且减少了供皮区的利用，可将质量较好的供皮区用于后期瘢痕整形与功能重建。

（肖仕初　路　卫）

方法 14-2：MEEK 植皮 + 自异体小皮片混合移植序贯应用

　　患者女性，39 岁，粉尘爆燃烧伤全身 90% TBSA，其中Ⅲ度烧伤面积为 82% TBSA。伤后第 5 天行四肢切痂 + 生物敷料覆盖术。伤后第 8 天行头部、腹部取皮 + 四肢 MEEK 植皮，术后第 7 天创面换药，双下肢植皮区生物膜下可见明分泌物，部分移植自体小皮片坏死。伤后第 17 天行头部取皮 + 四肢自异体小皮片混合移植，扩大比例约为 1 ∶ 12。伤后第 29 天行头部取皮 + 面部、前后躯干、双大腿根部扩创自异体小皮片混合移植，自体皮扩大比例为 1 ∶ 16。伤后第 40 天，行头部、右足、后躯干取皮 + 躯干、臀部、大腿根部混合移植，自体皮片间距为 1.0 ～ 1.5cm，异体与自体皮片间距为 0.1 ～ 0.3cm，自体皮扩大比例约为 1 ∶ 12。伤后第 54 天，行头部取皮 + 头部、躯干、臀部、大腿根部混合移植。伤后第 79 天，行头部取皮 + 四肢、躯干扩创混合移植。肩部、大腿根部植皮后难以加压固定，采用负压封闭引流固定皮片。皮片移植存活率总体达 80% ～ 90%，患者病情平稳，无明显脏器功能损伤、严重感染、明显消瘦、营养不良等并发症发生。

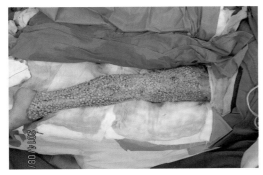

右下肢自异体小皮片混合移植，扩大比例约为 1 ∶ 12

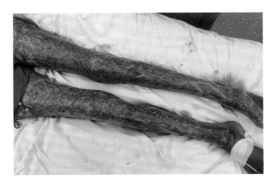

术后 28 天，可见较小面积残余创面

10

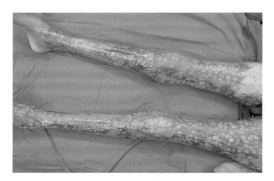

术后3个月，双下肢伸侧部分瘢痕增生

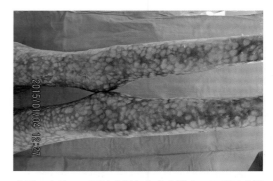

术后3个月，双下肢曲侧部分瘢痕增生，无明显功能障碍

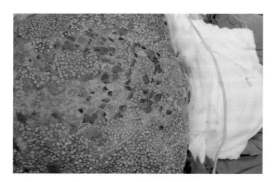

前后躯干创面行自异体小皮片混合移植

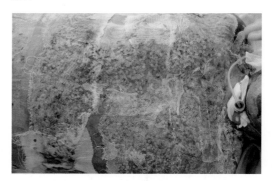

术后第3天，前躯干内层纱布干燥，无明显渗出，小皮片贴附良好

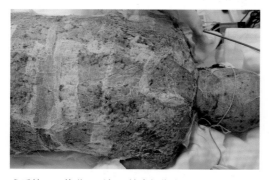

术后第7天换药，后躯干植皮部位少量分泌物，部分自体皮片表皮向周边扩展

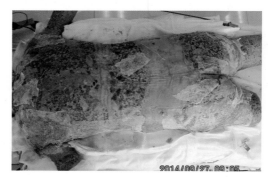

术后第15天，揭除内层纱布可见自体、异体小皮片融合，创面基本愈合

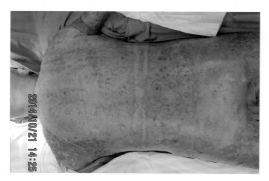

术后1个月可见创面愈合、光滑平整

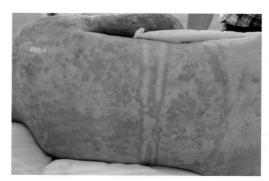

术后2个月可见创面愈合、光滑平整

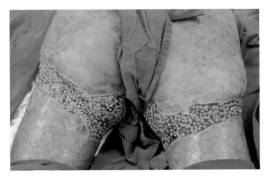

大腿根部后期残余创面行自异体小皮片混合移植

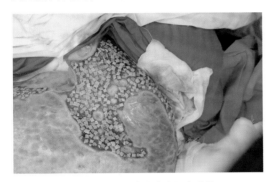

肩部后期残余创面行自异体小皮片混合移植

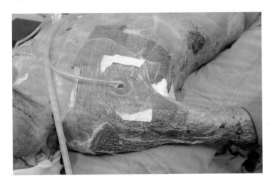

肩部覆盖负压封闭引流装置，固定皮片

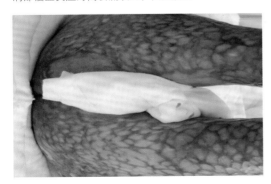

术后 3 个月瘢痕色红，略高出周边正常皮肤表面

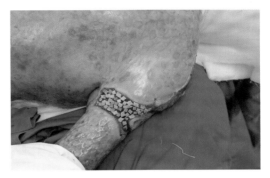

上肢后期残余创面行自异体小皮片混合移植

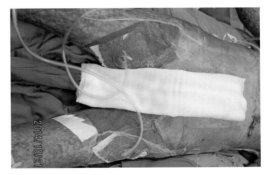

大腿根部覆盖负压封闭引流装置，固定皮片

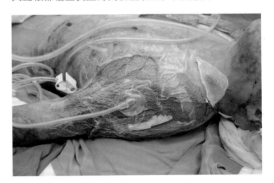

肩部覆盖负压封闭引流装置，固定皮片

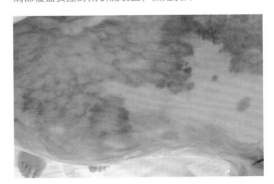

术后 3 个月瘢痕色红，部分色素脱失

10

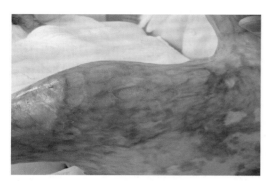

术后3个月瘢痕略高出周边正常皮肤表面

（肖仕初　路卫）

方法 14-3：MEEK 植皮＋自异体小皮片混合移植序贯应用

女，10 岁，煤气爆炸致全身多处烧伤，95% TBSA，Ⅲ度 85%，感染性休克，肾功能不全，胃全瘫，巨大胃溃疡（深达肌层）。

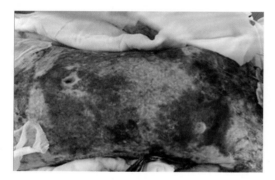

前躯干Ⅲ度烧伤，部分溶痂，异味

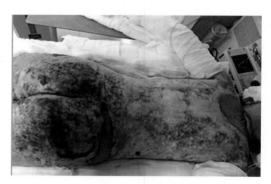

后躯干及臀部Ⅲ度烧伤，部分溶痂，异味

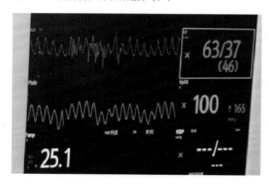

感染性休克，肾功能不全

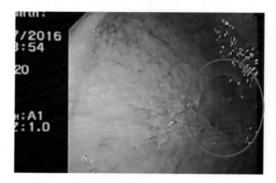

胃全瘫，巨大胃溃疡深达肌层

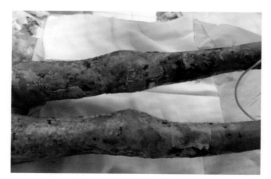

早期：四肢切痂后一期 MEEK 植皮，双下肢 MEEK 植皮大部分存活

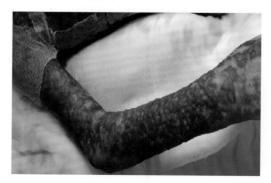

右上肢 MEEK 植皮修复创面

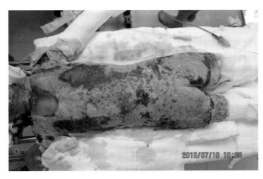

中后期前后躯干污染较重、感染，大面积肉芽创面：剥痂后异体皮覆盖过渡

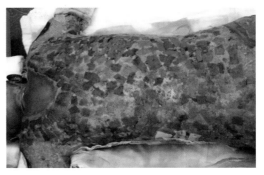

后躯干溶痂，分泌物多，以异体皮覆盖培养创基

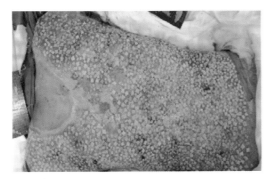

更植：自异体小皮片混合移植

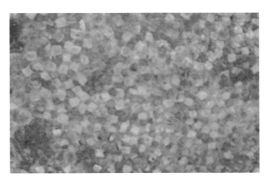

术后3周，创面基本愈合，部分异体真皮仍清淅可见

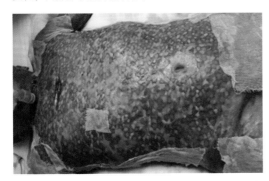

后躯干混合移植后4周，创面愈合，仍可见部分异体真皮

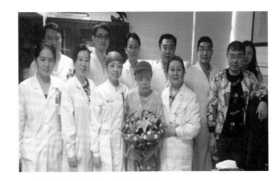

3个月后治愈出院，重返校园

（唐洪泰　胡晓燕　肖仕初）